神经精神疾病

——神经退行性和发育性疾病

Neuropsychiatric Disorders-Major
Neurodegeneration and Neurodevelopmental Disorders

陈 莉 主编

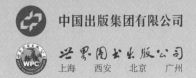

中国出版集团有限公司

世界图书出版公司

上海 西安 北京 广州

图书在版编目(CIP)数据

神经精神疾病：神经退行性和发育性疾病 / 陈莉主
编．—上海：上海世界图书出版公司，2024.3
ISBN 978-7-5232-0543-3

Ⅰ.①神… Ⅱ.①陈… Ⅲ.①神经系统疾病—研究
Ⅳ.①R741

中国国家版本馆 CIP 数据核字(2023)第 128269 号

书　　名	神经精神疾病——神经退行性和发育性疾病
	ShenJing JingShen JiBing —— ShenJing TuiXingXing he FaYuXing JiBing
主　　编	陈　莉
责任编辑	李　晶
装帧设计	袁　力
出版发行	上海世界图书出版公司
地　　址	上海市广中路 88 号 9-10 楼
邮　　编	200083
网　　址	http://www.wpcsh.com
经　　销	新华书店
印　　刷	杭州锦鸿数码印刷有限公司
开　　本	787mm×1092mm　1/16
印　　张	13.25
字　　数	260 千字
版　　次	2024 年 3 月第 1 版　2024 年 3 月第 1 次印刷
书　　号	ISBN 978-7-5232-0543-3/R・691
定　　价	128.00 元

编 者 名 单

主 编　陈　莉

编 委　杨　玲　杨宇杰　刘丰韬　陶　玉

前言

　　神经退行性疾病是一类引起中枢神经元进行性死亡丧失进而逐渐导致神经系统功能障碍直至崩溃的严重疾病，其多见于中老年人。随着中国老龄化程度加剧，神经退行性疾病研究的重要性也与日俱增。然而，迄今为止，国内外都没有发现根治神经退行性疾病的方法。

　　目前研究最多的神经退行性疾病主要有阿尔茨海默病（Alzheimer's Disease，AD）、帕金森病（Parkinson's Disease，PD）、肌萎缩侧索硬化（Amyotrophic Lateral Sclerosis，ALS）和亨廷顿病（Huntington's Disease，HD），并称四大神经退行性疾病。其中，亨廷顿病是神经退行性疾病中最重要的单基因遗传病之一。阿尔茨海默病是 65 岁以上人群中最常见的神经变性疾病。帕金森病是最常见的运动神经退行性疾病，也是继阿尔茨海默病之后第二种最常见的神经退行性疾病。肌萎缩侧索硬化是最常见的运动神经元病，其发病机制与额颞叶变性类似，额颞叶变性是非阿尔茨海默病型痴呆的重要原因，仅次于路易体痴呆，是神经系统变性病痴呆的第三常见病因，也是早发性认知障碍的第二常见病因。

　　这几种疾病都是蛋白变性疾病，都是蛋白构象变化，引起 β 折叠，形成不溶性聚集体，造成神经毒性。蛋白的细胞间传递引起正常构象的蛋白受到"传染"，进一步加剧患者大脑中的病理变化，最终引起相关神经元死亡、脑萎缩和退行性改变，而引发疾病症状。其中，亨廷顿病是由于 HTT 蛋白中谷氨酰胺多聚的过度延伸引起蛋白质折叠改变，在神经细胞中形成内含体（inclusion bodies），而造成纹状体内中型多棘神经元死亡。帕金森病是由于错误折叠的 α 突触蛋白在神经细胞内形成路易小体的聚集，而导致黑质的中脑多巴胺能神经元死亡。阿尔茨海默病是由于 APP 蛋白异常水解后产生的淀粉样蛋白 Aβ 改变构型，β 折叠使其聚集在细胞外形成淀粉样斑块。同时，细胞内过度磷酸化的 Tau 蛋白形成神经纤维缠结，产生细胞毒性，细胞内外的双重打击导致中枢神经系统变性。另一种神经退行性疾病是额颞叶退化症（Frontotemporal Lobar Degeneration，FTLD），也是由于 Tau 蛋白、泛素、TDP - 43 蛋白、FUS/FET 蛋白等构象改变，形成包涵体。其中，以 Tau 蛋白包涵体为主的

FTLD－Tau 型，也叫"Pick 病"，神经元细胞质中含有过度磷酸化 Tau 蛋白聚集成 Pick 小体。与 17 号染色体相关的伴有帕金森病的额颞叶痴呆为特征的家族性额颞叶退化症，称为 FTDP－17。肌萎缩侧索硬化（ALS），也是由于 SOD1 蛋白、TDP－43 蛋白、FUS 蛋白等构象改变，形成包涵体。其中，ALS－SOD 亚型是由于 SOD1 突变诱导蛋白质在轴突中错误折叠和聚集，神经细胞和星型胶质细胞中出现含有 SOD1 沉积物的细胞内包涵体，从而导致神经元细胞死亡。这些疾病和相关蛋白质的错误折叠聚集，并"传染"正常蛋白质的现象，与朊病毒病非常相似。朊病毒病（Prion Disease），是一类因有传染性的蛋白引起的人畜共患的神经系统变性病。引起朊病毒病的是朊病毒蛋白 Prion 突变。正常的 Prion 蛋白（Prion protein cellular，PrP^c）构象改变为致病蛋白（Prion protein scrapie，PrP^{Sc}），并可在细胞间传染正常蛋白，形成纤维状聚合体和淀粉样斑块，导致神经损伤死亡。所以本书将这几种神经退行性疾病相结合，进行介绍。

　　此外，神经发育性疾病也是近年来研究热门的一种影响患者终身的神经疾病。一般包括智力发育障碍、社交障碍、孤独症谱系障碍、注意力缺陷多动障碍、特发性学习障碍、抽动障碍等。其中，涉及精神疾病领域的内容，不在本书内介绍。本书主要介绍智力发育障碍和神经发育异常导致的癫痫。

　　本书详细介绍亨廷顿病、帕金森病、阿尔茨海默病、额颞叶退化症和肌萎缩侧索硬化症、朊病毒病、癫痫、智力障碍这几种常见的神经退行性疾病和神经发育性疾病的概念和症状、病理和机制、诊断和治疗、历史和进展等。为了使读者更深入理解和熟悉常见的神经退行性疾病和神经发育性疾病的专业术语，在临床工作和基础研究中更方便自如地使用英语专业术语进行文献检索阅读和学术英语写作演讲等，本书每一章节的引言、小结，和涉及专业术语等知识点的段落，附有英语段落或英语框的注释。随着大数据和各种组学的研究，深度测序和基因组编辑等研究技术的不断开发，神经退行性疾病和神经发育性疾病的基础研究和在临床工作中的早期预防、诊断咨询、基因治疗、个体化方案、精准治疗等会取得更多、更振奋人心的进展和突破。

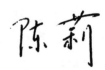

目录

第1章 亨廷顿病 (Huntington's Disease)

亨廷顿病(Huntington's Disease，HD)是一种遗传性神经退行性疾病，是神经精神疾病中重要的一种单基因遗传病。患者一般在中年期开始发病，称为成人亨廷顿病；但也有少数情况青年时即发病，称为青少年亨廷顿病。临床主要表现为运动障碍，常伴有舞蹈样动作和不正常的身体姿势，并出现行为、情绪、认知和人格方面的异常。其中，舞蹈样不自主动作、精神障碍和进行性痴呆，称为"三联征"。患者脑部尤其是纹状体发生显著的萎缩和凋亡，导致中枢神经元，尤其是中等多棘神经元(medium spiny neuron，MSN)损伤，主要影响动作控制区域。其遗传学病因主要由Huntington基因的CAG重复序列导致。亨廷顿病确诊后患者可以持续存活10～20年，该病本身并不致病，但患者常会因进行性的神经功能衰退死于呼吸困难引起的窒息、乏力摔倒、吞咽困难引起的营养不良，以及感染等。作为一个病因较明确的单基因神经精神病，经过30多年的研究，亨廷顿病的发病机制取得了诸多进展，虽然该病仍无有效的治愈手段，临床仅能对症治疗，并不能有效减缓疾病进程，但目前已有多种新概念治疗技术或药物取得了鼓舞人心的进展。

（以下是亨廷顿病的英语简介）

Huntington's disease is an important autosomal-dominant neurodegenerative disorder caused mainly by an expanded CAG repeat sequence in the gene HTT，which lead to progressive motor deficits，psychiatric symptoms，and cognitive impairment. HD mostly occurs in middle-aged people，with an average age of onset between 35 and 44 years old，but it also occurs occasionally in children and adolescents，known as juvenile Huntington's disease. The worldwide incidence of HD is about 1 in 10,000. It affects both men and women and all races，and causes a huge social burden. It mainly causes the degeneration and atrophy of striatal neurons, and the symptoms of the disease are slowly progressively worsened. The average survival time of patients is 10 to 20 years. As a neuropsychiatric disease with a well-defined etiology, Huntington's disease serves as an ideal model for studying neuropsychiatric disorders. After more than three decades of research, although there is still no effective cure for Huntington's disease, many advances have been made in the mechanism, and treatment of this monogenic disease.

第一节　亨廷顿病的研究历史

最早的亨廷顿病临床研究是 1872 年由美国医生 George Huntington 首次报道，并以他的名字命名。George Huntington 家族三代行医，对美国纽约长岛地区的亨廷顿病家系几代人进行了长期的追踪记录和观察研究，系统性地描述了该疾病的症状，阐述了亨廷顿病符合常染色体显性遗传规律的表现。

最早发现亨廷顿病聚集的地区是欧洲的苏格兰、威尔士和瑞典，澳大利亚的塔兹曼尼亚地区，以及南美的委内瑞拉马拉开波湖地区。由于当地人群迁移少，所以由于群体遗传学的奠基者效益(founder effect)，造成该地区亨廷顿病的患者聚集。

1993 年由美国哥伦比亚大学的 Nancy Wexler 课题组通过收集亨廷顿病家系样本及连锁分析，发现了位于四号染色体的亨廷顿病致病基因 Huntingtin(*HTT*)，也被称为 *IT15*。

第二节　亨廷顿病的症状特征

一、临床特征

亨廷顿病一般在中年期 35～44 岁发病，发病隐匿，呈缓慢进行性加重。在最初发生微妙但渐进的认知变化之前，通常伴有精神问题。这些特征之后是运动障碍。运动功能障碍分为两个阶段：早期出现轻度的动作笨拙、平衡障碍、不自主运动异常，称为舞蹈病；晚期出现自主运动障碍，引起运动迟缓无力、肌张力障碍、僵硬、肌阵挛、抽搐、运动不协调、共济失调步态障碍和姿势维持困难。随着疾病的进展,运动障碍会进展并且可以从多动状态转变为更加运动迟缓的状态,伴随着认知和情绪波动的恶化(图 1-1)。

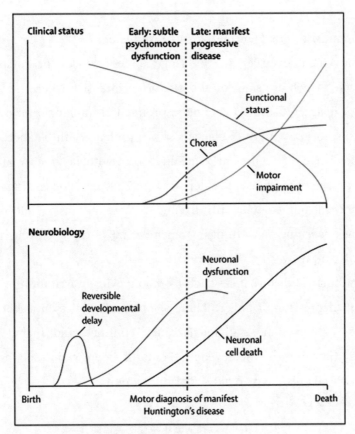

图 1-1　亨廷顿病的临床症状(Ross CA & Tabriz, Lancet, 2011)
上图为该病的不同临床阶段,下图为该病的神经学改变。Chorea:舞蹈症;motor impairment:运动障碍;manifest progressive disease:明显的进行性疾病;subtle psychomotor dysfunction:细微的精神运动功能障碍。

1. 运动障碍

包括手指、脚、脸和躯干运动障碍,运动过多形似舞蹈,因此又被称为亨廷顿舞蹈症。当患者焦虑、注意力不集中时加重。此外,还包括扫视眼球运动缓慢、精细运动协调、进食和吞咽困难。

2. 认知障碍

判断力、认知功能、决策能力、问题解决能力下降,注意力不集中。其他影响包括驾驶困难,排序能力、组织能力、学习能力、记忆力、语言表达能力障碍。

3. 精神异常

情绪不定、易怒、冷漠、抑郁、强迫症行为、躁狂、行动减少。一般随着病情进展这些状况可能减轻。但某些患者也可能会加重，出现情绪爆发、意欲自杀、精神错乱。亨廷顿患者常患有社交恐惧，此外还可出现睡眠障碍、体重减轻等。

Characteristics of Huntington's disease include：

1. Movement disorder in the fingers，feet，face，or torso. These movements，which are signs of chorea，often intensify when the person is anxious or distracted and become more pronounces and apparent over time. HD can also begin with mild clumsiness or problems with balance.

2. Cognitive difficulties may include issues with judgment，attention，other cognitive functions，problem-solving，or decision making. Other affects may include trouble with driving，prioritizing tasks，and difficulty organizing，learning new things，remembering a fact，putting thoughts into words，or answering a question.

3. Psychiatric disturbances such as mood swings，irritability，apathy，inactivity，depression or anger. These symptoms may lessen as the disease progresses or，in some individuals，may continue and include hostile outbursts，thoughts of suicide，deep bouts of depression，and psychosis. People with HD also may avoid social interaction.

框 1-1　亨廷顿病临床特征的英语简介

二、流行病学特征

亨廷顿病一般在中年期 35～44 岁发病，但也偶见于儿童和青少年，称为青少年亨廷顿病（Westphal variant）。该病出现明显症状后可存活 10～20 年。虽然这些症状不足以直接快速导致亨廷顿患者死亡，但其间接引发的诸如跌倒、呼吸障碍造成窒息、进食困难造成的长期营养不良、吞咽障碍导致的呛噎、精神症状引发的自杀等，是亨廷顿患者死亡的主要原因。

世界范围内的亨廷顿病发病率约为 1/万人，男女及各人种均可患病。欧洲人群的发病率为 5～10/100 万人，亚洲、非洲和印第安人群中的发病率为 0.5/100 万人。

三、病理学特征

罹患亨廷顿病的患者的基底节和大脑皮层受累，主要在尾状核和壳核，即新纹状

体,会发生显著的神经元萎缩脱失,以及胶质细胞增生。其中的中型多棘神经元
(medium spiny neurons,MSN)改变最为明显。在其他皮层也会出现少许的萎缩,但
程度远不及新纹状体。如大脑皮质,特别是额叶萎缩,Ⅲ、Ⅴ和Ⅵ层的锥体神经细胞
和小神经元脱失,没有胶质细胞增生。神经细胞脱失亦可累及黑质网状结构、海马体
的 CA1 区域、角回、杏仁核、小脑浦肯野细胞、下丘脑外侧结节核、丘脑腹外侧核、橄
榄体、薄束核和楔束核、白质和间脑核等部位。随病情进展,典型表现为对称性尾状
核萎缩,侧脑室前脚尾状核区呈球形向外膨起,呈"蝴蝶征"。病情进一步发展可以出
现不同程度的皮层和皮层下的萎缩。

　　亨廷顿病的另一显著组织学改变是胞核和胞质中出现内含体(Inclusion
bodies),内含有突变型 mHTT(mutant HTT)蛋白和多聚谷氨酰胺。许多患者在疾
病发作前就以具有这种特征,有研究表明,这些内含物并不是导致细胞凋亡的原因,
而仅是多聚谷氨酰胺聚集的中间过程导致的。在一些小鼠模型中,内含物仅在症状
开始后出现。有内含物的细胞存活时间甚至更长。因此,有观点认为这是细胞对错
误折叠蛋白的保护性反应。

　　Pathological changes in Huntington's disease selectively manifest in the caudate and putamen with the loss of neurons. Medium spiny neurons are impacted most severely. The pathway of basal ganglia-thalamocortical circuitry is also impaired.

　　One of the pathological characteristics of Huntington's disease is the appearance of nuclear and cytoplasmic inclusions that contain mutant huntingtin and polyglutamine. Although apparent in affected individuals long before symptom onset, mounting evidence suggests that these inclusions are not predictors of cellular dysfunction or disease activity, which instead seem to be mediated by intermediate stages of polyglutamine aggregates. In some transgenic mouse models of Huntington's disease, inclusions arise only after symptoms begin. Cells that have inclusions seem to survive even longer than those without, consistent with the idea that they are, in part, a protective cellular response to misfolded protein.

框 1-2　亨廷顿病病理学特征的英语简介

第三节　亨廷顿病的遗传学机制

一、亨廷顿病致病基因

亨廷顿病符合常染色体显性遗传规律，所以患者与正常人婚配后，生育的后代有50%患病风险，男女发病率大体相等。父系遗传占优势者发病较早，而母系遗传占优势者发病较晚。但如母亲已发病，在妊娠过程中，由于母体与胎儿的相互作用，如围产期和生育过程中肌张力障碍等原因，导致大部分胎儿流产。由父系遗传的患儿多能存活。

由于亨廷顿病是单基因遗传病，患者家系连锁分析发现了定位于染色体4p16.3的亨廷顿病致病基因Huntingtin（*HTT*），也被称为*IT15*。*HTT*蛋白是一种非常保守的、在组织中广泛表达的蛋白质，参与中枢神经系统（central nervous system，CNS）发育、神经管的形成和神经母细胞的迁移、轴突运输、突触功能和细胞存活等重要的细胞生理功能中。*HTT*是一个3 144个氨基酸的较大蛋白，有一段平均长度约为25个重复CAG拷贝（25Q）的PolyQ，有5个约50个氨基酸组成的HEAT重复结构域（Huntingtin，elongation factor 3，protein phosphatase 2A and lipid kinase TOR，HEAT domain），富含α螺旋结构。*HTT*可以与多种蛋白发生交互，尤其是在其N端，因此可能发挥一种支架蛋白的作用。*HTT*主要存在于细胞质，通过半胱氨酸棕榈酰化和膜连接。*HTT*可穿过核膜，参与囊泡运输，调控RNA运输，其自身也会有大量翻译后修饰，并调节下游基因转录。

在*HTT*基因第一个外显子（Exon 1）区域有一段CAG三核苷酸重复序列所编码的拷贝数可变的多聚谷氨酰胺（PolyQ）部分。正常人群中这一重复序列的长度为6～26个CAG三核苷酸重复，如果存在27～35个重复，则子代患亨廷顿病风险大大增加，如果重复拷贝数达到36～39，出现外显不全（Incomplete penetrance），即一部分患者会发病，一些患者症状不明显。当CAG重复数量在40以上时，65岁以上的个体几乎全部发病。

二、动态突变

在对亨廷顿病家系的调查发现，不同世代患者的CAG重复序列拷贝数会发生改变。科学家们曾一度认为遗传病主要是由在世代交替中保持不变的静态突变所引起。直至20世纪80～90年代，随着对人类基因组DNA序列组成及结构特征分析研究的不断深入，发现某些遗传性状的异常改变或疾病的发生和世代传递，是由于DNA分子中某些短串联重复序列，尤其是基因编码序列或调控序列的三核苷酸串联重复扩增所引起。而且，这种串联三核苷酸的重复次数可随着世代交替的传递而呈现逐代递增的累加突变效应，故而被称为动态突变（Dynamic mutation）。亨廷顿病的重复序列拷贝数变化正是一种动态突变。

三、三核苷酸重复扩增病

由动态突变所引起的疾病，称为三核苷酸重复扩增病（Trinucleotide Repeat Expansion Diseases，TREDs）。其中，串联三核苷酸的重复扩增发生在基因编码区的，称为 TRED1 型，发生在非编码区的，称为 TRED2 型。

亨廷顿病 HTT 基因的 CAG 重复序列位于其一号外显子（Exon 1）区域，所以是 1 型三核苷酸重复扩增病（TRED1）。又如脆性 X 染色体综合征患者中，X 染色体上 q27.3 的脆性 X 智力迟钝 1 蛋白（Fragile X Mental Retardation 1，FMR1）基因的调控序列存在一段 CGG 三核苷酸的重复序列，属于 2 型三核苷酸重复扩增病（TRED2）。正常人的重复拷贝数约 60 个，而脆性 X 染色体综合征患者高达 200 个以上。患者的高拷贝重复片段，使 FMR1 基因的调控区域转录活性下降，从而 FMR1 基因的表达产物减少，并且该区域还由于 DNA 链的折叠程度增加而在染色体层面呈现 X 染色体末端的凝缩，好像末端有脆性易断裂部位一样，故命名为"脆性"X 染色体综合征。

四、HTT 基因突变的遗传学效应

在以亨廷顿病为代表的三核苷酸重复扩增病 TRED1 型中，通常位于蛋白质编码区的突变造成的遗传学效应可能是突变基因产物功能丧失（loss of function）功能丧失型包括剂量不足（Haploinsufficiency），即突变造成蛋白移码突变或截短蛋白等失活的结构改变，从而造成突变 allele 的单倍剂量不足；或者突变基因产物获得新的功能（Gain of function），功能获得型可进一步分为 RNA 毒性和蛋白质毒性机制。

研究 HTT 基因突变究竟属于功能丧失型还是功能获得型，是进一步研究疾病机制及可能治疗策略的前提。小鼠遗传学模型实验表明，亨廷顿病主要是一种功能获得型疾病，CAG 重复造成的多聚谷氨酰胺使得 Huntingtin 蛋白产生毒性的功能获得性突变（gain of function）。主要证据在于，首先 HTT 基因的缺失或敲除并不能引起亨廷顿病的类似表型。HTT 的完全敲除在小鼠中尽管胚胎致死，但没有引起神经特异的死亡，与亨廷顿病细胞表型不一致。杂合敲除小鼠基因 HTT 或者利用基因编辑技术敲除 4 月龄以上的成年小鼠的 HTT 并未引起亨廷顿病相关表型。HTT 的 CAG 重复序列没有高甲基化，突变的 HTT 蛋白也可以补偿正常 HTT 蛋白的一些功能，因此功能缺失型不足以解释亨廷顿病的表型。另外，表达变异 HTT 基因的转基因小鼠，例如 BACHD 及 YAC128 模型，在保留原有野生型 wtHTT（wide type

HTT)基因表达的情况下,仍然导致亨廷顿病相关表型。近年来,针对野生型 wtHTT 的条件敲除的研究则表明,野生型 wtHTT 的丧失也可能会通过影响选择性自噬等引起细胞毒性,参与疾病发生,但绝大部分证据依然指向亨廷顿病是功能获得型疾病。

而 TRED2 型三核苷酸重复扩增病,如脆性 X 染色体综合征,位于 FMRP1 基因 5′非翻译区中超过 200 次 GGC 重复扩增导致的 FMR1 启动子区域的高甲基化,使得转录沉默,从而导致 FMRP1 表达下调和神经发育障碍,属于功能缺失型突变(Loss of function)。

五、遗传早现

研究表明,突变型 mHTT 的等位基因突变重复长度与亨廷顿病症状严重程度以及发病年龄成反比。TREDs 病的不稳定三核苷酸重复序列扩增会导致这类遗传病的症状一代比一代严重,发病年龄也一代比一代早,这种现象称为遗传早现(Anticipation)(图 1 - 2)。

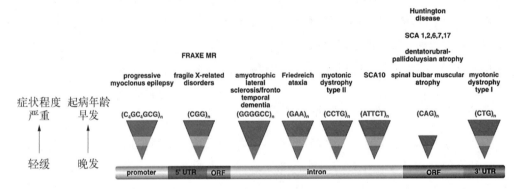

图 1 - 2　遗传早现

Progressive myoclonus epilepsy:进行性肌阵挛性癫痫;Fragile X-related disorders:脆性 X 染色体相关疾病;Amyotrophic Lateral Sclerosis/Frontotemporal Dementia:肌萎缩侧索硬化与额颞叶痴呆;Friedreich ataxia 共济失调:myotonic dystrophy type Ⅱ:Ⅱ型强直性肌营养不良;SCA 10:Spinocerebellar ataxia type 10,脊髓小脑性共济失调 10 型;Huntington Disease:亨廷顿病;Dentatorubral-pallidoluysian atrophy:齿状核红核苍白球路易体萎缩症;Spinal bulbar muscular atrophy:脊髓延髓肌肉萎缩症;Myotonic dystrophy type Ⅰ:Ⅰ型强直性肌营养不良。

六、人种发病率差异的遗传学机制

亨廷顿病在欧洲人群的发病率为 5～10/100 万人,亚洲、非洲和印第安人群中的发病率为 0.5/100 万人。研究显示,这种差异主要是由于欧洲人群中 Huntingtin 基因 CAG 重复拷贝数分布,在健康人群中较高拷贝(18～26 重复)及下一代潜在发病风险拷贝数(27 重复以上)均显著高于亚洲或非洲人群(图 1 - 3)。这可能是造成亨廷顿病在欧洲人群高发的潜在风险。

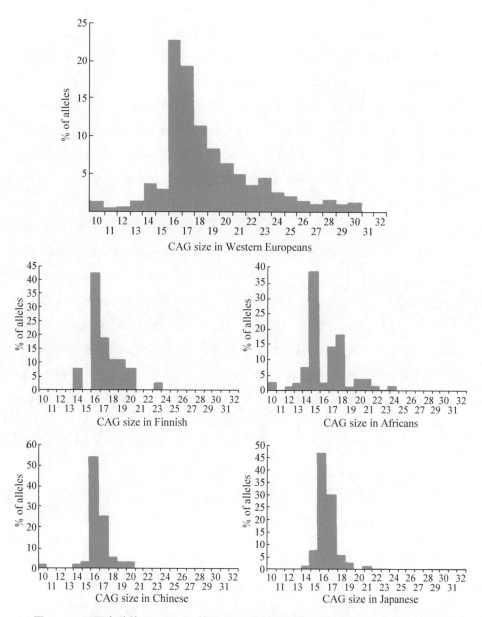

图 1 - 3　不同人种的 Huntingtin 基因 CAG 重复拷贝数分布(Squitieri F et al, 2004)

不同人种包括 Western Europeans：西欧人群；Finnish：芬兰人群；Africans：非洲人群；Chinese：中国人群；Japanese：日本人群。

Huntington's disease is a single-gene degenerative disorder. It is caused by a CAG triplet repeat expansion in HTT gene，which encodes an expanded polyglutamine stretch in the huntingtin（HTT）protein. The disease

框 1 - 3　亨廷顿病遗传学机制的英语介绍

is inherited in an autosomal dominant manner. Children have a 50% chance of developing the disease, if one of their parents is affected. Patrilineal predominance occurs earlier, while matrilineal predominance occurs later. However, if the mother becomes ill, most fetuses are aborted during pregnancy due to the interaction between the mother and the fetus. Children passed down through the father's line are more likely to survive.

Huntington's disease, like other polyglutinamide duplicates, and trinucleotide repeat expansion diseases, often presents a genetic preonset phenomenon, called anticipation, that is, the onset and severity of the disease is associated with the length of CAG repeats in an age-dependent penetrance. Longer CAG repeats predict earlier onset, accounting for up to 50%~70% of variance in age of onset, with the remainder likely to be due to modifying genes and the environment. CAG repeat lengths of 40 or more are associated with nearly full penetrance by age 65 years. Individuals at risk of inheriting the expanded CAG nucleotide can be identified before clinical onset by predictive genetic testing.

框1-3   亨廷顿病遗传学机制的英语介绍(续)

七、遗传修饰因子和环境因素

尽管 CAG 重复的长度与亨廷顿病的临床起病年龄呈负相关,但它并不能完全解释亨廷顿病发病年龄的变异性。CAG 的重复次数,占发病年龄差异的 50%~70%,其余可能与其他基因的修饰作用以及环境因素有关。为了研究疾病发生前的致病过程,研究人员利用全基因组关联分析(Genome Wide Association Studies,GWAS)来筛选具有调控亨廷顿病发病年龄的遗传修饰因子。研究发现,有多个基因座与亨廷顿病发病年龄密切相关,包括 15 号染色体基因座和 8 号染色体基因座。一项逾9 000 名亨廷顿病患者队列研究,通过全基因组关联分析 GWAS 既验证了已发现的亨廷顿病发病年龄相关的遗传修饰因子,并确定了几个新的 DNA 修复基因,包括LIG1、FAN1、MSH1、MSH3、PMS1 和 PMS2,与亨廷顿病发病年龄相关。研究表明,位于 MSH3 基因 1 号外显子重复区域的单核苷酸多态性序列(Single Nucleotide Polymorphisms,SNP)rs557874766,是与亨廷顿病疾病进展最显著相关的遗传变异

SNP,会影响亨廷顿病患者的 CAG 重复扩增和疾病表型。此外,研究表明,FAN1 与亨廷顿病发病年龄延迟和进展缓慢有关,在人类细胞中过表达 FAN1 会减少外源性表达的突变型 mHTT 的 1 号外显子中的 CAG 重复扩增次数。敲低亨廷顿病患者来源的干细胞和分化后的棘神经元中的 FAN1,会增加 CAG 的重复扩增次数,表明 FAN1 具有保护性并影响体细胞 CAG 重复扩增次数。有报道通过使用短发夹 RNA 和 CRISPR 文库方法,在中枢神经系统中进行无偏倚全基因组遗传筛选,进一步鉴定了与亨廷顿病相关的遗传修饰因子,并发现 NME1 的表达可以调节亨廷顿病模型的表型。此外,还发现了几类影响亨廷顿病病程及细胞中 CAG 重复扩增稳定性的遗传修饰因子,包括 HAP1、GRIK2 和 TCERG1。这些基因编码的蛋白可以对 HTT 进行修饰或相互作用,被认为是 HTT 致病的重要环节。更多的大规模基因组筛选实验或许可以提供更多的治疗靶点。

第四节　亨廷顿病的发病机制

一、亨廷顿病的主要发病机制

亨廷顿病的发病机制十分复杂,目前尚不完全清楚其上下游调控的具体机制。研究表明,亨廷顿病的关键发病机理包括以下几个方面:突变型 mHTT 可能存在异常的构象,如 β 折叠;亨廷顿病患者或模型的细胞和组织中处理异常蛋白的系统受损;突变型 mHTT 蛋白的片段化,突变型 mHTT 被截断,产生有毒的 N 端片段;突变型 mHTT 通过翻译后修饰,以及构象改变,聚集倾向,细胞定位和清除途径,提高自身的毒性;突变型 mHTT 的核转位提高了其毒性影响;细胞代谢通路受损;不同类型细胞间突变型 mHTT 表达水平不同,在神经元中表达高于胶质细胞,这可能是造成亨廷顿病神经病理学症状的主要原因;HTT 具有多个修饰位点,PolyQ 片段可以影响其翻译修饰过程,进而影响其毒性作用。

二、突变型 mHTT 毒性机制

蛋白质毒性理论是目前最公认的理论。生化、细胞、小鼠模型的研究证据表明,突变型 mHTT 的致病机制主要是功能获得性细胞毒性作用。虽然 HTT 蛋白是早期胚胎发育所必需的,HTT 基因敲除小鼠在神经系统形成后不久即在出生前死亡,但与亨廷顿病的神经症状不符。在 HTT 基因敲除的小鼠中表达突变型 mHTT 可以补偿野生型 HTT 蛋白敲除的部分影响,这也与亨廷顿病主要是由突变型 mHTT 的毒性功能获得引起的观点一致。BACHD 小鼠模型中表达的突变型 mHTT 基因用

CAA 置换了 CAG 重复序列中近一半的 CAG 序列,阻止了错误产物以及包含过长 GUC 重复序列的 RNA 产物的生成。该模型依然表现出明显的亨廷顿病相关表型,并且发病的相对时间与亨廷顿患者类似,这些说明 HTT 蛋白功能缺失不是亨廷顿病的主要原因。

CAG 重复扩增编码多聚谷氨酰胺,含有多聚谷氨酰胺的突变型 mHTT 蛋白容易在细胞中聚集,形成聚集物,影响细胞正常功能,最终导致细胞死亡。例如影响线粒体功能及破坏核孔复合体结构,最终可能导致细胞死亡。突变型 mHTT 的细胞间传递进一步加剧患者大脑中的病理变化。突变型 mHTT 可以发生异常 β 折叠而产生聚集性,并通过细胞间传递影响野生型 mHTT 蛋白,进而导致致病性包涵体的生成。研究表明,在亨廷顿病患者和动物模型的大脑中观察到广泛的核内及细胞质内突变型 mHTT 包涵体形成。当 PolyQ 包涵体聚集在细胞质时,对细胞活性影响小,但当包涵体存在于细胞核中则可导致显著的细胞死亡。研究表明,亨廷顿病的表型主要是由含有 N 端 PolyQ 的突变型 mHTT 聚集而造成的,而蛋白聚集的程度则是由突变型 mHTT 所处的细胞环境及突变型 mHTT 的细胞类型依赖性清除程度决定的。也有研究表明,突变型 mHTT 聚集物的形成是一种细胞保护机制,可以起到细胞保护作用,是作为对有毒的突变型 mHTT 的应对机制。除了蛋白质毒性外,突变型 mHTT 的 RNA 也可能具有细胞毒性。研究表明,HTT 的 mRNA 中的 CAG 重复序列可通过干扰基因表达、螯合 RNA 结合蛋白和生成小 CAG 重复序列 RNA (sCAG)来诱导细胞毒性。

三、突变型 mHTT 对大脑神经元的影响机制

突变型 mHTT 会破坏神经细胞的正常生理过程,最终导致尾状核、壳核和大脑皮层的功能障碍和神经元死亡。亨廷顿病患者最受影响的大脑区域包括皮层和纹状体的深层,突变型 mHTT 还影响其他大脑区域,如海马、下丘脑和小脑。由于纹状体的缺陷,亨廷顿病还会导致谷氨酸和多巴胺活性的失衡,进一步破坏基底节的回路。早期亨廷顿病患者的脑磁共振成像显示,局部纹状体体积明显减少,白质和灰质广泛萎缩。亨廷顿病患者死后尸检大脑的神经病理学显示纹状体和皮质深层明显退化。

中棘神经元 MSN 是纹状体的主要神经元群,中棘神经元对于从皮质到基底节输出通路的信号至关重要。纹状体有两条主要的输出途径,即直接途径和间接途径,它们包含不同的中棘神经元 MSN 群体。直接途径包含表达多巴胺 D1 受体的中棘神经元,并投射到大脑基底核黑质网状部(Substantia Nigra pars reticulata,SNr)和苍白球内侧核(Globus pallidus internal segment/internus,Gpi),而间接途径包含表达 D2 受体并投射到苍白球外侧核(Globus pallidus external segment/externus,Gpe)

的中棘神经元。在亨廷顿病早期,主要发生间接途径中棘神经元死亡,随后发生直接途径中棘神经元的死亡。

四、亨廷顿病的动物模型研究

亨廷顿病动物模型对发病机制的研究和治疗性化合物的研发发挥了关键作用,遗传模型是通过在转基因中引入全部或部分人源突变型 mHTT,或在内源性 HTT 基因中插入扩展的 CAG 重复序列而产生的,被称为"敲入"策略。亨廷顿病的无脊椎动物模型,如秀丽隐杆线虫和果蝇,表现出进行性神经变性、运动异常以及存活率降低。亨廷顿病的啮齿动物模型是最常用的,并显示 HTT 聚集、躯体不稳定、运动、认知和行为异常以及寿命缩短。大型动物模型,包括绵羊、猪和非人灵长类动物,基因组与人类更为同源,但这些模型的应用受到费用较大和症状出现时间滞后的限制。

五、可溶性 mHTT 蛋白及其影响

突变型 mHTT 与野生型 wtHTT 的氨基酸序列几乎完全一样,只是其在靠近 N-端的一段多聚谷氨酰胺重复(PolyQ)比野生型长。因此,突变型 mHTT 引起神经毒的关键可能是其过长的 PolyQ,但具体机制还不明确。过长的 Poly 起神经毒性的原因最早被归咎于蛋白可溶性的变化。HTT 在体外和细胞内均可形成寡聚 Q 引体和不可溶的蛋白聚集,过长的 PolyQ 会显著增加不可溶蛋白聚集的速度。这种生物物理性质的改变,可能造成突变型 mHTT 的神经毒性。但是近年来的证据表明,可溶性的突变型 mHTT 蛋白才是导致疾病的主要种类。首先,可溶性突变型 mHTT 会引起内质网应激、线粒体自噬、氧化应激等毒性细胞反应。可溶性突变型 mHTT 与多个转录因子存在相互作用,而不可溶性突变型 mHTT 聚集体没有这个功能。更加直接的证据是亨廷顿病大鼠神经元在不可溶突变型 mHTT 未形成聚集体时已发生死亡,并且死亡时间与可溶性突变型 mHTT 的水平显著相关。并且这个现象在亨廷顿患者类干细胞分化神经元模型的研究中也有类似的发现。因此,可溶性突变型 mHTT 中过长的 PolyQ 导致细胞毒性的结构基础,是探索亨廷顿病分子机制的关键问题。

六、mHTT 毒性的下游分子机制

突变造成 HTT 的支架蛋白功能改变,例如由于结合了新的蛋白,或者失去了部分应有的结合蛋白,通过其下游分子信号通路导致细胞毒性,间接影响细胞内重要过程,从而导致疾病。研究表明,突变型 mHTT 通过影响脑源性神经生长因子(Brain Derived Neurotrophic Factor,BDNF)的产生和沿微管的囊泡转运、线粒体功能、钙

信号、氧化应激、蛋白运输、氨基酸代谢、凋亡信号通路、半胱氨酸合成等多种复杂机制引起神经功能异常或退行。蛋白组学和 RNA 组学研究则表明，造成这些影响的因素很可能是亨廷顿病中 HTT 蛋白互作组的改变以及由此带来的转录表达谱的改变。亨廷顿病的临床表现与突变型 mHTT 产生毒性下游分子机制密切相关。例如，亨廷顿病的起病年龄与 mHTT 的 PolyQ 长度 CAG 重复数呈显著的负相关，在一系列表达含有不同 CAG 重复数的 HTT 基因的小鼠模型中，通过转录组研究发现，特定转录组模块在亨廷顿患者纹状体及皮层中与野生型有差异，且这种差异随年龄而加剧。其中部分模块，如纹状体中的 13 个功能模块的差异随年龄而加剧的速度与 CAG 重复数呈正相关。因此，CAG 重复数越大，引起转录组功能模块变化的速度越快，因此起病越早，从而解释了上述临床表现。亨廷顿病以及其他神经退行性疾病的另一个临床表现，是其疾病蛋白水平以及症状严重程度随着时间不断增加。研究揭示了 mHTT 可以通过上调下游激酶 HIPK3 及激酶 MAPK11 的表达活性，正反馈调控其本身的表达水平，从而解释了突变型 mHTT 随时间积累的可能分子机制，为突变型 mHTT 随时间积累聚集以及亨廷顿病疾病症状的进行性发展提供了理论依据。

七、线粒体损伤与亨廷顿病

研究发现，亨廷顿病患者和亨廷顿病动物模型中均出现线粒体缺陷，如线粒体膜流动性降低、线粒体膜电位降低、呼吸功能减退以及线粒体超微结构的改变。同时发现，亨廷顿病动物模型脑内 Mfn1、Mfn2 蛋白的表达降低，Drp1、Fis1 蛋白的表达增加，从蛋白表达水平上说明线粒体的分裂和融合也受到影响。突变 mHTT 的神经毒性综合导致了线粒体自噬的缺陷、自噬功能障碍、细胞内生物能量的缺失和亨廷顿病相关神经元的功能缺陷。在亨廷顿病患者的棘状纹状体神经元中观察到线粒体数量减少和线粒体动力学异常。细胞模型研究显示，突变型 mHTT 蛋白定位于线粒体外膜，同时还会诱导离体小鼠肝线粒体通透性转换孔开放。研究发现，在亨廷顿病小鼠模型中出现 cAMP 和 ATP 的和合成减少，而 ATP 合成受损和 cAMP 水平降低会通过降低 cAMP 响应元件调节的基因转录和改变能量依赖过程来放大早期亨廷顿病的级联反应。在亨廷顿病细胞系和小鼠模型中还观察到钙调控缺陷，钙敏感性逐渐降低。此外，研究表明，在出现相应表型前的亨廷顿病小鼠及表达突变型 mHTT 的原代神经元中，细胞突触中的线粒体会表现出蛋白质输入缺陷。而这种蛋白质输入缺陷可以通过过表达线粒体蛋白质输入复合物 TIM23 来缓解。并且突变型 mHTT 会通过与 TIM23 的相互作用来破坏线粒体蛋白质稳态。亨廷顿病还与线粒体自噬相关。

八、细胞间的相互作用与亨廷顿病

细胞分泌的突变型 mHTT 蛋白和聚集体可以在细胞间发生传递,进一步加剧亨廷顿病患者大脑中的病理变化,导致疾病进展。细胞间的相互作用也可能在亨廷顿病的发病中起到重要作用,包括神经元间的相互作用和神经元与胶质细胞间的作用。在许多亨廷顿病模型中,包括细胞、果蝇和小鼠模型,都发现了突变型 mHTT 会发生细胞间传递。神经元和胶质细胞共培养实验显示,突变型 mHTT 在胶质细胞中的表达引起了未表达突变型 mHTT 的神经元的死亡。同样,在小鼠星形胶质细胞中表达突变型 mHTT 会导致或加剧神经元的损伤表型。研究表明,细胞可以快速吸收化学合成的 PolyQ 蛋白和 PolyQ 聚集体。临床研究表明,在亨廷顿病患者脑中移植了正常纹状体组织后,可以在移植后的正常组织里观察到突变型 mHTT 聚集体的存在。

然而,到目前为止,突变型 mHTT 的细胞间传递机制尚未完全清楚。有研究表明,突变型 mHTT 及其聚集物是通过细胞外囊泡(Extracellular Vesicles,EVs)分泌的。细胞外囊泡是细胞释放的膜颗粒,包括外泌体、微泡和其他细胞外颗粒。此外,也有研究表明,隧道纳米管,即一种细胞之间形成的桥状结构,也可能参与了突变型 mHTT 蛋白在神经元细胞中的传递。

九、突变型 mHTT 不完全剪接与亨廷顿病

突变 mHTT 基因表达的 RNA 可能通过重复序列非 ATG 起始的翻译产生除了突变 mHTT 蛋白之外的其他带氨基酸重复的蛋白(包括带 PolyAla,PolySer,PolyLeu 和 PolyCys 的蛋白),而这些蛋白的表达可能也会引起细胞毒性,参与疾病的发生。除了蛋白之外,突变 mHTT 基因表达的 RNA,由于具有对应的 GUC 重复序列,也可能通过相变等机制引起毒性,参与疾病的发生。但这一假说目前还缺乏可靠的功能性证据。在小鼠模型和亨廷顿病患者中,研究人员发现,突变型 mHTT 蛋白会通过不完全剪接产生具有毒性作用的突变 mHTT 蛋白 1 号外显子片段。研究开发了定量分析人体组织中突变 mHTT 蛋白 1 号外显子转录水平的特定方法,发现在亨廷顿病患者死后大脑的感觉运动皮层、海马和小脑中均可以检测到突变 mHTT 蛋白 1 号外显子 mRNA,特别是在早期发病的患者脑中,该片段水平更高。最近的研究又发现突变 HTT 蛋白 1 号外显子的产生是具有 CAG 重复扩增长度依赖性的,即致病长度的重复扩增会发生不完全剪切,同时发现 1 号内含子区域对于该突变蛋白不完全剪接的发生是至关重要的。研究还发现,可与 CAG 重复序列结合的操纵剪接因子 SRSF6 的表达水平可以调节突变型 mHTT 的异常剪接事件。在 140 个 CAG 重复序列(140Q)敲入的亨廷顿病小鼠模型中使用 CRISPR/Cas9 截短全长 mHTT,

发现毒性的突变 HTT 蛋白 1 号外显子在大脑中会不断产生并稳定存在，它可导致亨廷顿病样表型和纹状体中的年龄依赖性突变型 mHTT 积累，而这可能与纹状体中富集的伴侣抑制蛋白 HspBP1 的年龄依赖性表达有关。

十、亨廷顿病的其他机制

目前我们并不完全清楚亨廷顿病的症状是由细胞功能紊乱还是细胞死亡引起的，亨廷顿病的表现被归因于纹状体的细胞死亡，但另一种可能是神经元功能障碍在细胞死亡前就已经发生，这种区别可能会影响治疗策略。导致细胞死亡和亨廷顿病表型的机制网络十分复杂，很多机制和现象的原因尚未完全阐明，例如包涵体是如何形成的？神经毒性是如何产生的？线粒体功能障碍和其他细胞功能障碍是如何产生的，又对表型有什么作用？

另一个问题是 HTT 广泛表达在全身各处，但为何新纹状体的受损程度远高于其他部位？这可能是由于新纹状体接受来自皮质的大量神经元投射，释放神经递质谷氨酰胺，以及神经调节剂和营养因子，如脑源性神经营养因子 BDNF。也有研究发现，纹状体高表达 Rhes 蛋白，可能会增强 mHTT 的毒性，但 Rhes 同样在一些亨廷顿病影响甚小的区域表达，如小脑的上丘和颗粒细胞，而且目前关于 Rhes 蛋白的研究主要来自体外实验，所以关于 Rhes 和 HTT 的作用仍需更细致深入的研究。

迄今为止，还没有美国食品药品管理局（Food and Drug Administration，FDA）批准的针对亨廷顿病病因的治疗方法。通过对亨廷顿病细胞模型和小鼠模型的研究发现 ASO、RNAi、ZFNs、CRISPR/Cas9 和 ATTEC 是亨廷顿病的可行治疗策略，它们降低了 mHTT mRNA 和蛋白质水平并减轻了疾病相关表型。但是这些药物还需要进行临床前和临床试验，以排除不良反应，确保安全性和有效性。开发成本更低、安全性高、特异性高、效率高的药物，将为亨廷顿病的治疗提供更多可能。

第五节　亨廷顿病的诊断

在临床中根据阳性家族史、典型的舞蹈样运动、精神障碍和进行性痴呆加以诊断。可以使用由运动、认知、行为和功能评估以及独立量表组成的标准化亨廷顿病评定量表，来评估亨廷顿病特征并诊断。

在影像学方面，亨廷顿病主要累及基底节和大脑皮质，以尾状核、壳核萎缩最明显，出现神经细胞脱失及胶质细胞增生。大脑皮质特别是额叶萎缩，Ⅲ、Ⅴ和Ⅵ层的锥体神经细胞和小神经元脱失，没有胶质细胞增生。神经细胞脱失亦可累及丘脑腹外侧核、下丘脑、黑质网状结构、橄榄体、薄束核和楔束核、白质和间脑核等部位。早期影像学检查多无特殊表现。随病情进展，典型表现为对称性尾状核萎缩，侧脑室前脚尾状核区呈球形向外膨起，呈"蝴蝶征"。病情进一步发展可以出现不同程度的皮层和皮层下的萎缩。

基因检测通过聚合酶链式反应（Polymerase Chain Reaction，PCR）、测序等可以发现 CAG 重复次数过多的高危个体，并在临床发病前期预测确定。

第六节　亨廷顿病的治疗

一、亨廷顿病治疗思路

亨廷顿病与大多数遗传学神经退行性疾病一样，缺乏特异性的治疗方法，目前主要采用对症治疗，集中在对心理与神经系统症状两方面的症状治疗，同时进行必要的支持治疗。

随着对突变的亨廷顿蛋白如何导致神经元功能障碍和死亡的研究不断深入，开发了不少新的治疗靶点。例如靶向抑制组蛋白去乙酰化酶（Histone Deacetylase，HDAC）阻断剂可通过预防突变型亨廷顿蛋白 mHTT 诱导的转录障碍，从而改善疾病的各种症状。靶向抑制磷酸二酯酶（Recombinant phosphodiesterase 10A，PDE10A）的阻断剂可通过调节纹状体突触功能以减少亨廷顿患者的运动障碍和纹状体萎缩。针对亨廷顿患者脑源性神经营养因子 BDNF 缺乏而进行直接或间接补充，对亨廷顿患者神经元起保护作用。以上这些方法目前都还在研发或临床试验的过程中。

上述治疗方法虽然极具前景，但是对亨廷顿患者的根本病因，即突变型 mHTT 没有直接作用，因而只能暂时缓解症状，无法改善疾病进程。因此直接降低突变型 mHTT 的表达水平，是更根本更有效的亨廷顿病治疗方法。基于降低突变型 mHTT 表达，清除突变型 mHTT 的研究方向，亨廷顿病的基因治疗和药物开发的主要途径可分为减少突变型 mHTT 的生成表达和提高对突变型 mHTT 的清除。减少突变型 mHTT 的生成表达途径包括基因编辑、反义寡核苷酸 ASO 和小干扰 RNA（Small interfering RNA，siRNA）等，包括 DNA 靶向、RNA 靶向和蛋白质靶向三个层面，目前可以直接在 DNA 水平纠正亨廷顿基因突变的基因编辑，在 mRNA 水平抑制突变型 mHTT 蛋白的生成，以及突变型 mHTT 蛋白降低。提高对突变型 mHTT 的清除途径包括蛋白酶体和自噬。

这一治疗思路在疾病模型上得到了大量验证。在小鼠模型中诱导表达突变型

mHTT 的 N-端片段可以诱导亨廷顿病相关表型的产生,而在此之后停止表达可使亨廷顿病相关表型逐渐减弱直至消失。在多个亨廷顿病哺乳动物模型中,使用 shRNA 或 siRNA 敲低 mHTT 可以有效拯救亨廷顿病相关表型,而利用反义寡核苷酸(Antisense Oligonucleotids,ASO)抑制 mHTT 的 mRNA 翻译,也可以有效并持久地改善疾病表型。遗传学筛选研究揭示了多个可以有效降低 mHTT 水平的药靶基因,利用遗传学手段操控这些基因或者利用小分子药物靶向这些基因可以有效拯救亨廷顿病相关表型,从而为疾病治疗打开了新窗口。

Huntington's disease is caused by the gain of function of mHTT, so the removal of mHTT is a promising idea in the field of targets and treatments of Huntington's disease. The main pathways can be divided into reducing the production of mHTT expression and improving the removal of mHTT. The former includes gene editing, antisense oligonucleotides (ASO) and small interfering RNA (siRNA), while the latter includes proteasome and autophagy. Gene therapy focus on targeting DNA, RNA and protein level to edit the mHTT product.

框 1-4 亨廷顿病治疗途径的英语介绍

二、亨廷顿病的 DNA 靶向基因治疗

1. CRISPR/Cas 9 系统

由于亨廷顿病是由于基因突变所致,所以可以采用基因疗法,直接靶向突变 DNA,目前该疗法仍处于临床前阶段。CRISPR/Cas9(Clustered Regularly Interspaced Short Palindromic Repeats,Cas9)是一种新型的基因组体内编辑技术,CRISPR/Cas9 最早来源于细菌免疫系统,用于对抗病毒感染。目前,CRISPR/Cas9 技术已被广泛用于降低亨廷顿病小鼠和细胞模型中的突变型 mHTT mRNA 和蛋白水平。主要包括 2 种方式:其一是通过设计向导 RNA(single-guide RNA,sgRNA),仅针对突变基因的启动子中的单核苷酸多态性 SNP,这就需要对每个患者单独设计 sgRNA,而且无法满足 100% 的亨廷顿患者。其二就是以 HTT 基因的 CAG 重复为目标设计 sgRNA,使用配对 Cas9 切口酶(paired Cas9 nickase)方法,从含有不同 CAG 重复次数的亨廷顿病患者获得的成纤维细胞中,精确切除 HTT 基因的 CAG 重复区。切除重复片段会使 HTT 基因失活,并以 CAG 重复长度依赖的方

式限制 HTT 转录合成,即对正常重复次数的 HTT 基因的影响较异常重复扩增的 HTT 小。由于已有研究显示在灵长类动物的大脑中暂时移除 wtHTT 是可以承受的,所以 Cas9 切口酶方法是安全和有特异性的。在亨廷顿病患者来源的成纤维细胞中,利用 CRISPR/Cas9 技术切除 HTT 基因的 CAG 重复序列,可使突变型 mHTT 表达降低。在转基因亨廷顿病小鼠模型中,应用 CRISPR/Cas9 切除 HTT 基因中的 CAG 重复序列,可减少 mHTT 的表达和聚集,并改善运动功能。然而,这种 DNA 靶向方法也具有一定的局限性,包括成本高、脱靶效应、设计困难和需要侵入性给药。目前进行的改进包括使用一种更小的 Cas9(smaller version of Cas9,SaCas9),成功延长了小鼠的存活时间。也有研究人员用细胞周期蛋白标记 Cas9,降低其稳定性和毒性。

2. 锌指核酸酶(ZFNs)

锌指核酸酶(Zinc Finger Nucleases,ZFN)是一个在哺乳动物细胞中可与 mHTT 等位基因结合并剪切 CAG 重复序列的 DNA 结合元件。与较短的 CAG 重复扩增相比,较长的重复对切割更敏感,锌指核酸酶可通过异常扩增的 CAG 重复序列阻断突变 mHTT 基因的转录。研究表明,在亨廷顿病细胞系中稳定表达锌指蛋白(Zinc Finger Protein,ZFP)会降低突变型 mHTT 的 mRNA 和蛋白质水平。在转基因亨廷顿病小鼠模型中,通过腺相关病毒(Adeno Associated Virus,AAV)包装将 ZFP 直接导入纹状体可以降低突变型 mHTT 水平,改善亨廷顿病样运动行为障碍和减少异常蛋白质聚集,并且揭示了小鼠脑中突变型 mHTT 的剂量依赖性抑制。这表明 ZFN 可能是一种潜在的亨廷顿病治疗方法。然而,与 CRISPR/Cas9 方法一样,ZFN 的局限性在于其工程难度大、可能存在脱靶效应及高成本。

3. 转录激活物样效应器核酸酶(TALEN)

转录激活物样效应器核酸酶(Transcription Activator Like Effectors Nucleases,TALEN)应用于亨廷顿病患者成纤维细胞,可减少突变型 mHTT 的表达和聚集。这些 DNA 靶向疗法仍处于临床前阶段,并存在局限性,包括靶向效应偏离、设计困难以及由于非宿主因素而引发炎症的风险,并且需要侵入性给药。这些疗法在应用于晚期疾病患者时需要注意,因为针对核酸水平的治疗可能无法逆转先前的神经毒性。

三、亨廷顿病的 RNA 靶向基因治疗

1. 反义寡核苷酸技术(ASO)

反义寡核苷酸(Antisense oligonucleotides,ASO)是一种合成的单链核苷酸短链。反义寡核苷酸通过多种机制靶向特定的 RNA 转录本,例如可以通过与突变型

mHTT RNA 产生匹配，或通过诱导其降解，或阻断其翻译最终降低突变型 mHTT 的表达。反义寡核苷酸通过降解目标转录本，减少目标蛋白的翻译，进而降低蛋白质水平。

非等位基因特异性的反义寡核苷酸同时靶向野生型和突变型 mHTT 转录本，可能导致突变型和野生型 mHTT 蛋白同时减少，但此类反义寡核苷酸的优势在于其对所有亨廷顿病患者的普适性。研究表明，非等位基因特异性反义寡核苷酸可以预防脑损伤并改善亨廷顿病小鼠模型的生存能力。事实上，部分减少野生型 wtHTT 并不会引起运动功能的变化，且突变型 mHTT 可以补偿部分野生型 wtHTT 的作用，这表明非等位基因特异性反义寡核苷酸不会在短期内对机体产生不利影响。非等位基因特异性反义寡核苷酸的对机体的长期影响仍有待进一步研究观察发现。等位基因特异性反义寡核苷酸靶向突变型 mHTT 等位基因并保留野生型 wtHTT 的表达量。然而，等位基因特异性反义寡核苷酸的缺点在于仅靶向突变等位基因，因而不具有普遍性。

反义寡核苷酸已被广泛用作亨廷顿病的临床前和临床试验中的治疗策略。虽然反义寡核苷酸 ASO 很容易通过中枢神经系统扩散并被神经元和神经胶质细胞吸收，但由于反义寡核苷酸的分子量过高难以通过血脑屏障，因此静脉注射或口服给药的方式不适合反义寡核苷酸。只能通过腰椎泵给药，或者通过鞘内或心室内注射给药，但会带来一些不良反应。在小鼠模型中，通过向脑中灌注反义寡核苷酸持续 2 周，可显著降低脑中 mHTT 的 RNA 水平和蛋白质水平，效果可持续 4 周以上。值得注意的是 RNA 水平和蛋白质水平下降的时间并不一致，提示 RNA 和蛋白水平降低的机制并不完全一致。在临床试验中，通过检测脑脊液中的突变型 mHTT，反义寡核苷酸灌注可有效降低约 50% 的突变型 mHTT，且无明显的由反义寡核苷酸引起的不良反应。重组腺相关病毒（recombinant adeno-associated virus，rAAV）已被证明可将反义寡核苷酸 ASO 安全地递送至小鼠纹状体中。目前正在研究几种反义寡核苷酸中，Ionis－HTTRX 是一类非特异性反义寡核苷酸，已经完成了早期临床试验。在鞘内注射 HTTRX 的患者中未观察到严重的不良反应，并且未发现临床相关的实验室指标的明显改变。同时，研究小组观察到鞘内注射 HTTRX 的患者脑脊液中 mHTT 的浓度呈剂量依赖性地降低。当然，反义寡核苷酸同时也面临成本过高的问题，亨廷顿病治疗亟待开发小分子药物来解决上述问题。

2. RNA 干扰（RNAi）

RNA 干扰（RNA interference，RNAi），如 siRNA 等仍处于动物模型阶段。小鼠模型研究发现人工合成的 RNAi 可以降低 mHTT 蛋白水平。然而，单纯注射 RNAi 并不能使其分布在整个脑组织中，使用病毒传递的方法，如腺相关病毒（AAV）

或慢病毒(Lentivirus)，可以在小鼠大脑中实现了 RNAi 的广泛分布和持久表达。神经元和神经胶质细胞特定启动子可以调控 AAV - RNAi 的表达水平，例如 CβA 启动子可以保证有效和安全剂量的人类 HTT RNAi。然而，脱靶效应、RNAi 降解和免疫原性等风险，增加了 RNAi 开发过程的难度。目前 AMT - 130(rAAV5 - miHTT)的 RNAi 方法已进入 Ⅰ/Ⅱ期临床试验阶段，将有助于确定 RNAi 对亨廷顿病患者的安全性及有效性。

3. 小的非编码 RNA(microRNA/miRNA)

小的非编码 RNA microRNA，又称 miRNA，是在一种基因调控中起着重要作用的小的非编码 RNA。有研究报道了亨廷顿病患者中 miRNA 的表达谱，miRNA 的调节改变与亨廷顿分子表达、病理表型的高度相关。此外，随着 RNA 诱导沉默复合物(RISC)的关键成分，Argonaute - 2(AGO2)蛋白的改变，在亨廷顿病中也有报道出现全局性 miRNA 改变。因此，miRNAs 是亨廷顿病临床病理改变的生物标志物，已在不同的动物模型中得到广泛证明。在转基因猴的研究中，亨廷顿病转基因猴表现出 miR - 128a 的下调和 miR - 196a 的上调，这与亨廷顿病患者相似。在转基因小鼠研究中，miR - 9/9 *、miR - 124 和 miR - 132 在人类亨廷顿病患者和亨廷顿病小鼠模型中均被抑制。由于亨廷顿病患者和动物模型显示出某些相似的 miRNA 图谱，这些动物模型已被用于研究 miRNA 作为亨廷顿病潜在的治疗靶点。研究表明，在 R6/2 亨廷顿病转基因小鼠中使用 miR - 132 治疗后，改善了行为症状并延迟了疾病进展。此外，miR - 196a 还通过增强神经元细胞骨架改善亨廷顿病转基因小鼠的分子表达、神经病理学和行为表型。针对人类 HTT 的人工 miRNA 也被应用于亨廷顿病，尽管这些 miRNA 不能选择性地靶向突变型 mHTT，降低了正常 HTT 的表达，但这些 miRNA 减少了 HTT 聚集，并缓解了亨廷顿病症状，而且没有严重的不良反应。人工 miRNA AMT - 130 非选择性降低 HTT 的策略已应用于临床 Ⅰ/Ⅱ期试验中，旨在检验这种 miRNA 疗法早期的安全性和有效性。

由于这些体内数据显示 miRNA 可以缓解动物模型中的亨廷顿病进展，因此它大大提高了 miRNA 治疗亨廷顿病的潜力。miRNA 被认为是一种治疗疾病的药理学策略，已经开发出了不同类型的 miRNA 模拟物或改变 miRNA 表达的抑制剂。miRNA 模拟物以成熟的 miRNA 形式被合成及传递到细胞或组织中。然而，由于 RNA 酶的降解作用，这些 miRNA 模拟物的半衰期通常小于 30 min，导致功能性 miRNA 的作用有限。因此，可以防止 RNA 酶攻击的改良 miRNA 被开发出来。硫代磷酸 RNA 是通过在 RNA 的磷酸二酯键中使用硫来生成，以减少 RNA 酶的攻击，并且在 RNA 的 2′- OH 基团中修饰形成 2′- O-甲基(2′- O - Me)，也可增加 miRNA 稳定性，进一步增强 miRNA 模拟物的效果。此外，修饰后的甲磺酸磷酰胺 RNA 显示出更有效的阻断功能。可见,提高 miRNA 稳定性以延长半衰期是应用 miRNA 治疗的关键步骤。另外,纳米颗粒为开发 miRNAs 输送系统提供了强大的工具。纳米颗粒材料能够穿透血脑屏障,不仅能将 miRNAs 输送到大脑区域,并且具有高容量和低细胞毒性,而且还具有其他生物学用途,如抗氧化作用和分布监测。所以合成生物学将在这一应用中发挥重要作用。除了纳米颗粒之外,通过病毒系统传递 miRNA 也被应用于神经疾病。尤其是腺相关病毒(AAV),因为 AAV 的滴度较高,相对容易产生,AAV 中可以产生较高水平的 miRNA。并且 AAV 不容易整合到基因组中,相比其他病毒系统更安全。因此,诸如 Luxturna 等 AAV 已被 FDA 批准用于临床试验。此外,外泌体也被用于亨廷顿病的治疗。外泌体是一种直径小于 100 纳米的细胞外小泡,由于脂质双层结构的存在,近年来已成为向大脑输送 miRNA 的新兴载体。外泌体携带蛋白质、mRNAs、miRNAs 等,并将这些物质传递给特定的靶细胞,以进一步控制细胞信号或基因调控。由于外泌体是细胞的内源性成分,因此更高的稳定性、更低的免疫原性和更低的细胞毒性,应用于体内传递 miRNA 具有强大优势。在亨廷顿病小鼠模型中,该外泌体系统已被用于在 R6/2 HD 转基因小鼠中传递 miR-124 以抑制靶基因 RE1 沉默转录因子(RE1-silencing transcription factor, REST)的表达,但是这种治疗并不能改善亨廷顿病行为。由于外泌体相关研究进展迅速,该方法的优化有望在体内高效、安全地传递 miRNA。

当然,靶向 RNA 水平的治疗也有一定的局限性,包括侵入性给药,例如通常需要直接腹腔内或鞘内给药,以及潜在的靶外效应,例如非亨廷顿病相关基因或转录物的下调。

四、亨廷顿病的蛋白质降解治疗

1. 蛋白降解靶向嵌合体(PROTAC)

药物开发一般是通过寻找靶蛋白的抑制剂,通过抑制靶蛋白的生物功能来治疗疾病,蛋白降解靶向嵌合体(Proteolytic targeting chimera, PROTAC)已经进入临床试验并改变了小分子药物的发展格局。PROTAC 的降解机制主要基于抑制剂的体外生物物理结合实验、基因敲除实验、竞争实验来验证。PROTAC 需要靶蛋白多聚泛素化来诱导降解。PROTAC 和相关分子胶的许多三元复合物结构已在原子水平上得到解析,这种结构信息为 PROTAC 的作用机制和化合物优化提供了关键信息。

2. 自噬靶向嵌合体(AUTAC)

传统的药物一般通过寻找靶蛋白的抑制剂,抑制靶蛋白的生物功能,以此来治疗疾病,但突变型 mHTT 的结构和功能都尚不明确,PolyQ 聚集体的形成可能破坏核孔复合物,损害线粒体功能,导致正常细胞功能受损甚至细胞死亡,传统方法有局限性。因此,除了减少合成突变型 mHTT 蛋白外,科学家们还提出了通过增加突变型 mHTT 蛋白降解来缓解亨廷顿病相关表型的想法。一个新兴的思路是借用细胞自身的蛋白质清除系统来降解突变型 mHTT,包括蛋白酶体和自噬途径。在细胞中,蛋白质通过泛素蛋白酶体系统(Ubiquitin-proteasome system,UPS)或自噬溶酶体途径(Autophagy-lysosome pathway,ALP)降解。泛素蛋白酶体系统主要降解半衰期短和可溶性蛋白质,而自噬溶酶体系统则可消化半衰期长的蛋白质复合物和损伤的细胞器。蛋白酶体由于其降解能力较低,不足以降解大分子蛋白质或聚集体,不适宜作为亨廷顿病治疗的途径,所以需要自噬溶酶体途径辅助大分子的降解。因此,近年来提出了几种基于自噬溶酶体途径的新降解技术,拓宽了可降解靶点的范围,包括自噬靶向嵌合体(Autophagy-targeting chimera,AUTAC)、自噬体绑定化合物(Autophagosome-tethering compound,ATTEC)等,将大分子蛋白质靶向自噬体以降解。自噬靶向嵌合体 AUTAC 是通过自噬受体 SQSTM1/p62 来劫持选择性自噬,不同于自噬体绑定化合物 ATTEC,AUTAC 不适用 LC 3 作为接头蛋白诱导降解,而类同于蛋白降解靶向嵌合体 PROTAC,AUTAC 也通过泛素化诱导降解。此外,蛋白降解靶向嵌合体 PROTAC 需要靶蛋白 K48 位点连接的多聚泛素化后的蛋白质能够被 26S 蛋白酶体识别并进一步降解,而 AUTAC 需要触发靶标的 K63 多聚泛素化才能实现诱导降解。

3. 自噬体绑定化合物(ATTEC)

自噬体绑定化合物(Autophagosome-tethering compound,ATTEC)也是近年来提出了几种基于自噬的技术。复旦大学鲁伯埙等人提出了自噬小体绑定化合物 ATTEC 的概念,这将为亨廷顿病的临床治疗带来新的曙光。ATTEC 是一种特异性降低突变型 mHTT 的表达量的自噬小体连接化合物,是自噬体蛋白微管相关蛋白 1 轻链 3(Microtubule-associated proteins 1 light chain 3,MAP1LC 3,LC 3)和致病蛋白相互作用的化合物,并靶向该蛋白进行自噬清除。ATTEC 可以将靶蛋白和 LC 3 连接。LC 3 是自噬小体的前体,是杯状分隔膜上的关键蛋白。ATTEC 可以介导靶蛋白被自噬小体包裹,随后与溶酶体融合,最终导致靶蛋白的降解。现已确定了 4 种可以与突变型 mHTT 蛋白和 LC 3 相互作用的化合物,通过新型高通量筛选技术成功找到了可以特异性识别突变型 mHTT 而不识别野生型 wtHTT 的 ATTEC 分子,以等位基因选择性方式降低了突变型 mHTT 水平,并减轻了与疾病相关的表型。由于这些化合物是通过与 mHTT 蛋白中 PolyQ 相互作用而紧密结合,可以降低其他含有 PolyQ 的致病蛋白聚合物,这也为其他多种 PolyQ 疾病提供潜在的治疗方法。并且该 ATTEC 分子量很小,足以通过血脑屏障,在各类神经退行性疾病中应用前景广阔。

4. 小分子芯片（SMM）和斜入射光反射差（OI-RD）技术

调控 mRNA 剪接的小分子化合物，特异性降解突变型 mHTT 也是一种新兴的思路和干预或治疗亨廷顿病的新手段。如基于小分子芯片（Small Molecule Microarray，SMM）和斜入射光反射差（Oblique-Incidence Reflectivity Difference，OI-RD）技术的新型高通量化合物筛选平台，可以筛选出特异性靶向突变型 mHTT 表达量的自噬小体连接化合物，这为清除致该类疾病突变分子提供了一种潜在的筛选策略。

In cells, mutant protein or damaged organelle are degraded through ubiquitin-proteasome system or autophagy-lysosome pathway. Affected cells usually exhibit reduced protein degradation ability, so attempts have been made to enhance cellular degradation ability through mTOR or non-mTOR pathways, but how to solve the problem of non-specific degradation of other normal biomolecules by autophagy remains a difficult problem. Recently, some new concepts and technologies were proposed, such as autophagy-targeting chimera, autophagosome-tethering compound, proteolytic targeting chimera, etc. Autophagosome-tethering compound (ATTEC) links target proteins to LC 3, a precursor of autophagosomes and a key protein on the cup-like septum, and can mediate the wrapping of target proteins by autophagosomes. Thus ATTEC mediate the wrapping of target proteins by autophagic vesicles and subsequent fusion with lysosomes, ultimately leading to the degradation of target proteins. The ATTEC molecule was identified using a novel high-throughput screening technique and specifically recognized mHTT but not wtHTT. The molecular weight of the ATTEC was small enough to cross the blood-brain barrier, making it promising for application in neurodegeneration diseases.

框 1-5　亨廷顿病蛋白质降解治疗的英语介绍

五、亨廷顿病的药物治疗

1. 多巴胺途径调节剂药物

尽管目前尚无十分有效的药物可以延缓亨廷顿病的进展，但舞蹈样动作、精神障碍等常见症状通过合理的药物治疗，均可获得不同程度的改善，辅以饮食调节等治疗，还可以提高患者的生活质量并防止并发症发生。

美国食品和药物管理局（Food and Drug Administration，FDA）批准了 2 种多巴胺（Dopamine，DA）调节剂药物用于治疗亨廷顿舞蹈症，分别是丁苯那嗪（Tetrabenazine，TBZ）、氘代丁苯那嗪（Deutetrabenazine，商品名 Austedo），可用于调节亨廷顿病的药物疗法旨在减少多巴胺介导的基底神经节激活/去抑制的神经传递。丁苯那嗪是一种囊泡单胺转运蛋白 2（Vesicular Monoamine Transporter 2，VMAT2）抑制剂。VMAT2 负责调节大脑中的多巴胺、5-羟色胺、肾上腺素、去甲肾上腺素等化学物质的水平。丁苯那嗪通过可逆地抑制囊泡单胺转运体 VMAT2 来抑制多巴胺途径，从而减少突触间隙中的有效多巴胺及其与突触后多巴胺受体的相互作用，减少突触小泡对单胺的重摄取来消耗单胺（包括多巴胺）储备。在小鼠模型中，丁苯那嗪对亨廷顿病引起的舞蹈样不自主动作有暂时的抑制效果，减少了纹状体神经元细胞的脱失。其氘代药物氘代丁苯那嗪是一种小分子口服抑制剂，具有更好的药物代谢动力学性质，在间接治疗比较研究中与丁苯那嗪相比，具有良好的耐受性。但本质上与丁苯那嗪一样，只能暂时抑制舞蹈样动作症状。一些抗抑郁药物如米氮平等在临床上也被用于改善亨廷顿病引起的抑郁症状。

2. 抗兴奋毒性药物

利鲁唑和美金刚利鲁唑是一种谷氨酸抑制剂，可减少肌萎缩侧索硬化患者的异常运动。但也有双盲试验表明，利鲁唑并没有减轻亨廷顿病的症状，也没有神经保护作用。美金刚是 NMDA 受体的拮抗剂，用于治疗阿尔茨海默病。它可以减少纹状体细胞死亡，阻止疾病进展，改善与亨廷顿病相关的认知功能。有研究显示，美金刚和利培酮的 6 个月的联合用药改善了运动症状和认知下降，延迟了精神病的预期进展。在小鼠中，使用低剂量美金刚的动物亨廷顿病病理学症状降低，而高剂量美金刚会恶化亨廷顿病模型动物的预后，并促进细胞死亡。因此，美金刚的剂量可能很关键。

3. 靶向 Caspase 活性和 mHTT 蛋白水解的药物

二甲胺四环素是一种四环素类似物，可以穿过血脑屏障，抑制 caspase 3 和 caspase 1 的表达。二甲胺四环素治疗被证明具有神经保护作用，并可改善疾病表型。临床研究对服用 100 mg 二甲胺四环素 6 个月的亨廷顿患者，通过统一亨廷顿病评定量表（The Unified Huntington's Disease Rating Scale，UHDRS）、异常不自主运动量表（Abnormal Involuntary Movement Scale，AIMS）对患者的运动能力评估，和通过简易精神状态检查（Mini-Mental State Examination，MMSE）对患者认知能力评估，发现患者运动能力和认知能力都有所改善，在 18 个月治疗后运动能力和认知能力都保持稳定，在 24 个月时精神症状也有所减轻。此外还有半胱氨酸蛋白酶抑制剂等治疗方法。

4. 针对 HTT 聚合和清除的药物

研究表明,在亨廷顿病小鼠体内注射刚果红可以保持正常的蛋白质合成和降解,并改善了运动功能。这种染料通过破坏预成型低聚物,促进含有扩展 PolyQ 重复序列的突变型 mHTT 蛋白的清除,并抑制聚谷氨酰胺低聚物的形成。刚果红染料还可防止 ATP 耗竭和半胱天冬酶激活。

研究表明,海藻糖可以改善运动功能,并与 R6/2 亨廷顿小鼠的高存活率相关,不会造成有害的不良反应。

研究表明,化合物 C2-8 可以抑制脑切片和细胞培养中的聚谷氨酰胺聚集。它改善了 R6/2 型亨廷顿转基因小鼠的运动功能,减少了神经元萎缩的数量,并减少了 mHTT 聚集。目前该化合物还没有进行人体临床试验。

雷帕霉素(Rapamycin)可以抑制 mTOR 表达,从而诱导自噬。在亨廷顿病果蝇模型中,雷帕霉素降低 mHTT 聚集,提高神经元存活率。雷帕霉素还可以改善亨廷顿病小鼠模型的运动能力,降低纹状体神经病理学。

5. 靶向线粒体功能障碍的药物

8-羟基-2-脱氧鸟嘌呤核苷(8-OH-dG)是活性氧自由基氧化损伤细胞核 DNA 或线粒体 DNA 后形成的产物,是一种内源性及外源性因素对 DNA 氧化损伤作用的生物标志物。肌酸具有抗氧化特性,可以降低亨廷顿病患者血清中 8-羟基-2-脱氧鸟苷水平。研究表明,亨廷顿病患者每天服用 8 g 肌酸是安全且耐受性良好的,但在统一亨廷顿病评定量表 UHDRS 量表上运动能力没有明显变化,使用肌酸不能延缓亨廷顿病早期表现的功能下降。在另一项对照研究中,肌酸 5 g/d,治疗 1 年后可改善神经肌肉疾病患者的肌肉功能,但并未改善 I～III 期亨廷顿病患者的神经肌肉功能和认知状态。

辅酶 Q10 参与线粒体电子传递链(Electron Transport Chain,ETC)中 ATP 的生成。辅酶 Q10 对 R6/2 亨廷顿小鼠有神经保护作用,可延缓运动障碍,延长生存期。亨廷顿病患者补充辅酶 Q10 可改善线粒体功能,但 III 期随机临床试验还有待验证。

胱胺(Cystamine)、半胱氨酸(Cysteamine)和 MPTP(1-甲基-4-苯基-1,2,3,6-四氢吡啶,1-methyl-4-phenyl-1,2,3,6-tetrahydropyridine)均能提高亨廷顿病细胞的存活率并抑制氧化损伤。

美利嗪是一种抗组胺药,抑制氧化代谢和细胞凋亡,在果蝇模型中具有神经保护作用。美利嗪可以穿过血脑屏障,对于能量代谢缺陷和神经元变性为特征的亨廷顿病,是一种潜在的治疗策略。

6. 靶向转录失调的药物

苯丁酸钠是一种组蛋白去乙酰化酶（Histone Deacetylase，HDAC）抑制剂。对N171-82Q 亨廷顿小鼠给予苯丁酸钠后，脑萎缩减少，存活率延长。此外，苯丁酸钠可以增加小鼠大脑中的组蛋白乙酰化，减少甲基化。它还下调参与凋亡的半胱天冬酶。一项剂量反应研究显示苯丁酸钠对亨廷顿病患者安全、有效且耐受性良好。

HDACi4b 是一种庚二苯基酰胺（Pimelic Diphenylamide）HDAC 抑制剂，可改善亨廷顿病小鼠模型的运动障碍并减少神经变性。给小鼠口服 HDACi4b 后，这些运动缺陷得到改善。这些小鼠也表现出较少的纹状体萎缩和脑体积缩小。HDACi4b 逆转了mHTT 存在时 H3 组蛋白亚单位的低乙酰化，mRNA 表达恢复到正常水平。

亚甲酰胺异羟肟酸（Suberoylanilide Hydroxamic Acid，SAHA）是一种蛋白去乙酰化酶抑制剂（Histone deacetylase inhibitor，HDACI）。SAHA 通过抑制组蛋白去乙酰化酶 HDAC，可增加大脑中的组蛋白乙酰化，从而改善转基因 R6/2 亨廷顿小鼠的运动障碍。由于 SAHA 可以通过血脑屏障，所以可以口服，但还没有经过临床试验验证。

用米特拉霉素（Mithramycin）和色霉素（Chromomycin，蒽环素衍生物）处理R6/2 和 N171-82Q 亨廷顿病转基因细胞系，可促进细胞表观遗传组蛋白修饰，为亨廷顿病的临床试验提供基础。

转录失调也是亨廷顿舞蹈症的核心病理特征，靶向转录失调的药物的治疗策略旨在通过调节染色质结构来提高转录输出，但这些组蛋白去乙酰化酶抑制剂的治疗方式也受到其毒性作用的限制。

With a growing understanding of how mutated Huntington proteins lead to neuronal dysfunction and death，there is a wealth of plausible therapeutic targets that can be developed. A few symptom suppressing drugs are already in clinical use. Pharmacological therapies currently available to modulate chorea are aimed at reducing dopamin（DA）neurotransmission，with the net effect of reducing hypermobility by reducing DA-mediated activation/disinhibition of the basal ganglia. The U.S. Food and Drug Administration（FDA）approved two dopamine modulator drugs for the treatment of HD chorea，tetrabenazine（TBZ）and deutetrabenazine. Buprenorphine（tetrabenazine）has a temporary suppressive

框 1-6　亨廷顿病药物治疗的英语介绍

effect on the chorea-like involuntary movements caused by HD. Its deuterium substitute, deutetrabenazine, or Austedo, has better pharmacokinetic properties, but only temporarily suppresses chorea-like symptoms. Tetrabenazine is a vesicular monoamine transporter (VMAT2) inhibitor that depletes monoamine (including DA) stores by reversibly inhibiting VMAT2 and reducing monoamine uptake by synaptic vesicles. Deuterated tetrabenazine is a small-molecule oral inhibitor targeting vesicular monoamine transporter 2 (VMAT2), which is responsible for regulating the levels of chemicals such as dopamine, serotonin, epinephrine, and norepinephrine in the brain. Some antidepressants such as mirtazapine have also been used clinically to improve HD-induced depressive symptoms.

框 1-6　亨廷顿病药物治疗的英语介绍(续)

六、亨廷顿病的胚胎干细胞治疗

有研究显示,亨廷顿病的病因也可能是由于 γ-氨基丁酸能神经细胞逐步退化后引起神经环路紊乱,进而导致患者出现运动功能障碍和认知能力逐渐丧失等一系列症状。因为 γ-氨基丁酸能神经细胞是哺乳动物中枢神经系统中重要的抑制性神经递质,对机体的多种功能有重要调节作用,这一环路对协调运动功能非常重要,γ-氨基丁酸能神经细胞正是通过这一环路与远端神经细胞形成突触联系而起作用的。亨廷顿病患者脑内大量的 γ-氨基丁酸能神经细胞死亡,造成这条环路遭到不可逆的破坏,就会产生舞蹈样动作,出现上述许多不可逆症状。研究发现了有效的人胚胎干细胞定向诱导分化为 γ-氨基丁酸能神经细胞的方法,将获得的 γ-氨基丁酸能神经细胞移植到患有亨廷顿病的模型鼠脑内,可使亨廷顿病模型鼠的运动功能障碍有了明显减缓和改善,证明被移植的细胞不仅能与内源细胞整合,而且还能有效地修复脑内损伤的环路。此外,还有胎儿神经移植等方法。

七、亨廷顿病与异常下游通路的靶向治疗

研究显示,亨廷顿病下游信号与一些突触后蛋白有关,包括突触外 NMDA 受体(GluN2B)、sigma 1 受体(SIG1R)、突触后密度蛋白 95(PSD95)和磷酸二酯酶 10A

（PDE10A）。突变型 mHTT 通过激活细胞因子、氧化应激、反应性星形胶质细胞和反应性小胶质细胞激活慢性神经炎症。亨廷顿病患者和亨廷顿病小鼠模型表现出小胶质细胞激活增加、促炎细胞因子和趋化因子升高等与疾病进展相关。所以可以根据这些下游通路设计药物靶点进行靶向治疗。

普多巴定（Pridopidine）是一种对 sigma 1 受体（SIG1R）具有高亲和力的小分子。SIG1Rs 是位于内质网-线粒体界面的跨膜蛋白,通过与肌醇 1,4,5 三磷酸受体（Inositol 1,4,5-triphosphate receptor，IP3Rs）相互作用,调节钙离子转运,促进神经保护和可塑性。在亨廷顿病小鼠模型中,mHTT 与 IP3R 异常结合,导致强直性钙离子渗漏,促进中等多棘神经元 MSN 凋亡。在小鼠模型中应用普多巴定的临床前研究表明,药物治疗后小鼠神经元细胞膜钙水平正常化,运动和精神表型改善,脑源性神经营养因子 BDNF 水平增加,存活率提高,纹状体转录缺陷得到修复。与接受安慰剂的受试者相比,接受普多巴定治疗的受试者在 52 周时的运动能力表现出显著的统计学优势。信号素 4D（Semaphorin 4D，SEMA4D）是一种跨膜信号分子,可促进 B 细胞和树突状细胞的激活。SEMA4D 在亨廷顿病等神经退行性疾病中促进胶质细胞炎症转化。在小鼠模型中对 SEMA4D 阻断性单克隆抗体的临床前研究表明,该抗体可减少神经炎症并预防自身免疫性脑脊髓炎。在转基因亨廷顿病小鼠模型中,抗 SEMA4D 治疗可减少脑萎缩,改善认知,减少焦虑。在 SEMA4D 抗体 Pepinemab 的 Ⅱ/Ⅲ 期临床试验中,对早期和晚期前驱的亨廷顿病患者每月注射 Pepinemab 或安慰剂,18 个月后以平行组双盲方式评估,证明了抗 SEMA4D 治疗的安全性和有效性,有望稳定或减少皮质脑萎缩和代谢的下降。

第七节　本 章 小 结

亨廷顿病是神经退行性疾病中重要的一种单基因遗传病。其症状主要表现为舞蹈样不自主动作、精神障碍和进行性痴呆。患者主要病理改变为基底节区萎缩,包括纹状体尾状核、壳核和苍白球,导致中等多棘神经元脱失,影响动作控制脑区。其遗传学病因主要由 Huntingtin 基因的 CAG 重复序列导致,呈常染色体显性遗传,并随重复序列扩展呈现发病年龄提前,出现遗传早现。

亨廷顿病作为典型的单基因神经退行性疾病,有着极其重要的研究价值,对于其他神经退行性疾病也有着重要的启发意义。近年来,科学家们对亨廷顿病的研究取得了重要突破,建立了从患者细胞分化神经元到小鼠及大动物等亨廷顿病疾病模型,揭示了突变型 mHTT 引起亨廷顿病的源头机制及可能的下游机制,并且在临床上初步验证了靶向降解 mHTT 蛋白水平治疗疾病的可行性。但仍有诸多的未知和困难，例如在突变型 mHTT 的诸多交互作用中，哪些是重要的分子中枢可作为靶点，哪些突变型 mHTT 的表达后修饰可以作为治疗靶点，小分子药物能多大程度地治疗疾病。亨廷顿病治疗上的突破，将为神经精神疾病整体的治疗带来深远影响。

（以下是亨廷顿病的英语小结）

Huntington's disease（HD）is an inherited disorder which causes neurons, medium spiny neuron especially, in parts of the brain to gradually break down and die. Motor control regions of HD patients are severely damaged, as well as other brain areas. People with HD develop problems with behavior, emotion, thinking, and personality, along with uncontrollable dance-like movements called chorea and abnormal body postures. Symptoms of HD typically appear in middle age（adult HD）, and in rare cases they appear in children（juvenile HD）. The duration of the illness generally ranges from 10 to 30 years. HD is not fatal. The common causes of death include injuries related to falls, inanition, dysphagia, aspiration and infection（most often pneumonia）. Huntington's disease is an important autosomal-dominant neurodegenerative disorder caused mainly by an expanded CAG repeat sequence in HTT gene.

As a monogenic neuropsychiatric disease with a well-defined etiology, Huntington's disease serves as an ideal model for studying neuropsychiatric disorders. After more than three decades of research, many advances have been made in the mechanism, and treatment of Huntington's disease. Although there is no cure for HD yet, many well-designed drugs are on the way. Still many unknowns and difficulties exist, such as Which of the many interactions of mHTT are particularly important, which post-expression modifications of mHTT can be used as therapeutic targets, and to what extent small molecule drugs can treat the disease. Breakthrough in the treatment of Huntington's disease would have a tremendous impact on the treatment of neuropsychiatric disorders as a whole.

（陈　莉）

第2章 帕金森病 (Parkinson's Disease，PD)

　　帕金森病(Parkinson's Disease，PD)是一种常见的慢性和进行性的脑部神经系统退行性疾病，也是最常见的运动神经退行性疾病。主要是黑质纹状体通路变性，导致中脑多巴胺能神经元的丧失，以及错误折叠的α突触蛋白和神经细胞内路易小体的聚集。帕金森病的临床主要特征是4个运动症状：静止性震颤、肌强直僵硬、运动迟缓和弯腰姿势。它还与许多非运动症状有关，如抑郁症和痴呆，这使得早期诊断很困难。帕金森病一般在55～65岁的人群中发病，男性比女性更易受影响，发病率比例约为1.5∶1。起病年龄早于50岁的早发者以遗传因素为主，起病年龄晚于50岁的晚发者以环境因素为主。引起帕金森病的主要风险因素包括：高龄、环境毒物、遗传因素等。尽管有许多治疗方法可以减缓帕金森病的进展，但这些治疗方法都有不良反应，而且没有一种方法可以治愈该疾病。在帕金森病的早期预防和诊断方面，需要进一步研发探索个体化精准治疗。

(以下是帕金森病的英语介绍)

　　Parkinson's disease (PD) is a chronic and progressive neurodegenerative disorder of the brain that primarily affects movement. It is the most common motor neurodegenerative disorder, and the second most common neurodegenerative disorder after Alzheimer's disease (AD). Parkinson's disease is characterized by four cardinal symptoms that together are referred to as "parkinsonism". These symptoms are resting tremor, cogwheel rigidity, bradykinesia, and postural instability. At later stages it can affect cognitive function and emotional state, such as depression and dementia, which makes early diagnosis difficult. PD is characterized by the loss of dopaminergic neurons in the midbrain, and the development of Lewy bodies, and associated misfolded α‐synuclein. Idiopathic Parkinson's disease is associated with risk factors such as metal and pesticide exposure，age，and rural living. Although there are many treatments to slow the progression of PD，these have side‐effects，and none can cure the disease. Understanding PD is extremely important in both the diagnosis and treatment of the disease.

第一节　帕金森病的研究历史

1817 年,英国医师詹姆斯·帕金森(James Parkinson)首次在"An Essay on the Shaking Palsy"中对 6 例帕金森病患者进行了描述,当时他尚无法将其症状归为哪一类疾病,故称之为"震颤麻痹"。1877 年,巴黎内科医生让·马丁·夏尔科(Jean-Martin Charcot)描述了更多帕金森病患者的症状,完善了帕金森医师对疾病的描述,并将"震颤麻痹"改名为"帕金森病"以纪念帕金森医生。之后,越来越多的学者投入到了该病的临床表型、发病机制、诊断和治疗等方面的研究中。1893 年夏尔科的学生乔治斯·马里内斯科(Georges Marinesco)与保罗·布洛克(Parul Oscar Blocq)报告了一例单侧继发性帕金森病患者,并提出帕金森病的发病机制与黑质有关。1919 年康斯坦丁·特列季亚科夫(Konstantin Tretiakoff)医生报告了震颤麻痹患者的黑质尸检结果,发现黑质细胞汇总存在包涵体,他称之为"Corps de Lewy",这些包涵体逐渐成为人们熟知的路易小体(Lewy body)。20 世纪 50 年代末,瑞典科学家阿尔韦德·卡尔森发现:给予左旋多巴后,实验动物的运动障碍会明显改善,从此带来了帕金森病的治疗革命。1997 年 Spillantini 医生在路易小体中发现了 α-突触核蛋白(α‐synculein)。同年,为了纪念帕金森病发现者詹姆斯·帕金森,欧洲帕金森病协会将每年的 4 月 11 日定为帕金森病日。

第二节　帕金森病的症状

一、临床特征

现代医学上的帕金森病,最初被命名为"震颤麻痹",这主要是以其最常见的运动表现命名的。帕金森病临床症状可分为运动症状和非运动症状。患者的核心运动症状通常表现为运动迟缓、肢体僵硬、姿态不稳和静止性震颤等。非运动症状较运动症状而言识别率较低,但对患者生活质量的影响较大,需要在诊断和治疗过程中引起高度关注。

1. 运动症状

帕金森病的运动症状可以用"抖、慢、僵、摔"4 个字来形容,即动作迟缓、静止性震颤、肌强直、姿势不稳,这四大症状被定义为帕金森病(Parkinsonism)。帕金森病也可在其他各种疾病中观察到,包括艾滋病、口角变性、弥漫性路易体病、昏睡性脑炎、多系统萎缩和进行性核上性瘫痪。在遗传性疾病中也可观察到帕金森病,包括威尔逊病(肝豆状核变性,Wilson Disease,WD)、快发肌张力障碍帕金森病(肌张力障碍 12 型,Rapid-onset Dystonia-Parkinsonism,DYT12)、X 连锁肌张力障碍帕金森病(X-linked Recessive Dystonia-Parkinsonism,DYT3)和常染色体隐性少年帕金森病(Recessive Autosomal Juvenile Parkrnsonism,ARJP)。帕金森病也可以由毒素引起症状,如一氧化碳、锰、百草枯、正己烷、甲苯和 MPTP(合成阿片类药物 MPPP 的副产品)。帕金森病还可以由抑制多巴胺受体 D2 的药物引起,如抗精神病药物氯丙嗪、氟哌啶醇和齐拉西酮。

(1) 静止性震颤

手脚震颤是帕金森病最常见的症状。典型的帕金森病震颤为静止性震颤,通常表现为肢体或下颌等部位静止时的 3～5 Hz 的震颤,安静时出现,活动时停止,睡眠时消失,常从一侧的手或者脚开始,然后再发展到另外一侧,晚期可波及下颌、唇等。

(2) 肌强直

又称肌肉僵直,表现为肢体被动运动时显著的阻力升高,呈现"铅管样"强直。早期帕金森病患者身体僵硬比较明显,比如活动时感到僵硬、沉重、不灵活,脖子僵硬以至于回头的动作需要整个身子转过去看。胳膊或腿僵硬,穿衣服或鞋子时很难把手伸到袖子里,或把脚伸到鞋子里。面部活动和眨眼减少,像带了一副面具,俗称"面具脸"。当肌强直合并静止性震颤时,患者常表现为"齿轮样"强直。

(3) 动作迟缓

患者日常生活动作缓慢,并且表现为偏侧的联带动作减少,行走拖步,主动运动时呈现显著的衰减,启动或执行连续或同步运动困难。精细动作要花很长时间,部分患者写字越写越小。

(4) 姿势不稳

又称姿势与步态异常,表现为姿势不稳、步态障碍、弯腰前倾,平衡和协调能力受损等症状。帕金森病患者行走时起步困难;一旦开步,身体前倾,弯腰驼背,重心前移,步伐小而越走越快,不能及时停步;行进中,患侧上肢摆动减少,即"慌张步态"。

转身时要用连续数个小碎步才能完成。

2.非运动症状

除了运动症状外,帕金森病患者还会表现出各种非运动症状。这些非运动症状甚至可以早于运动症状若干年前出现。常见的非运动症状包括:睡眠障碍、便秘、情绪障碍、认知损害、语言能力低下、面部表情消失;嗅觉减退、吞咽障碍、不宁腿综合征、疲劳、勃起功能障碍、视觉问题、抑郁、冷漠、焦虑和痴呆等。非运动症状也可能出现在各种疾病,使得帕金森病的诊断变得尤为困难。

(1)便秘

轻度的便秘只表现为排便习惯的改变,严重便秘的患者甚至要服用泻药才能排便。便秘可能发生于运动症状之前,饮食生活方式不合理、一些治疗帕金森病药物、其他合并的疾病等也可能加重便秘。

(2)睡眠障碍

患者在发病前若干年即可出现快动眼睡眠期行为障碍,表现为生动的梦境演绎行为,常在夜间睡眠中出现噩梦,梦到和人打斗,说梦话,在睡梦中大声叫喊或拳打脚踢等。一般后半夜比前半夜多见,而白天打盹时不会出现。大部分患者还会出现日间困倦。

(3)嗅觉减退

嗅觉减退可以出现在帕金森病的不同时期。轻度的嗅觉减退表现为对一些刺鼻的气味不敏感,如炒辣椒、切洋葱的气味。严重嗅觉减退的患者会出现闻不到日常气味,尤其是泄漏的煤气味,会产生危险。

(4)精神症状

不少年轻患者在起病前可出现焦虑、抑郁等情绪,常被诊断为心理精神疾病。抑郁是帕金森病患者最常见的神经精神症状,主要表现为情绪低落,注意力难以集中,对原本的爱好失去兴趣,有时还会伴有一些躯体化症状如胸闷、腹胀、四肢乏力等。焦虑主要表现为与现实情况不符的过分担心、忧虑、紧张、烦躁不安等,有时会产生社交障碍。淡漠指对周围事物和切身利益相关的情况表现得漠不关心、视若无睹,缺乏相应的内心感受和反应。

(5)认知障碍

疾病晚期,患者常出现认知损害及痴呆,短期记忆受损,反应迟钝,常合并视幻觉,进入帕金森病痴呆(Parkinson's disease dementia)阶段。

(6)分泌代谢

帕金森患者还会流涎,可导致口腔异味、口周皮炎等。大部分患者表现为多汗,症状波动的患者更易出现。有些患者会出现由平卧或坐位转为站立时血压下降,出现头晕、站立不稳、视物模糊、眼前发黑,严重者甚至出现晕厥。

The cardinal clinical characteristics of Parkinson's Disease are progressive resting tremor in hands, arms, legs, jaw and face; rigidity and stiffness of limbs and trunk called "cogwheel" rigidity; bradykinesia, including difficulties in initiating or performing sequential or simultaneous movements; and postural instability or stooped posture, including impaired balance and coordinating, and festination. These four cardinal symptoms of PD, referred to as "parkinsonism", are observed in a variety of other diseases, including AIDS, orticobasal degeneration, diffuse Lewy body disease, encephalitis lethargica, multiple system atrophy and progressive supranuclear palsy. They are also observed in genetic disorders, including Wilson's disease, rapid onset dystonia parkinsonism (DYT12), x-linked dystonia parkinsonism (DYT3) and autosomal recessive juvenile parkinsonism (ARJP). It can also be a symptom from toxin exposure, such as carbon monoxide, manganese, paraquat, hexane, toluene and MPTP (a byproduct of synthesis of the opioid-like drug MPPP). Finally, parkinsonism can be caused by medication that inhibits D2 dopamine receptors: the antipsychotic drugs chlorpromazine, haloperidol and ziprasidone. At later stages PD also affect cognitive function and emotional state, such as depression and dementia, which makes early diagnosis difficult.

框 2‐1　帕金森病临床症状的英语介绍

二、流行病学特征

帕金森病已成为继阿尔茨海默病之后的第二常见的神经退行性疾病,也是最常见的运动神经退行性疾病。帕金森病的发病率在 60～90 岁急剧增加。随着全球人口老龄化,预计帕金森病的发病率将在未来 20 年翻一番,给社会、经济、民生发展等带来的压力也日益沉重。

不同种族群体的帕金森病发病率非常不同。阿米什人(Amish)的帕金森病发病率最高,为 970/10 万人。阿米什人是美国和加拿大的德裔瑞士移民后裔组成的传统保守的宗教组织,因为他们与世隔绝的生活和繁衍方式,可能造成了帕金森病在群体内的高发病率。白种人的发病率比亚洲人或非洲人高得多,美国约有 50 万帕金森病患者,发病率为 107～329/10 万人,德国为 183/10 万人。在亚洲,日本为 76～193/10 万人,中国的发病率为 130/10 万人,在中国的汉族人口中,帕金森病的平均患病率是 50 岁以上人群中的约 3.9%。非洲的患病率最低,尼日利亚的患病率为 67/10 万人,埃塞俄比亚为 7/10 万人。

在西方人群中,帕金森病的男性发病率是女性的 1.5 倍。在中国,帕金森病在男性中比女性更普遍,比值为 1.29。日本和韩国也有女性占比高的报道。

随着预期寿命的延长,中国的老年人口数量迅速增加,同时患帕金森病的老年患者也在增加。从 1990～2016 年,中国帕金森病的患病率在年龄标准化后的增长是全球平均水平的 5 倍多,而美国和日本等发达国家,1990～2016 年间,帕金森病的患病率没有明显变化。根据中国第七次人口普查(截至 2020 年底)数据显示,中国 60 岁以上的公民有 2.64 亿,而帕金森病患者人数约为 362 万,且这一数字将继续增长。据估计,到 2030 年中国帕金森病患者的数量将增加到 494 万。这可能是全世界帕金森病患者的一半左右。

三、病理改变

帕金森病的核心病理表现为黑质-纹状体系统多巴胺能神经元的死亡和大量丢失,纹状体 DA 含量显著性减少,以及黑质残存神经元胞质内出现嗜酸性包涵体,即路易小体(Lewy body)。

路易小体的主要组成成分为错误折叠的 α 突触核蛋白(α-synuclein),因此,帕金森病又被归类为一种 α 突触核蛋白病。路易小体会在脑内沿着“脑干—基底节—新皮层”以类似朊病毒的形式进行性扩散,进而导致相应临床症状。

路易小体还可以在其他神经退行性疾病中出现,包括路易体痴呆(Dementia with Lewy Bodies,DLB)、弥漫性路易体病(Diffuse Lewy Body Disease,DLBD)、帕金森病伴痴呆(Parkinson's Disease with Dementia,PDD)、多系统萎缩(Multiple System Atrophy,MSA),这些疾病同帕金森病一起,统称为突触核蛋白病(Synucleinopathy)或路易体疾病(Lewy Body Disease,LBD)。

德国病理学家 Heiko Braak 把帕金森病的病理分期分为 6 期,即 Braak 病理分级。1 期:嗅球及前部嗅神经核变性,临床表现嗅觉障碍。2 期:低位脑干包括舌咽神经及迷走神经运动核、网状结构、中缝核、巨细胞网状核及蓝斑-蓝斑下核复合体和延髓的核团的退行性病变,与自主神经功能障碍有关;中缝核、蓝斑等变性出现睡眠障碍。3 期和 4 期:黑质、中脑深部核团及前部脑叶受累,出现帕金森病的运动症状。

5期和6期：边缘系统以及新皮质出现路易小体，此期可出现抑郁、幻觉、认知障碍等神经精神症状。Braak病理分级把帕金森病的病理按大脑结构从下向上，很好地解释了帕金森病的运动症状和非运动症状的演变。便秘、抑郁、嗅觉障碍、快速眼动期REM睡眠行为异常是在运动障碍之前的非运动症状，病灶包括自主神经系统、中缝核5-羟色胺能神经元、嗅觉系统、脑干、延髓的迷走神经背核和快速眼动期REM肌张力调节有关的一些核团，在Braak 1期、2期受累。3期、4期出现经典的黑质受累，就出现了运动症状，包括静止性震颤、强直、少动、姿势和平衡障碍。基底前脑Meynert基底核、内侧颞叶受累和记忆下降有关。5期、6期新皮质广泛受累，与认知严重受损、精神行为异常、痴呆有关。

The core pathological manifestation of Parkinson's disease is the death and massive loss of dopaminergic neurons in the substantia nigra striatum system, as well as the formation of Lewis bodies within neurons.

Lewis bodies were also observed in other neuro-degenerative disorders, called Synucleinopathies, including Dementia with Lewy bodies (DLB), Diffuse Lewy body disease (DLBD), Lewy body disease (LBD), and Multiple system atrophy (MSA).

框2-2　帕金森病病理改变的英语介绍

第三节　帕金森病的分类

帕金森病根据其遗传方式可以分为家族性帕金森病和散发性帕金森病。家族性帕金森病可以分为常染色体显性遗传性帕金森病和常染色体隐性遗传帕金森病。根据发病年龄，帕金森病还可以分为早发型帕金森病和晚发型帕金森病。早发型帕金森病是指年龄在50岁以下出现帕金森症状，以遗传因素为主。起病年龄晚于50岁的为晚发型帕金森病，以环境因素为主。

除此以外，脑部感染、药物和毒物、外伤、肿瘤及其他遗传变性病等继发原因造成的帕金森病样表现，则被称为帕金森综合征（Parkinson syndrome），这是一组临床综合征，其中绝大多数（80%～90%）为特发性帕金森病，其余由可引起类似表现的各种继发性帕金森综合征、遗传变性性帕金森综合征和帕金森叠加综合征组成。帕金森病及帕金森综合征分类见表 2-1。

表 2-1　帕金森病及帕金森综合征分类

---

1. 原发性(特发性)帕金森病〔primary (idiopathic) Parkinson disease〕
   (1) 帕金森病
   (2) 青少年型帕金森病
2. 帕金森叠加综合征(Parkinsonism-plus)
   (1) 进行性核上性麻痹
   (2) 多系统萎缩
   (3) 弥漫性路易体痴呆
   (4) 皮质基底节变性
3. 遗传变性型帕金森综合征(Heredodegenerative Parkinson Syndrome)
   (1) 亨廷顿病(亨廷顿舞蹈症)
   (2) 肝豆状核变性
   (3) 脑铁沉积性神经变性病
   (4) 神经铁蛋白病
   (5) 脊髓小脑共济失调(SCA2、SCA3 及 SCA6 等)
   (6) 额颞叶痴呆
   (7) 家族性基底节钙化
   (8) 神经棘红细胞增多症
4. 继发性(获得性、症状性)帕金森综合征〔Secondary (Acquired，Symptomatic) Parkinson Syndrome〕
   (1) 感染：(昏睡性)脑炎后、亚急性硬化性全脑炎、获得性免疫缺陷综合征、朊蛋白等
   (2) 血管性：多发性脑梗死等
   (3) 药物：多巴胺受体阻断剂(抗精神病药物、止吐剂)、利舍平(利血平)、丁苯那嗪、锂、氟桂利嗪、桂利嗪等
   (4) 毒物：甲苯氢啶(MPTP)、一氧化碳、锰等
   (5) 其他：正常压力性脑积水、甲状腺功能减退、脑瘤等

第四节　帕金森病的发病机制

帕金森病作为复杂神经疾病,受遗传和环境因素的双重影响。双生子研究提示,起病年龄早于 50 岁的早发者以遗传因素为主,起病年龄晚于 50 岁的晚发者以环境因素为主。引起帕金森病的主要风险因素包括：高龄、环境毒物、蛋白质降解途径缺陷、遗传因素等。

一、年龄因素

本病在 65 岁以上人群中发病率显著增多,但在极少在 40 岁以前发病,提示年龄因素可能与发病有关。相关的研究证实:随着年龄的增加,黑质多巴胺能神经元数量减少,纹状体内多巴胺递质水平下降,纹状体的多巴胺 D1 和 D2 受体逐渐减少,酪氨酸羟化酶(Tyrosine hydroxylase)和多巴胺脱羧酶(Dopamine decarboxylase)活力亦呈下降趋势。正常人每 10 年约有 13% 的黑质多巴胺能神经元死亡,而帕金森病患者黑质多巴胺能神经元死亡速率显著高于健康人,当 80% 的黑质多巴胺能神经元死亡时就会出现帕金森病的症状。

二、环境因素

帕金森病主要的环境风险因素包括农村生活、饮用井水、采矿、焊接和杀虫剂接触。疑似的环境原因是除草剂和杀虫剂,如百草枯、锰、金属如汞、铜和铅、有机溶剂如甲苯、N-己烷、二硫化碳和三氯乙烯、脑瘫后帕金森病、脑部感染和脑外伤。

随着中国老龄化程度加剧,老年人口及帕金森病患者数量迅速增加。但导致中国帕金森病患者人数迅速增加的原因可能不仅仅是老年人口的比例增加、预期寿命延长、医疗保健和诊断的改善。过去 20 年工业的迅速发展,与工业化有关的环境因素,如杀虫剂和化肥中化学品使用的增加、污染等,也可能是促成这一现象的原因。工业或农业毒素,如除草剂(如百草枯)、杀虫剂(如鱼藤酮)、有机溶剂(如甲苯、N-己烷、二硫化碳和三氯乙烯等)、金属(如汞、铜、铅等)以及饮用井水都可能与帕金森病的病因有关。

此外,也有多种药物被认为与预防帕金森病的发生有关,如烟雾(尼古丁)、咖啡(咖啡因)和非甾体抗炎药(Nonsteroidal Antiinflammatory Drugs, NSAIDs)等。毒品使用也与帕金森病相关。吸毒者吸食的合成阿片类毒品(海洛因)中含有一种简称为 MPTP 的副产品,该物质可通过血脑屏障选择性进入黑质,导致多巴胺能神经元变性死亡。MPTP 在脑胶质细胞中经 B 型单胺氧化酶(Monoamine Oxidase B, MAO-B)作用转变为有毒性的甲基-苯基-吡啶离子(MPP+),后者再经多巴胺能神经元的转运蛋白摄取后聚集在线粒体内,产生过量的自由基,抑制线粒体呼吸链复合物 I 的活性,阻断 NADH 氧化磷酸化系统,最终导致多巴胺能神经元变性死亡。

严重的脑外伤也被认为是诱发大脑氧化应激,可增加帕金森病的风险。此外,脑部感染也会增加帕金森病的风险。脑炎后帕金森病是一种病毒引起的黑质神经元细胞退化引起的帕金森病。该病可出现于脑炎急性期或脑炎治愈后数年。病理学表现为颅内受累区域出现神经元纤维缠结(neuro-fibrillary tangle, NFT),类似于阿尔茨海默病(Alzheimer's Disease, AD),但无老年斑。

三、蛋白降解途径

帕金森病中具病理诊断意义的蛋白包涵体路易小体的出现提示蛋白聚集异常或清除障碍在帕金森病中起重要作用。真核细胞内两条主要的蛋白降解通路分别是泛素蛋白体酶系统（ubiquitin-proteasome system，UPS）和自噬-溶酶体途径（autophagy-lysosome pathway，ALP）。帕金森病中突变的α突触核蛋白的病理机制与蛋白降解相关的囊泡运输、溶酶体功能和线粒体维持的通路功能障碍有关（图2-1）。α突触核蛋白在自然状态下是水溶性伸展的非折叠结构，其突变导致β折叠构象改变，原本可溶的α突触核蛋白变得不可溶易于形成毒性的寡聚体和不溶性的蛋白聚集体。降解突变蛋白的泛素蛋白体酶系统、自噬溶酶体系统等，也会因为突变的α突触核蛋白的聚集而产生功能障碍，导致更多突变α突触核蛋白的聚集，形成路易小体，进而引发帕金森病。

泛素蛋白体酶系统UPS主要降解可溶性、短半衰期和错误折叠蛋白，其降解包括2个过程：一是底物蛋白的泛素化；二是靶蛋白的识别降解。研究显示，路易小体的主要成分有α突触核蛋白、泛素、parkin、UCH-L1、蛋白酶体亚单位等。α突触核蛋白是泛素蛋白体酶的底物，但泛素蛋白体酶仅可降解可溶性构象的α突触核蛋白，不能降解纤维化的α突触核蛋白，因而突变蛋白占据细胞内蛋白酶体作用位点，干扰泛素蛋白体酶的降解功能。parkin、UCH-L1等蛋白本身是泛素蛋白体酶系统的重要成分，其突变可致家族性帕金森病。另外，在散发性帕金森病患者脑内发现泛素蛋白体酶功能减退，提示由泛素介导的泛素蛋白体酶功能障碍参与异常蛋白聚集及致病性蛋白包涵体形成的过程。

自噬是通过溶酶体批量降解细胞内大分子蛋白、聚集蛋白和受损细胞器的一种蛋白降解方式。根据其生理功能和降解物进入溶酶体的方式不同，目前发现至少存在3种形式的自噬：大自噬（Macroautophagy）、小自噬（Microautophagy）和分子伴侣介导的自噬（Chaperone Mediated Autophagy，CMA）。可溶性构象的α突触核蛋白既可以通过泛素蛋白体酶，也可以通过自噬溶酶体途径降解，而致病性不可溶性构象的α突触核蛋白主要通过自噬溶酶体途径降解。此外，野生型的α突触核蛋白直接通过分子伴侣介导的自噬CMA途径进入溶酶体中降解，异常聚集的突变α突触核蛋白可以通过上调大自噬来降解，这是在分子伴侣介导的自噬受到抑制的情况下细胞所启动的一种代偿性保护机制。

由于年龄增长或突变，受累的细胞通常还会表现出蛋白降解能力的下降。突变α突触核蛋白发生错误折叠和聚集，导致自身降解障碍，并反过来阻断泛素蛋白体酶和分子伴侣介导的自噬等相关降解通路，再进一步发生构象改变形成难溶性寡聚体或纤维性聚集物，最终在细胞内产生颗粒状的聚集形成包涵体，造成多巴胺能神经元变性。纤维化的α突触核蛋白会占据细胞内蛋白酶体作用位点，干扰泛素蛋白体酶的降解功能。如果自噬功能异常,将会使异常或错误折叠的蛋白质聚集在细胞质、细胞核和细胞外包涵体中,导致神经元细胞器损伤和突触功能障碍,造成神经退行性改变。自噬活性减弱可导致变性蛋白聚集体的沉积、应激反应和线粒体损伤的积累,进一步阻碍自噬活性,导致活性氧(reactive oxygen species,ROS)积累、细胞死亡和神经退行性改变。自噬能够整合多种信号通路以调节细胞生长、细胞增殖、细胞运行和

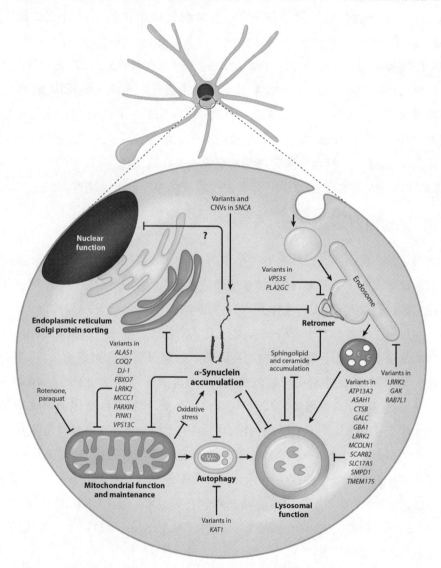

图 2-1　囊泡运输,溶酶体功能和线粒体维持这 3 条相互关联的细胞通路参与帕金森病发病过程(Vázquez-Vélez GE, Zoghbi HY. Annu Rev Neurosci. 2021)
α-synuclein:α 突触核蛋白;Endoplasmic Reticulum:内质网;Golgi:高尔基体;mitochondrial:线粒体的;Lysosomal:溶酶体的;retromer:逆转录酶;Variants:指基因水平的遗传变异和多态性;CNV:Copy Number Variation,指基因组片段的拷贝数变异;Rotenone:鱼藤酮;Paraquat:百草枯;Sphingolipid:鞘磷脂;Ceramide:神经酰胺。

细胞存活,并受雷帕霉素靶蛋白(mammalian target of rapamycin,mTOR)和腺苷酸活化蛋白激酶(AMP-activated protein kinase,AMPK)两大信号通路的严密调控。其中 mTOR 包括 mTOR 复合物 1(mTOR compound 1,mTORC1)和 mTOR 复合物 2(mTOR compound 2,mTORC2),2 种不同功能的复合物。mTORC1 对雷帕霉素具有高度的敏感性,还可作为营养、能量、氧化还原的传感器,并控制蛋白质合成和运输。mTORC2 通过促进蛋白激酶 Ca 的磷酸化调节细胞膜的骨架结构。激活 AMPK 通路可上调非依赖 mTOR 通路的自噬。因此,mTOR 抑制剂和 AMPK 激活剂都可以用来提高自噬功能保护神经元损伤。此外,在营养缺乏、ROS 蓄积、细胞衰老等外界刺激的作用下细胞内的线粒体会发生去极化并出现损伤,线粒体内的自噬缺陷会导致神经元细胞的丢失。有研究通过 mTOR 或非 mTOR 途径增强细胞的降解能力,但如何解决自噬作用非特异性降解其他正常生物分子的问题依旧是个难点。

综上所述,通过激活蛋白降解通路以清除相关异常蛋白、降低这些聚集体的神经毒性,由此减缓疾病进程,已成为干预神经变性疾病进程的治疗靶点。

四、遗传因素

大多数帕金森病例是以散发形式存在于人群中,约有 10% 的罕见帕金森病患者具有家族聚集现象。近年来,越来越多的致病基因和风险基因被证实与帕金森病发病存在关联,虽然帕金森病的遗传原因只占很小的比例,但已发现超过 90 个帕金森病相关的位点。早期的双生子研究和流行病学关联研究提示,遗传因素可参与导致早发性帕金森病。有报道称,5%～10% 的帕金森病患者具有家族史。自 1997 年第一个帕金森病致病基因 SNCA 被发现至今,人类孟德尔在线(http://www.omim.org)已报道的与帕金森病相关的基因至少已有 21 个,包括致病基因和疾病相关的风险染色体位点:PARK1 - PARK21,在这些位点中的 16 个位点已经确定了候选的帕金森病相关基因,至少 10 个可导致家族性帕金森病的特定易感基因,上述易感基因也可见于一小部分散发性病例中。

目前,有 6 个主要基因与家族性帕金森病有关。SNCA、LRRK2 和 VPS35 等与晚发、常染色体显性遗传性帕金森病有关。PRKN,PINK1 和 DJ - 1 与早发、常染色体隐性遗传帕金森病有关。

在遗传关联研究中,发现 4 个基因的遗传变异与特发性帕金森病显著相关,分别是 SNCA、LRRK2、GBA1 和 MAPT。

1. SNCA 基因

SNCA 基因(OMIM: * 163890,PARK 1/4)编码 α 突触核蛋白(α - synuclein)是形成异常神经元聚集体路易小体的主要组成部分。α 突触核蛋白高度可溶,其本质上是一种无序的蛋白质，缺乏稳定的三维结构，定位于线粒体、细胞膜和细胞核，但在突触前终端的水平最高，并在那里结合脂质并调控突触囊泡的释放。在基因突变等致病条件下，α 突触核蛋白聚集形成具有神经毒性的不溶性纤维聚集物，这些聚集物可在中枢神经系统扩散，其中以纤维结构形成存在的毒性最大。α 突触核蛋白 N 末端突变(p.A30P，p.E46K，p.H50Q，p.G51D，p.A53E 和 p.A53T)和包含 α 突触核蛋白位点的基因组重复或三重复制导致常染色体显性型家族性帕金森病。α 突触核蛋白聚集物的形式和位置，可导致不同的临床特征。多项全基因组关联研究(Genome-Wide Association Studies，GWAS)已确定 α 突触核蛋白中的单核苷酸多态性(Single Nucleotide Polymorphisms，SNP)是增加散发性帕金森病易感性的危险因素。在这些 SNP 中，SNCA 的一个非编码远端增强子元件存在风险变异，可导致 α 突触核蛋白表达增加。这一遗传证据有助于进一步强调 α 突触核蛋白水平升高与帕金森病发病机制之间的关键联系。

2. LRRK2(PARK8)基因

LRRK2 基因(OMIM：＊609007，Park8)编码富含亮氨酸的重复激酶 2 或帕金森病蛋白 8。自 2004 年 LRRK2 被确定为帕金森病的致病遗传因素以来，多种致病的分子机制已被发现。LRRK2 基因突变与家族性和特发性帕金森病广泛相关。LRRK2 调节内啡肽 1 的磷酸化、网格蛋白包被内吞小泡的释放、神经云极性和分化，参与调节囊泡运输、自噬、蛋白质合成和细胞骨架功能，并可维持微管的稳定。其中 p.G2019S 突变在欧洲人群中占家族性帕金森病病例的 4％～5％，在阿拉伯和阿什肯纳齐犹太人群中占家族性帕金森病病例的 30％～40％，但在亚洲人中非常罕见。p.G2385R 和 p.R1628P 突变是亚洲人群中特发性帕金森病最常见的风险因素，其中 8％～11.7％的帕金森病患者携带 p.G2385R 突变。该基因不同的突变位点所导致的细胞功能障碍不同，涉及囊泡运输、自噬和(或)溶酶体功能障碍、路易小体病变等。

3. VPS35 基因

VPS35 基因(OMIM：＊601501，Park17)编码空泡蛋白排序相关蛋白 35。VPS35 基因编码多聚体反转录体复合物的一个组成部分，逆转运复合体对蛋白质从核内体到高尔基体的转运，以及一些受体的转运都起着至关重要的作用。逆转运复合体的功能障碍被认为是导致神经退行性的一个病因。VPS35 在神经元向树突的运输中可能很重要，p.D620N 突变导致晚发性常染色体显性家族性帕金森病，亦可导致特发性帕金森病。人源 p.D620N 突变的神经元细胞显示 α 突触核蛋白和活性氧的异常积累。该突变可增强 LRRK2 的功能活性，从而通过 LRRK2 激酶的超活化而诱发帕金森病。

4. PRKN(PARK2)基因

PRKN 基因(OMIM：＊600116，PARK2)编码 PARKIN 蛋白或帕金森病蛋白2。该蛋白是一种参与蛋白体降解系统的泛素连接酶 E3。PRKN 基因是最常见的常染色体隐性帕金森病相关基因，其复合杂合子突变占早发型帕金森病患者的近 50％，可导致青少年型帕金森病。在帕金森病中，Parkin 蛋白主要影响线粒体功能，钙离子稳态、突触功能、溶酶体/蛋白酶降解功能、神经炎症、蛋白折叠、凋亡及氧化损伤等。

5. PINK1(PARK6)基因

PINK1 基因(OMIM：608309，PARK6)编码 PTEN 诱导推定激酶 1（PTEN induced putative kinase 1，PINK1)或帕金森病蛋白 6。PINK1 是一种丝氨酸/苏氨酸型蛋白激酶，也是唯一一个定位于线粒体的帕金森病相关蛋白。PINK1 磷酸化并激活线粒体外膜处的 PARKIN，从而通过线粒体自噬清除功能障碍的线粒体，减轻细胞凋亡、发挥其神经元保护作用。PINK1 突变可导致 1％～8％的早发型帕金森病。动物模型研究显示，PINK1 亦具有一定的抗炎作用。

6. PARK7 基因

PARK7 基因也称 DJ‐1 基因(OMIM：602533，PARK7)，编码 DJ‐1 蛋白或帕金森病蛋白 7。DJ‐1 蛋白是分子伴侣蛋白，作为抗氧化剂参与保护细胞免受氧化应激损伤，并可能以与 PARKIN 和 PINK1 编码蛋白并行的途径发挥神经元保护作用。DJ‐1 致病性突变最初在欧洲帕金森病家系中被报道，其临床特征与 PARKIN 和 PINK1 突变造成的帕金森病相似，但非运动症状的发生率显著高于两者。该突变以常染色体隐性遗传方式传递，可导致青少年型帕金森病，并伴随较为严重的精神症状。有研究显示 DJ‐1 的致病突变与包括 Tau 在内的许多蛋白相互作用(表 2‐2)。

表 2‐2 帕金森病致病基因定位与克隆

位　点	OMIM 编号	染色体定位	遗传方式	致病基因
PARK1	168601	4q21‐23	AD	α‐synuclein
PARK2	600116	6q25.2‐27	AR	PARKIN
PARK3	602404	2p13	AD，Lewy body	不明
PARK4	605543	4q21	AD	α‐synuclein
PARK5	191342	4p14	AD	UCH‐1
PARK6	605909	1p35‐36	AR	PINK1
PARK7	606324	1p36	AR	DJ‐1
PARK8	607060	12p11.2‐13.1	AD	LRRK2
PARK9	610513	1p36	AR	ATP13A2
PARK10	606852	1q32	AD	不明
PARK11	607688	2q36‐37	AD	GIGYF2

续　表

位　点	OMIM 编号	染色体定位	遗传方式	致病基因
PARK12	300557	Xq21 - q25	XL	不明
PARK13	610297	2p13.1	AR	HTRA2
PARK14	603604	22q13.1	AR	PLA2G6
PARK15	605648	22q12.3	AR	FBX07
PARK16	613164	1q32	迟发性	不明
PARK17	601501	16q11.2	AD	VPS35
PARK18	600496	3q27.1	AD	EIF4G1

7. GBA1 基因

GBA1（OMIM：＊606463）是最常见的散发型帕金森病发病的风险基因，其突变或致病性 SNP 可显著提高早发性帕金森病的发病风险。GBA1 基因编码葡糖脑苷脂酶（Glucocerebrosidase，GCase）。葡糖脑苷脂酶是一种溶酶体水解酶，纯合突变可导致戈谢病（Gaucher disease，GD），杂合突变则可导致帕金森病。GBA1 基因突变导致帕金森病患者脑中 GCase 水平显著降低，而引发自噬-溶酶体功能障碍。GBA1 虽为帕金森病的风险基因，但其突变频率却远高于 LRRK2 和 PARKIN 等帕金森病的致病基因，占所有帕金森病病例的 7％～10％。

GBA1 基因具有高度的单核苷酸多态性，中国人群中，c.1448T＞C 这个 SNP 位点的突变频率最高，编码 p.L444P 突变蛋白 GBA1，与对照组相比，携带 p.L444P 突变的人群罹患帕金森病的概率升高 8～10 倍。GBA1 型帕金森病患者在临床上更易出现幻觉、抑郁等神经精神症状，嗅觉减退更为明显，同时认知功能的下降也更为严重。对 GBA1 帕金森病患者的尸检结果进行分析可观察到 GBA1 基因突变导致 GCase 酶活性降低，并伴随着 α 突触核蛋白水平的增加。野生型葡萄糖脑苷酶可能与 α 突触核蛋白在正常功能的溶酶体中相互作用，促进 α 突触核蛋白的溶酶体降解。当葡萄糖脑苷酶发生突变，溶酶体功能受损，细胞无法降解 α 突触核蛋白，导致 α 突触核蛋白寡聚体增多进而引发神经元死亡和帕金森病的发生研究显示，GBA1 突变可能与 α 突触核蛋白阳性的路易小体的形成有关，而 GBA1 可能通过影响 α 突触核蛋白与帕金森病产生联系。对戈谢病合并帕金森病患者的脑组织标本中进行免疫组化染色，可见大量的路易小体具有 GCase 和 α 突触核蛋白双阳性，而在无 GBA1 突变的脑组织标本中仅有小于 10％的路易小体具有 GCase 阳性染色。

8. MAPT 基因

染色体 17q21 的 MAPT 基因编码与微管相连的 Tau 蛋白（Microtubule Associated Protein Tau，MAPT）。Tau 蛋白是重要的微管相关蛋白，可以促进微管组装，参与维持细胞的形态、物质运输、细胞分裂等重要生物学过程。有研究报道其 H1 单倍型（haplotype）是帕金森病的风险单倍型（risk haplotype），其比值比（odds ratio）为 1.5。

Familial PD is a monogenetic disorder, with dominant or recessive Mendelian patterns of inheritance. Family-based genetic linkage studies have identified 21 chromosomal loci that associate with PD: PARK1 - PARK21. Candidate PD liability genes have been identified in 16 of these loci. Together familial PD genes account for 5%～10% of diagnosed PD cases.

There are six major genes implicated in familial PD. SNCA (PARK ¼, alpha-synuclein), LRRK2 (Park8; Leucine-rich repeat kinase 2) and VPS35 (Park17; vacuolar protein sorting associated protein 35) are associated with late onset, autosomal dominant inheritance PD. PRKN (PARK2; parkin, E3 ubiquitin ligase) PINK1 (PARK6; PTEN-induced putative kinase 2) and DJ - 1 (PARK7; molecular chaperone/anti-oxidant) are implicated in early onset, autosomal recessive inheritance PD.

As for idiopathic PD, which is sporadic, complex disorders with both genetic and environmental causes, there are four genes with genetic variants that are replicated in genetic association studies for idiopathic PD, SNCA, LRRK2, GBA, and MAPT.

框 2 - 3　帕金森病相关的遗传位点的英语介绍

第五节　帕金森病的诊断

目前对于帕金森病的诊断以临床诊断为主，如国际运动障碍协会 2015 年版本的诊断标准，根据临床特征、患者病史和检查评估而做出诊断。但在常规的临床实践中，根据临床经验的误诊率 15%～24%。借助严格的临床诊断标准，神经科医生诊断帕金森病的正确率为 90% 左右，诊断正确率会随着病程的增加而逐渐提升。

通常需要和帕金森病进行鉴别诊断的疾病包括继发性帕金森综合征和帕金森叠加综合征等。药物源性帕金森综合征，常见于患者长期服用可导致多巴胺能神经元损伤的药物，如利血平、氟哌噻吨美利曲辛、曲美他嗪、丙戊酸等。血管性帕金森综合征,常见于具有脑血管病危险因素,且颅内具有广泛脑小血管病变和损害的患者,常表现为下半身的帕金森综合征。多系统萎缩和进行性核上性麻痹是最为常见的需要鉴别的帕金森叠加综合征。多系统萎缩的患者除可表现为帕金森症状外,常合并共济失调、体位性低血压和尿潴留等症状,其特点是少突胶质细胞中的 α 突触蛋白折叠错误,对左旋多巴疗效欠佳。进行性核上性麻痹的患者在疾病早期可表现为眼球活动障碍、步态启动困难和平衡障碍等症状,病情进展快。

在疾病鉴别诊断中,脑正电子发射型计算机断层成像(Positron Emission Computed Tomography,PET)有重要作用。在帕金森病患者中,脑纹状体的多巴胺转运体(Dopamine transporter,DAT)显像会呈现出不对称的、自后壳核向前逐渐的梯度式的下降。多巴胺转运体显像是否正常可以作为帕金森病的除外诊断标准。此外,脑葡萄糖代谢显像可帮助患者就帕金森叠加综合征开展鉴别,如帕金森病患者表现为基底节和小脑高代谢,多系统萎缩患者表现为基底节和小脑低代谢,进行性核上性麻痹患者表现为中脑和额叶内侧低代谢等。这些辅助检查手段可有效提升疾病早期的诊断效能。其他常见辅助检查手段包括头颅磁共振成像(Magnetic Resonance Imaging,MRI),嗅觉检测,利用放射性碘标记的间碘苄胍平面显像和单光子发射型计算机断层成像(metaiodobenzylguanidine single-photon emission computed tomography,MIBG SPECT)进行心脏交感检测等。

此外,帕金森病诊断的难点是在早期阶段将它与其他帕金森障碍区分开来。如上所述,有多种疾病可表现为帕金森综合征,但它们都有完全不同的病理和进展情况,所以需要与帕金森病鉴别诊断。

第六节　帕金森病的治疗

一、药物治疗

药物治疗是早期帕金森病首选治疗方法。帕金森病患者一经诊断,便需要开展药物治疗。常规应用的药物主要包括:左旋多巴及复合制剂;多巴胺受体激动剂;MAO-B 抑制剂;COMT 抑制剂;抗胆碱能药物,NMDA 拮抗剂金刚烷胺等。有些药物能够补充外源性多巴胺,有些药物能够增加多巴胺的神经活性,有些药物能够抑制多巴胺,需要医生在具体诊断的基础上为患者选择合适的药物。图 2-2 中,靶向多巴胺(Dopamine)的药物包括左旋多巴、COMT(Catechol-O-Methyltransferase)抑制剂、MAO-B(Monoamine Oxidase B)抑制剂多巴胺受体激动剂以及金刚烷胺等。靶向5-羟色胺受体(Serotonin receptor)和去甲肾上腺素(Norepinephrine receptor)的药物可以抑制 5-羟色胺及去甲肾上腺素的再射取。抗胆碱酯酶抑制剂通过抑制乙酰胆碱酯酶（Acetylcholinesterase，AChE）的活性提高脑内胆碱能神经水平。此外，还可以通过释放兴奋性神经递质谷氨酸（Glutamate，GLUT）和腺苷（Adenosine，ADO）进行治疗。目前用于帕金森病早期的修饰治疗药物仍处于研发阶段，有望改善疾病进展和预后。

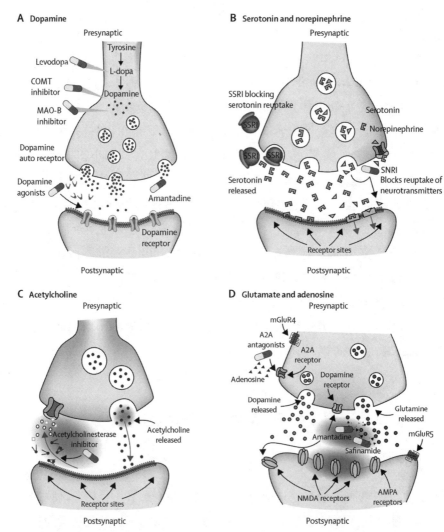

图 2-2　各种抗帕金森药物及其作用靶点（Bloem BR, Okun MS, Klein C. Lancet. 2021）
Dopamine：多巴胺；Serotonin：血清素；Norepinephine：去甲肾上腺素；Acetylcholine：乙酰胆碱；Glutamate：谷氨酸；Adenosine：腺苷；Presynaptic：突触前；Postsynaptic：突触后；MAO-B：monoamine oxidase-B，单胺氧化酶 B；Inhibitor：抑制剂；Agonist：激动剂；Antagonist：拮抗剂；Reuptake：再摄取；Neurotransmitter：神经递质；NMDA：N-methyl-D-aspartic acid receptor，N-甲基-D-天冬氨酸受体，一种离子型谷氨酸受体；AMPA：α-amino-3-hydroxy-5-methyl-4-isoxa-zolep-propionate receptor，α-氨基-3-羟基-5-甲基-4-异恶唑丙酸受体，一种离子型谷氨酸受体；mGluR：metabotropic glutamate receptors，代谢型谷氨酸受体；Acetylcholinesterase：乙酰胆碱酯酶。

1. 左旋多巴

左旋多巴是帕金森病治疗的最有效的药物和金标准，它进入大脑后会被代谢成为多巴胺，弥补黑质-纹状体系统中多巴胺的不足，有效改善患者的运动症状。多巴胺在外周系统容易被降解生酪氨酸，导致外周系统产生不良反应，以及进入中枢的药物减少。因此，需要和外周系统的多巴脱羧酶抑制剂，如苄丝肼、卡比多巴一起使用。

2. 多巴胺受体激动剂

多巴胺受体激动剂可直接刺激突触后膜的受体，改善患者症状。在改善患者情绪障碍等方面具有优势，但也容易存在如幻觉、体位性低血压等问题。

3. 单胺氧化酶 B 抑制剂

单胺氧化酶 B 抑制剂可以抑制单胺氧化酶 B 的活性，提高突触间隙的多巴胺水平，改善患者症状。例如，雷沙吉兰等药物是具有神经保护作用的潜在药物。

4. 儿茶酚甲基转移酶

儿茶酚甲基转移酶（Catechol-O-Methyltransferase，COMT）是多巴降解过程中的关键辅酶之一，抑制外周系统的 COMT 可以使更多的药物进入大脑，常见的药物如恩他卡朋等。

5. 抗胆碱能药物

抗胆碱能药物，如苯海索等，可有效改善患者的震颤和强直等症状，但前列腺肥大和闭角型青光眼的患者禁用。

6. NMDA 拮抗剂

NMDA 型谷氨酸受体拮抗剂（N-methyl-D-aspartic Acid Receptor Antagonist）如金刚烷胺可用于改善少动强直症状，显著改善患者的异动。目前对于帕金森病相关的非运动症状，多以症状性治疗为主，针对疾病核心病理生理改变，如 α 突触核蛋白等的治疗亟待研发。

长期的多巴胺能药物治疗会使患者出现药物疗效减退、症状波动和异动症等运动并发症。在此情况出现后，通常需要根据持续的多巴胺能刺激原理给予药物调整，以达到稳定症状的目的。

二、手术治疗

药物治疗不理想的帕金森病患者可考虑接受包括深度脑刺激术（Deep Brain Stimulation，DBS）在内的神经调控治疗。

深度脑刺激术 DBS 是目前临床上治疗和环境帕金森病症状最先进的方法，可显著改善帕金森病患者震颤、运动迟缓和僵硬的运动症状，提高患者的生命质量。深度脑刺激术是通过立体定向技术将脑起搏器置入特定的神经核团，并在术后进行神经调控以改善症状,具有微创、可逆、可调节的特点。治疗帕金森病时,最常选用的刺激靶点包括丘脑底核(Subthalamic Nucleus,STN)和苍白球内侧核(Globus Pallidus internal segment/internus GPi)等。刺激 STN 或 GPi 的神经元可以抑制作为左旋多巴 L-DOPA 治疗的不良反应出现的不自主运动,如舞蹈症、肌张力障碍。扣带回的深度脑刺激术也可能对治疗帕金森病患者的抑郁症有效。深度脑刺激术治疗的机制尚未完全了解,可能是对帕金森病的病理性和生理性神经回路产生干扰。对大脑中目标脑区的高频刺激类似于病变的功能效应,对神经元活动有类似的抑制作用。与左旋多巴 L-DOPA 治疗类似,它对患者的步态、平衡和语言的影响较小,不良反应包括构音障碍和运动障碍。与 L-DOPA 治疗最大的不同是,深度脑刺激术受到电池寿命的限制。但对于需要深度脑刺激 DBS 手术的帕金森病患者,应进行系统地术前评估。

不同的深度脑刺激术方法也在探索之中。虽然目前开环深度脑刺激术是唯一使用的方法,但闭环深度脑刺激术正在被考虑作为解决开环深度脑刺激术局限性的方案。闭环深度脑刺激术允许电刺激作为神经元活动的功能来提供,而不是不断提供电刺激,不考虑反馈。研究显示,它有可能减少或消除约 20% 接受丘脑下核深度脑刺激术治疗的帕金森病患者的不良反应。

此外,脑部消融性手术是治疗帕金森病的手术疗法中最古老的一种,也是风险最大的一种。临床应用较多的 3 种手术是苍白球切除术、丘脑切除术和丘脑下切除术。消融性手术在丘脑下核 STN 或苍白球内段 GPi 形成病变,以增加自主运动,或在丘脑中的特定核团形成病变,以减少左旋多巴 L-DOPA 治疗患者的震颤或肌张力障碍。一般而言,消融性手术都是单侧、不可逆的治疗。

Ablative therapy is a brain surgery for PD, by making lesions of the subthalamic nucleus (STN) or globus pallidus, internal segment (GPi) to increase voluntary movement, or by making lesions of specific nuclei in the thalamus to reduce tremor or dystonia in patients treated with L-DOPA.

Deep brain stimulation (DBS) was developed as an alternative to ablative surgeries. Stimulation of neurons in the STN or GPi can suppress involuntary movements (e.g., chorea, dystonia) that arise as side-effects of L-DOPA therapy. DBS of the cingulate gyrus may also be effective in treating depression in PD patients. The mechanism of DBS therapy is not fully understood, but it is known that there is an interference with pathological

框 2-4　帕金森病手术治疗的英语介绍

and physiological neural circuitry. High-frequency stimulation of targets in the brain resembles functional effects of a lesion and has similar inhibitory effects on neuronal activity.

DBS response has been shown to be just as effective as L‑DOPA，improving symptoms of remor，bradykinesia，and rigidity. Similar to L‑DOPA，it has less effect on a patient's gait，balance and speech，and side effects include dysarthria and dyskinesia. A big difference from L‑DOPA is that DBS is limited by battery life.

Different DBS methods are also being explored. While currently，open-loop DBS is the only method used，closed-loop DBS is being considered as a solution to the limitations of open-loop DBS. Closed-loop DBS would allow electrical stimulation to be delivered as a function of neuronal activity，instead of electrical stimulation being provided constantly，without and regard for feedback. Study showed it has the potential to reduce or remove adverse effects in around 20% of PD patients treated with subthalamic nucleus DBS.

框 2‑4　帕金森病手术治疗的英语介绍(续)

三、心理治疗和康复护理

部分帕金森病患者伴发焦虑抑郁,亲友的陪伴和专科医生的疏导是心理治疗的关键。对于帕金森病的康复护理包括：适当的运动,以保持肌肉力量和神经敏感性,还能缓解便秘与失眠；保持家中光线适宜、在床边安装护栏、在浴室做好防滑措施等；合理饮食,增加蔬果类纤维素摄入可帮助排便,改善便秘,适量控制奶类和豆类,蛋白质摄入过多可能影响帕金森病药物吸收,限量肉类摄入,防止动脉粥样硬化；暴露于农药、有毒化学品或金属时采取适当的个人防护设备。

四、其他治疗方法

目前对帕金森病的大多数治疗方法都集中在运动症状上,针对非运动症状的新疗法正在不断研发中。

此外,症状前诊断也是一个重要发展方面。例如,睡眠障碍如快速眼动睡眠行为障碍（Rapid Eye Movement sleep behavior disorder，REM sleep behavior disorder，RBD）是帕金森病的一个前驱症状。研究表明，90％以上的快速眼动睡眠行为障碍RBD个体最终会发展为帕金森病及痴呆，所以识别高危人群对于研发帕金森病的治疗方法非常重要。

细胞移植和替代疗法（Cell replacement therapies）是未来治疗帕金森病的一个潜在方法。帕金森病的动物模型，包括啮齿动物和非人灵长类动物的自体和非自体细胞实验显示，胎儿腹侧间脑移植的多巴胺能神经元可以表现出正常多巴胺能神经元的许多功能特征。在移植成功后，动物模型的帕金森病样症状得到了明显的改善。但是细胞替代还存在许多问题，如细胞的可用性、可能的脑肿瘤风险、无法控制多巴胺的产生量、移植细胞的长期存活问题，以及使用干细胞的伦理问题等还亟待解决。

第七节　本　章　小　结

帕金森病是最常见的运动神经退行性疾病，也是继阿尔茨海默病之后第二种最常见的神经退行性疾病。临床上主要表现为静止性震颤、运动迟缓、肌强直和姿势步态障碍。其病理改变主要是中脑黑质多巴胺能神经元的变性死亡、纹状体多巴胺含量显著性减少以及神经元内出现路易小体。其病因是遗传、环境和生活方式因素等共同作用的复杂组合。随着全球老龄化以及帕金森病发病率的增加，帕金森病的早期诊断和个性化的治疗显得尤为重要。复杂的临床分类及与类似相关的神经退行性疾病的鉴别诊断，对帕金森病早期诊断治疗提出了巨大挑战。未来帕金森病诊断将侧重于基因筛查，前驱症状的早期鉴别，对帕金森病的非运动症状评估，借助脑功能影像手段完善诊断和精准鉴别。在早期治疗方面将侧重于研发具有疾病修饰作用的新型小分子药物、个体化治疗、优化各种神经调控技术，以闭环深度脑刺激术 DBS 取代开环深度脑刺激术，探索细胞移植替代疗法。在疾病预防方面，加强对高危人群的筛排及风险因素防控、改善环境和生活方式教育，将有助于提高患者的生存质量。

（以下是帕金森病的英语小结）

Parkinson's disease（PD）is the second most common neurodegenerative disease，and the most common motor neurogenerative disease. It is characterized by the loss of dopaminergic neurons in the midbrain，associated misfolded α‑synuclein，and the development of Lewy bodies，causing the four cardinal symptoms in PD patients that together are referred to as "parkinsonism"， including resting tremor, cogwheel rigidity, bradykinesia, and postural instability.

Although our knowledge of PD is increasing exponentially, there are still a lot need further investigation. As the incidence of PD increases over time, early and precise diagnose of the disease, proper and personalized treatment of PD patients are crucial to ensure the best quality of life with the disease. Studies have shown that the etiology of PD is a complex combination of genetic, environmental and lifestyle factors, and the development of screening methods to assign proper risk to each of these will be key in diagnosing and treating early PD in the future. Key steps in future diagnosis include genetic screening and attention to non-motor symptoms of PD, such as rapid eye movement behavior disorder (RBD), depression and dementia, should also be carefully evaluated. Although L‑DOPA is still considered the gold standard of treatment for PD, it has limitations and leaves much room for improved future combination treatments. Replacing open loop DBS with closed loop will allow patients more control over their symptoms, and could lead to increased QoL for many who suffer from PD. Besides the dopaminergic cell replacement therapy, many treatments have been explored in treating PD, hoping to cure the disease in the future. Prophylactic measures such as education about environment and lifestyle are also important when treating PD.

（杨宇杰）

第3章 阿尔茨海默病 （Alzheimer's Disease）

  阿尔茨海默病（Alzheimer's Disease，AD）是一组病因复杂且起病隐匿的神经系统退行性疾病，是老年痴呆最常见的一种。包括家族性早发型和散发性晚发型阿尔茨海默病。其临床表现主要包括记忆障碍、失语、失用、失认、视空间技能损害、执行功能障碍以及人格和行为改变等全面性痴呆症状。细胞外淀粉样蛋白 Aβ 沉积形成的神经炎斑块和高度磷酸化 Tau 在细胞内形成的神经元纤维缠结是阿尔茨海默病主要的神经病理学诊断标准。阿尔茨海默病的病理学和分子生物学机制研究在过去的几十年里已取得了巨大进展，围绕这一疾病的致病机制出现了多种阿尔茨海默病理论与假说，包括胆碱能假说、β 淀粉样蛋白斑块说（Aβ）、Tau 蛋白说、炎症假说、遗传学说。目前最主流的观点认为脑内神经元细胞外 Aβ 淀粉样蛋白逐渐沉积和细胞内 Tau 蛋白聚集导致神经元死亡，并产生认知障碍，诱发了阿尔茨海默病。但目前还未开发出能够完全逆转阿尔茨海默病的发展进程的药物和治疗方法。

（以下是阿尔茨海默病的英语介绍）

  Alzheimer's Disease（AD）is the most common neurodegenerative disease causing dementia in human. The disease is characterized by the accumulation of amyloid beta（Aβ）plaques and phosphorylated tau neurofibrillary tangles. Clinically, the resulting neuronal loss manifests in patients as memory loss and change of personality, worsening progressively. AD is a multifactorial disease that is associated with many risk factors, most significant of which is aging. Other risk factors include genetic factors, head injuries, vascular diseases, infections, and environmental factors such as heavy metals, trace metals, and others. AD is a progressive disease with two forms, familial/early onset and sporadic/late onset. The familial form of AD is mainly caused by genetic factors，while the more common sporadic form is caused by a combination of both environmental and genetic factors. Despite having been studied for over a century，there is still no effective cure for AD.

第一节　阿尔茨海默病的研究历史

1906 年，德国精神科医生 Alois Alzheimer 首次发现并报道了阿尔茨海默病。他在诊断一名 51 岁女性患者奥古斯特时发现她具有痴呆表现，记忆力下降，迷路，同时出现精神异常。患者病情恶化死亡后，从她的大脑尸检中，Alzheimer 发现了目前诊断阿尔茨海默病的标志性改变，即神经元缺失、淀粉样斑块的沉积和神经元纤维缠结。基于 Alzheimer 对这类未知疾病的贡献，这种疾病命名为阿尔茨海默病（Alzheimer's disease，AD），也就是现在俗称的老年痴呆。1910 年德国精神病学家克雷佩林 Kraepelin 在第 8 版精神病学中首次用阿尔茨海默病描述了这种疾病，从此阿尔茨海默病就被一直沿用至今。

随后的百年时间，由于分子、细胞、动物和人类层面知识的进步，痴呆研究，尤其在阿尔茨海默病领域，发生了日新月异的变化。1991 年，研究人员在早发性家族性阿尔茨海默病的患者中首次发现 Aβ 前体蛋白（Amyloid Precursor Protein，APP，APP）17 号外显子存在突变，使阿尔茨海默病研究步入了一个全新的分子遗传学领域。

随着全球和我国人口老龄化的不断加重，阿尔茨海默病已上升为老龄化社会的普遍问题。1993 年 9 月 21 日被命名为首个世界阿尔茨海默病日。

第二节　阿尔茨海默病的流行病学

一、阿尔茨海默病对全球性健康的负担

世界卫生组织（WHO）报告显示，在全球范围内，目前大约有 5 000 万人正遭受着阿尔茨海默病以及其他形式的痴呆的折磨。预计到 21 世纪中叶，全球痴呆患者的数量将达到 1.52 亿。其中，中低收入国家的增幅最大。美国 Alzheimer's Disease Facts and Figures 的报告显示，2022 年美国 65 岁以上的阿尔茨海默病患者约有 650 万，并且预计到 2060 年将上升至 1 380 万。

2018 年，全球为阿尔茨海默病诊疗的相关费用达到了 1 万亿美元，到 2030 年，这

个数字将达到了 2 万亿美元。阿尔茨海默病治疗花费已超越心脏病、癌症、脑卒中等疾病，成为世界范围内严重的疾病负担。

二、我国阿尔茨海默病流行病学现状

根据 2018 年数据，我国 60 岁以上老人已经达到全国人口占比的 17.9％，随着人口老龄化的进程逐渐加快，阿尔茨海默病对中国卫生体系造成的经济压力在未来仍会加剧。根据 2021 年《中国阿尔茨海默病病患者诊疗现状调研报告》，60 岁以上的痴呆患者高达 1 500 万，其中阿尔茨海默病患者数量约为 983 万。这些患者背后的照顾者，同时也在经历着巨大的精神压力，经济压力和负面情绪的影响。

与此同时，我国阿尔茨海默病诊断现状还面临诊断时间长，效率低下的现状。依据 2009 年中国地区共 40 个城市 60 所医院的阿尔茨海默病诊断数据，自发病至初次诊断的平均时长超过 1 年，约 67％的患者已经发展为中、重度，需要依靠他人照料，并伴有心理、行为等方面的异常。这种诊断延迟加重了患者的照料负担，同时也导致患者错过了最佳的治疗时机。

第三节　阿尔茨海默病的症状特征

一、阿尔茨海默病的临床特征

阿尔茨海默病的核心临床表现是持续进展的认知障碍。其发展过程主要分为 3 个阶段：临床前阿尔茨海默病（preclinical AD）、阿尔茨海默病衍生的轻度认知障碍（mild cognitive impairment due to AD，MCI due to AD）和阿尔茨海默病痴呆阶段（dementia due to AD）（图 3 - 1）。

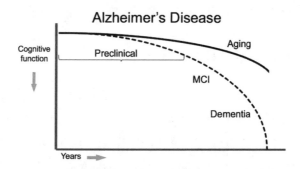

图 3 - 1　阿尔茨海默病临床标准进展的 3 个阶段（Amit
　　　　 Chaudhary，J Biomed，2018）
Preclinical：临床前；MCI：mild cognitive impairment，轻度认
知障碍；dementia：痴呆。

1. 临床前阿尔茨海默病

在临床前阿尔茨海默病期间,患者在正常的生活中,没有认知思维、记忆损伤等症状,也不符合阿尔茨海默病的临床诊断标准,这一阶段大约 20 年。此时只有通过如正电子发射计算机断层成像及 X 线计算机体层成像(Positron Emission Tomography Computed Tomography,PET - CT)、腰椎穿刺等,来检测大脑中的生物标记物,才可能看到相关的核心生物指标的变化。

2. 轻度认知障碍阶段

在轻度认知障碍(MCI)阶段,患者的认知思维和记忆力等已出现了轻微的变化,患者的基本日常生活能力没有障碍,但存在理财、购物、出访等工具性生活能力或社会功能轻微损伤,部分患者还会出现淡漠、抑郁等情绪障碍。在这一时期,除了捕捉细微症状,也可以利用大脑生物标志物检测方法来证实,而且还可以利用神经心理量表来对患者的认知功能进行评估。

3. 阿尔茨海默病痴呆阶段

第三个阶段即为阿尔茨海默病痴呆,常称为“老年痴呆”阶段,大部分患者都在这一期才开始接受治疗。此时,患者的记忆、思维和行为症状已经对患者的日常生活和功能造成了损伤。患者不但很难完成复杂的工具性日常活动,如理财、购物、出访等,而且穿衣、吃饭、洗澡等基本日常生活能力也有可能逐渐丧失,一些患者淡漠、抑郁等情绪变得更加严重。

二、阿尔茨海默病的病理学特征

阿尔茨海默病的 2 个主要病理特点:Aβ 沉积所致的胞外淀粉样斑块和 Tau 蛋白过度磷酸化所致的胞内神经纤维缠结。

1. Aβ 沉积所致的胞外斑块

最早可以被观察到的阿尔茨海默病大脑的异常病理学特征之一是存在 Aβ 淀粉样胞外斑块,是阿尔茨海默病诊断的首选标准。这些斑块是 Aβ1 - 42 的淀粉样蛋白沉积物,以不同的形态状态,例如,神经炎、弥漫性、致密核心或经典紧凑型,出现在海马体、杏仁核和大脑皮层。Aβ 肽是由淀粉样前体蛋白(Amyloid Precursor Protein,APP)经过 β 分泌酶和 γ 分泌酶异常水解形成。阿尔茨海默病大脑中过多的 Aβ 蛋白积累,产生神经毒性,引起星形胶质细胞和小胶质细胞的刺激,轴突树突的损伤和突触的丧失。Aβ 可以通过测量脑脊液(Cerebrospinal Fluid,CSF)测量,或通过正电子发射断层扫描观察。

2. Tau 蛋白过度磷酸化所致的胞内缠结

阿尔茨海默病的另一个标志是 Tau 蛋白(Tubulin associated unit)过度磷酸化产生神经元纤维缠结(neurofibrillary tangle,NFT)。这些缠结通常积聚在神经核周细胞质、轴突和树突中,造成细胞骨架微管和微管蛋白相关蛋白的丢失。这些缠结的形成和累积分为 3 个阶段。第一个是缠结前阶段，神经树突中存在大量过度磷酸化 Tau 蛋白，但尚未形成固体结构。接下来，成熟的神经元纤维缠结阶段的特点是形成 Tau 细丝和缠结，将细胞核转移到胞体的外围部分。最后是幽灵阶段，当神经元死亡时，会出现大量的 Tau 蛋白丝，这种蛋白缠结对蛋白质水解酶具有一定的抵抗性。神经元纤维缠结的破坏机制包括诱导轴突运输缺陷、引起线粒体损伤、氧化应激和其他过程。这些都会导致树突棘损失、突触前末端、轴突营养不良和最终的突触丧失。用于检测神经元纤维缠结存在的生物标志物通常是通过突触丢失进行的间接测量，例如，神经粒蛋白、突触后神经元蛋白、重组人视椎蛋白样蛋白 1 和突触囊泡膜整合蛋白。

事实上，衰老大脑中普遍存在 Tau 蛋白。随着年龄增长，Tau 蛋白会在内侧颞叶累积，且与淀粉样蛋白无关。并不是所有大脑内侧颞叶产生 Tau 蛋白的人都会发展成老年痴呆。这可能与 β 淀粉样蛋白、Tau 蛋白互相影响有关联。当 Tau 蛋白转移至其他大脑区域，例如大脑皮层，会引发更为严重的认知衰退、记忆下降等问题。淀粉样蛋白可能在某种程度上促进了 Tau 蛋白的扩散，而 Tau 蛋白的过度产生也可能会引发淀粉样蛋白的沉积。

第四节　阿尔茨海默病的分类

一、阿尔茨海默病的病理学分类

1991 年，德国科学家 Heiko Braak 和 Eva Braak 通过对去世的阿尔茨海默病患者的大脑进行解剖学分析，对淀粉样蛋白和 Tau 蛋白进行 PET 扫描，对阿尔茨海默病病情分期进行诊断。依据淀粉样蛋白和 Tau 蛋白组成的神经纤维缠结的位置，将其分成了 6 个发展阶段，即 Braak 病理分期。小型精神状态检查（Mini Mental Status Exam，MMSE，MME），又称作简易精神状态检查，是一种用于评估老年人认知功能障碍等级的量表，并且被用于检查阿尔茨海默病早老痴呆和治疗的效果。MMSE 由 12 个问题共 30 项组成。根据 Braak 病理分期和 MME 量表评估，从 1～6 期，大脑中淀粉样蛋白和神经纤维缠结从很少逐渐增多、扩散（表 3-1）。

表 3-1　阿尔茨海默病病理分型的 6 个阶段

	Braak Stage	Mini Mental Exam（MME）	Symptoms
Mild cognitive impairment，MCI	2～3	26～30	Mild memory loss / impairment；Normal cognitive abilities；MCI is frequently a precursor to AD，but does not lead to AD in all cases

续　表

	Braak Stage	Mini Mental Exam（MME）	Symptoms
Mild AD	3～4	20～26	Mild memory loss / impairment；Slight decrease in cognitive function；Mild behavioral changes （e.g. depression，anxiety）
Moderate AD	4～5	11～19	Progressive memory loss；increasingly disorganized；and confused thinking；Increasing behavioral symptoms，including agitation，paranoia etc. Need for assistance in daily activities
Severe AD	4～6	0～10	Severe memory loss and dementia；Agitation，aggression，paranoia and delusions；Loss of motor skills；Patients often require hospitalization or long-term care

二、阿尔茨海默病的其他分类

根据认知功能受损的严重程度,阿尔茨海默病可分为轻度、中度和重度 3 类。轻度痴呆表现为短期记忆损伤,随着病情进展可能出现长期记忆损伤、视空间障碍、焦虑易怒等。中度痴呆表现为失语、失用、失认等,明显的行为和精神异常。重度痴呆表现为全面性痴呆、生活无法自理、括约肌功能障碍及全身系统症状,最终因并发症而死亡。

根据起病年龄,阿尔茨海默病还可分为早发型阿尔茨海默病(Early-Onset AD, EOAD)和迟发型阿尔茨海默病(Later-Onset AD,LOAD)2 种类型。早发型阿尔茨海默病中主要是以家族性聚集发病、携带遗传性致病基因的阿尔茨海默病人群。在所有阿尔茨海默病患者中仅占极少比例,不足 10%。迟发型阿尔茨海默病一般指在65 岁以后发病的阿尔茨海默病,主要是散发性阿尔茨海默病人群,环境因素和遗传易感性都会引起该类老年痴呆,迟发型阿尔茨海默病患者超过阿尔茨海默病总病例的 90%以上。

根据遗传方式,阿尔茨海默病又可分为家族性(Familial AD,FAD)和散发性(sporadic AD,SAD)2 类,家族性阿尔茨海默病通常携带某些遗传性致病基因,多为常染色体显性遗传,表现为发病率低、起病早、进展快、后果严重。主要是散发性阿尔茨海默病主要是迟发型阿尔茨海默病人群,发病和症状受环境因素和遗传易感性的双重影响。

第五节 阿尔茨海默病的遗传学机制

遗传因素在家族性/早发型和散发性/迟发型阿尔茨海默病的发病机制中起不同的作用。家族史为较为明确的风险因素,如一级亲属的痴呆或重度精神疾病史可导致阿尔茨海默病患病风险显著增加 2.07～6.25 倍。大多数家族性/早发型 AD 病例以常染色体显性遗传。研究发现,大约 50％的早发型家族性是 APP(Amyloid Precursor Protein,APP)、早老素－1(Presenillin－1,PSEN1,PS1)和早老素－2(Presenillin－2,PSEN2,PS2)这 3 个基因的突变所致。在这些人群中,有 10％～15％的人患有 APP 基因突变,70％～85％的人患有 PS1 基因突变,而 PS2 基因突变不到 5％。这 3 个基因上已发现 200 多个与家族性/早发型阿尔茨海默病相关的突变。在散发性/迟发型阿尔茨海默病中,也发现了罕见突变与基因组多态性,ApoE4 基因是与散发性/迟发型散发性阿尔茨海默病患者相关的最常见的遗传位点。

一、APP 基因突变

APP 基因位于染色体 21q21.3,编码淀粉样前体蛋白。APP 蛋白可以被 α、β、γ 分泌酶分解。正常生理情况下,APP 被 α 分泌酶分解为 APPα 和 C83 肽链,再经过 γ 分泌酶分解进入正常生理代谢途径。病理情况下,APP 被 β 分泌酶分解为 APPβ 和 C99 肽链,再经过 γ 分泌酶分解成 Aβ40 和 Aβ42。虽然 Aβ42 仅占 5％,但具有更强的疏水性、聚集性和神经毒性,所以 Aβ 的形成与聚集及阿尔茨海默病的神经退行性病变密切相关。APP 突变改变了 APP 的代谢途径,加速了具有神经毒性作用的 Aβ42 产生,减少了 Aβ40 的产生。此过程可通过引发多种病理机制,触发一系列病理变化,选择性地促使部分神经细胞凋亡或死亡,最终导致阿尔茨海默病的发生。目前,在 FAD 患者中已鉴定出多个 APP 基因的突变位点,主要发生在第 16、17 号外显子上,例如 APP 瑞典突变 APPswe,即 K670N 和 M671L,伦敦突变 APPlon,即 V717I,澳大利亚家系发现的 L723P,影响分泌酶裂解位点或跨膜区域。

二、PS1 与 PS2 基因突变

PS1 基因位于染色体 14q24.3。其突变导致亲水环结构域的缺失,使得该区域的空间构象发生了变化,影响了 γ 分泌酶的活性,进而导致 Aβ42 的产生增加。序列分析结果表明,PS1 基因的变异多为错义变异。在汉族家族性阿尔茨海默病家系中检测到的 2 个新的 PS1 基因点突变 Val97Leu 和 Ala136Gly,构建了 Val97Leu 转基因动物,验证了该基因的致病能力。

PS2 基因位于染色体 1q31 - q42,与 PS1 有较高的蛋白同源性,约 80.5%。与 PS1 比较,PS2 突变的外显比例明显低于 PS1,提示 PS2 突变可能是由其他遗传变异引起的,也可能是由环境因素引起的。PS2 的突变仅见于极少数的几个家系,而 PS1 的突变在数百个家系中都有报道。

三、ApoE 基因

ApoE 基因位于染色体 19q13.2,编码的 ApoE 蛋白是一种富含精氨酸的碱性蛋白质,是人体载脂蛋白之一。其作为脂蛋白颗粒的组成成分,在脂蛋白的合成、分泌、加工和代谢等过程中发挥着非常关键的作用,与脑梗死、冠心病、阿尔茨海默病等发生发展密切相关。基于 ApoE 的 2 个遗传多态性位点,Cys112Arg 和 Cys158Arg, ApoE 可分为 3 种亚型,分别为 E2(Cys/Cys),E3(Cys/Arg)和 E4(Arg/Arg)。全基因组关联分析 GWAS 证实,ApoE4 是阿尔茨海默病发生的一个重要风险因子。阿尔茨海默病患者中大约 57% 具有一个以上的 ApoE4 等位基因,其中具有单个 ApoE4 等位基因携带者发生阿尔茨海默病的发生率是正常人的 3~4 倍,具有双位点 ApoE4 等位基因的患者的阿尔茨海默病的发生率是正常人的 12~15 倍。与 ApoE4 不同, ApoE2 亚型者阿尔茨海默病发生率显著降低,提示 E2 亚型者对阿尔茨海默病有一定的保护性。其机制可能是不同 ApoE 亚型对 Aβ 的清除率存在差异。在脑组织中, ApoE4 相比于 ApoE2 和 ApoE3,加速 Aβ 的沉积,减缓可溶 Aβ 的清除,最终导致神经元的变性死亡。并且 ApoE 在 Tau 蛋白介导的神经元退行性病变中发挥重要作用,并参与调控小胶质细胞稳态、突触结构、脂质转运、糖代谢和脑血管功能等。

四、遗传学进展

研究表明,只有约 5% 的阿尔茨海默病患者是因为上述这些基因发生了变异。对于大多数患者,特别是散发性/迟发型患者,还有许多尚未被发现的易感基因。基于 SAD 人群研究发现,近 80% 的阿尔茨海默病具有显著的遗传易感性和表型差异,因此通过病例-对照人群和全基因组关联分析 GWAS、全基因组和全外显子组测序,筛选出散发性/迟发型阿尔茨海默病的易感基因,将对阿尔茨海默病发病机制、药物研发、精准诊断和早期预警等具有重要意义。

在过去的 20 年里,一种新的数据共享模式,即集中收集志愿者的多模态数据,并对其进行收集、管理、匿名化,为阿尔茨海默病的遗传学研究提供了前所未有的契机。数据可以包括临床、心理测量、脑成像、液体生物标志物、神经病理学和遗传学数据。2004 年开始的阿尔茨海默病神经成像倡议(Alzheimer's Disease Neuroimaging

Initiative，ADNI），2011 年开始的阿尔茨海默病国际基因组学项目（International Genomics of Alzheimer's Project，IGAP），2012 年美国国家健康研究院老年学与人类基因组研究所启动的阿尔茨海默病高通量测序计划（Alzheimer's disease sequencing project，ADSP)等,均在数据共享模式下获得了许多成果。目前,其他类似的数据共享倡议也在积极推进中,为阿尔茨海默病大规模的观察性与遗传学研究提供了重要的公共资源。随着多组学数据的广泛应用和先进的实验技术整合,如何实现"位点-靶点""基因-机制"的有效转换,是当前阿尔茨海默病遗传学研究的热点问题。

1. 全基因组关联分析研究（GWAS）

目前,国内外阿尔茨海默病遗传学研究多以建立样本和数据共享联盟研究阿尔茨海默病异质性难题。大量的全基因组关联研究 GWAS 在大样本中发现了 100 多个潜在的阿尔茨海默病关联基因。2013 年,国际阿尔茨海默病基因组学项目 IGAP 使用来自 74 046 个个体的数据对现有全基因组关联研究 GWAS 进行了 meta 分析,发现了欧洲血统人群中 CR1、BIN1、CD2AP 等 19 个阿尔茨海默病易感基因座。随后研究又发现了 7 个与阿尔茨海默病相关的新基因,包括 AGRN,FHL2,TNIP1,以及 40 多个新的阿尔茨海默病风险位点,将阿尔茨海默病遗传危险相关的位点区域/基因座数增加到 75 个。大量易感基因图谱表明,Aβ、Tau、免疫、脂代谢和胞吞等信号途径在阿尔茨海默病发生发展中起着重要作用。

Genome-wide association studies（GWAS） aid in the identification of genes linked to a disease or a certain trait. This strategy examines a big population's complete genome in an effort to find tiny changes known as single nucleotide polymorphisms，or SNPs. Each study may simultaneously examine hundreds or thousands of SNPs. Then，researchers can pinpoint SNPs that are more common in individuals with a particular disease than in those without it. Researchers can use these SNPs to identify genes that are probably involved in the development of the disease. And thus these genes are considered to be associated with the disease.

框 3-1　全基因组关联分析研究的英语介绍

2. 高通量测序研究

随着高通量测序技术的发展,特别是以全基因组和全外显子为代表的遗传学方法,已被广泛运用到与阿尔茨海默病发生密切相关的罕见变异的研究中。研究发现,阿尔茨海默病相关的 TREM2 基因罕见错义突变,该突变携带者的阿尔茨海默病风险提高了3倍。另外,在迟发阿尔茨海默病家系中检测到 UNC5C 基因存在错义突变,全基因组关联分析 GWAS 发现了阿尔茨海默病易感基因 ABCA7 存在罕见致病错义突变。美国国家健康研究院老年学与人类基因组研究所在 2012 年启动了阿尔茨海默病高通量测序计划,发现 SORL1,ABCA1,FERMT2 等基因的罕见变异,以及在 PLCG2,ABI3,ADAM17 等多个阿尔茨海默病易感性相关基因上发现罕见编码区变异。

中国首个阿尔茨海默病全基因组关联分析 GWAS 研究,再一次证实 ApoE 是跨种族的阿尔茨海默病易感性基因,并在中国人群中鉴定出 4 个与阿尔茨海默病易感性有关的基因,包括 CH1,APOC1,KCNJ15 和 LINC01413。随后的研究在我国人群中发现了 C7 基因的一个罕见的 rs3792646 变异位点,显著增加了阿尔茨海默病的发病风险,在线粒体复合体Ⅳ中发现的 Y 遗传变异,可通过调节该基因的表达,影响阿尔茨海默病的病理进程。并且通过对阿尔茨海默病病灶的基因表达谱进行整合和分析,建立了 AlzData(http://www.alzdata.org)数据库。但目前,对于中国人群乃至东亚人群,仍缺乏大样本量的全基因组水平的分析。国内尚未建立阿尔茨海默病遗传学联盟,且没有较规范的脑库来开展脑组织相关的组学研究,种种现实问题制约了中国阿尔茨海默病临床与基础研究进程。

第六节　影响阿尔茨海默病发病的环境因素

阿尔茨海默病是复杂的异质性神经遗传疾病,除了复杂的遗传学因素,众多环境因素也共同影响疾病的发生。这些已报道或尚待发现的风险因素,单独、组合或相互作用影响着疾病的发生发展,使得阿尔茨海默病的病因研究更加复杂,影响疾病预防与治疗策略。

1.年龄

散发性/迟发型阿尔茨海默病的发病率随年龄增长而增加。

2.性别

女性阿尔茨海默病的发病率高于男性。雌激素水平下降,会增加阿尔茨海默病患病风险。

3.职业和用脑

复杂脑力工作对阿尔茨海默病的发病有保护作用。但有研究发现,在痴呆症状出现后,用脑会加速阿尔茨海默病的进展,没有保护作用。

4．头部外伤或感染

颅脑外伤或感染是阿尔茨海默病的风险因素。

5．运动和蔬果类摄入

经常性的适度运动对阿尔茨海默病有保护作用。B族维生素缺乏增加阿尔茨海默病的风险。维生素 B_{12} 缺乏会导致同型半胱氨酸升高、氧化应激、钙内流升高,从而导致神经细胞凋亡和脑组织损伤。因此,良好的生活习惯可以减缓阿尔茨海默病的产生和进程。

6．心血管因素

研究显示,心血管疾病、高血压、卒中显著加速阿尔茨海默病的疾病进程。

7．社会活动

集体活动的高参与度,增加社交活动也可能降低痴呆的发病风险。

8．经济因素

经济条件与营养、教育程度、睡眠等紧密相关,可能共同参与阿尔茨海默病的进展。

9．脑肠轴及肠道菌群

脑肠轴(Gut-Brain Axis)及肠道微生物参与阿尔茨海默病发生、发展的宏基因组学,是阿尔茨海默病环境因素的热点研究问题。研究显示,在卫生条件好的发达国家,肠道微生物多样性低,阿尔茨海默病的发病率高。

10．肥胖与血糖

肥胖、糖尿病、高胆固醇,会增加阿尔茨海默病患病风险。

11．有害物质暴露

重金属、微量金属,会增加阿尔茨海默病患病风险。

The enteric and central nervous systems are connected by a bidirectional communication network called the gut-brain axis. In addition to being anatomical，this network also includes endocrine，humoral，metabolic，and immunological pathways for communication. The brain can regulate intestinal processes，including the activity of functional immune effector cells，through the autonomic nervous system，hypothalamic-pituitary-adrenal（HPA）axis，and nerves in the gastrointestinal tract，whereas the gut can affect mood，cognition，and mental health.

框 3-2　脑肠轴的英语介绍

第七节　阿尔茨海默病的发病机制

由于阿尔茨海默病受遗传和环境的影响因素复杂,研究表明,除了 Aβ 和 Tau 蛋白及其相互作用,还有胆碱能损伤、炎症反应、活性氧(ROS)蓄积、线粒体损伤、遗传易感性、脑血管疾病、脑损伤、雌雄激素缺乏、脑肠轴和肠道菌群等 30 多种危险因素和致病机制假说,这些风险因素目前都难独立地对阿尔茨海默病病因做出全面解释,导致开发新的抗阿尔茨海默病药物的作用靶点有限。

一、乙酰胆碱假说

胆碱能学说是最早尝试解释阿尔茨海默病发病原因的理论,其主要理念是阿尔茨海默病患者大脑存在神经递质功能障碍,引起了胆碱能神经元的损害。美国 FDA 已批准的几种抗阿尔茨海默病药,如他克林、多奈哌齐、加兰他敏、卡巴拉汀,均是基于乙酰胆碱能学假说(acetylcholine,AChE)。最早上市的乙酰胆碱抑制剂是他克林,但因其严重的肝毒作用,仅作为参比药。随后上市的多奈哌齐、利斯的明、加兰他敏等对轻、中度阿尔茨海默病均表现出较好的治疗效果,但均未达到预期效果。基于此假设的阿尔茨海默病治疗效果并不明显,因此目前对这一假说还存在着很大的争议。

二、β淀粉样蛋白(Aβ)级联假说

淀粉样前体蛋白(Amyloid Precursor Protein,APP)是一种重要的跨膜蛋白。研究表明,其在神经系统发育、神经肌肉-肌肉连接、神经突触可塑性、神经轴突生长等方面发挥着重要作用。正常情况下,APP 首先经 α 分泌酶剪切 Aβ 结构域,释放出可溶性 APPα 分子,然后经 γ 分泌酶降解,分解进入正常生理代谢途径,起到协同细胞应答等多种生物学功能。这个剪切顺序就是所谓的"非淀粉样变性路径"(图 3-2)。另外,APP 可以通过"淀粉样变性途径",经 β 分泌酶分解为 APPβ,再由 γ 分泌酶依次水解作用而产生含有 39～43 个氨基酸的 β 淀粉样多肽(amyloid-β,Aβ)。Aβ主要在内体中产生,并通过突触前和突触后活性的调节从神经元中释放。当 Aβ 在细胞外基质沉积时,会逐渐形成胞外斑块,产生强烈的神经毒性,阻碍神经元轴突运输,诱发神经炎和神经元死亡。1984 年,Aβ 多肽首次被 Glermer 等人从阿尔茨海默病患者脑脊液中成功地分离出来,由于其基本结构中含大量 β 折叠,故命名为 β 淀粉样蛋白,随后被确认为淀粉样神经斑块的主要成分。从脑内出现淀粉样蛋白,到老年斑积累到一定的数量,从而进入阿尔茨海默病的失智期,要经历 20 年左右的时间,并且在此期间患者没有任何的临床表现。

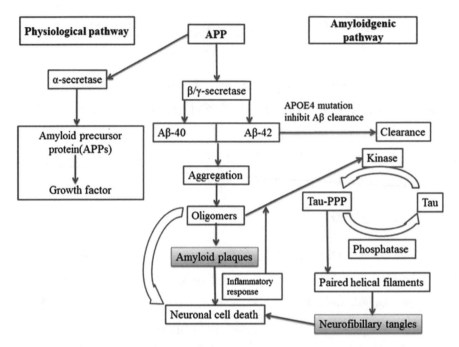

图 3-2　阿尔茨海默病病理生理学的假设模型(Sadia Sultan, et al, European Journal of Pharmaceutical and medical research, 2018)

Physiological pathway：正常生理途径，即非淀粉样变性途径；Amyloidgenic pathway：淀粉样变性途径；α-secretase：α 分泌酶；β-secretase：β 分泌酶；γ-secretase：γ 分泌酶；APP：Amyloid Precursor Protein，淀粉样前体蛋白；Aβ：amyloid-β，β 淀粉样多肽；Aβ clearance：Aβ 清除；Tau-PPP：磷酸化的 Tau；Phosphatase：磷酸酶；Amyloid plaques：淀粉样斑块；Neurofibrillary tangles：神经原纤维缠结。

三、Tau 蛋白假说

Tau 基因(Tubulin associated unit)，也称 MAPT 基因(Microtubule Associated Protein Tau)，定位于染色体 17q21。其编码的 Tau 蛋白在正常大脑中的作用主要是通过与微管蛋白的相互作用，使其聚集成微管，保持微管的稳定，减少微管蛋白的解离。因为 Tau 的 mRNA 剪切模式的差异，正常细胞有 6 种 Tau 的蛋白异构体。阿尔茨海默病患者脑中的 Tau 蛋白含量显著高于正常人，且发生了异常的过度磷酸化，不仅会破坏其本身的微管结构和正常的生理功能，还会形成不可溶性的胞内神经元纤维缠结(Neurofibrillary Tangle，NFT)，造成突触蛋白的异常表达，进而造成神经元变性。以 Tau 为靶点的药物研发尚处于起步阶段，前主要集中在抑制 Tau 的过度磷酸化，抑制 Tau 的堆积，以及加速 Tau 的降解。现有的 Semorinemab，Gosuranemab 和 Zagotenemab 等均处于临床 Ⅱ 期，对其作用机制尚不明确。

四、免疫学假说

1. 神经炎症及其下游通路

近年来,全基因组关联研究(genome-wide association studies,GWAS)发现中枢炎症聚集是阿尔茨海默病发生发展的重要遗传风险因子。目前已发现 25 个以上的基因座与阿尔茨海默病发病相关,且大部分位于脑内的小胶质细胞。小胶质细胞是脑内主要的炎症反应细胞,研究表明,阿尔茨海默病患者脑内存在大量的炎症因子和急性期反应,淀粉样老年斑周围有大量小胶质细胞聚集,且斑块内也有小胶质细胞的浸润,淀粉样斑块中的 Aβ 可诱导小胶质细胞转化为促炎的异常激活状态,引发免疫反应炎症风暴,产生大量的神经毒性因子和神经免疫炎症因子,导致下游一系列病理变化,从而导致神经突触的剪切和神经细胞的死亡,促进阿尔茨海默病的发展。同时,中枢神经系统的炎症反应也能够增加 Aβ 生成,并引起 Tau 蛋白磷酸化。因此,阻断小胶质细胞炎症通路,可能成为治疗阿尔茨海默病的新靶点。

2. 钙稳态调节剂

胞内钙稳态与小胶质细胞的活化密切相关。Aβ 可通过上调胞内 Ca^{2+} 浓度,进而促进 NLRP3 炎性体激活。钙离子平衡调控因子(Calhm、Calhm1、Calhm2、Calhm3)在阿尔茨海默病发病中的作用日益引起重视。前期研究发现,Calhm2 基因敲除后,Aβ 沉积明显减少,脑内炎症反应明显减少,阿尔茨海默病模型小鼠认知功能明显改善。

3. 肠道菌群与免疫

人体肠道内有 1 000～1 150 种,约 100 万亿个细菌,是人体细胞数量的 10 倍,以此构成的人体肠道微生物群落的宏基因组学中,所包含的基因数约为人体自身基因数的 100 倍。随着年龄的增长,人体肠道菌群的结构也发生改变,双歧杆菌显著下降,与衰老密切相关。异常的肠道菌群结构可通过炎症因子、氧化应激反应、细胞自噬等影响 Tau 蛋白磷酸化,释放白介素 IL1、IL6,肿瘤坏死因子 TNF-α 等促炎因子进入血液循环系统,导致"肠源性炎症反应",肠道菌脂多糖通过血脑屏障进入脑内,与小胶质细胞的 Toll 样受体(Toll-like receptors,TLRs)结合,激活免疫炎症反应,释放促炎因子,产生神经炎症,进而导致阿尔茨海默病的发生发展。

五、金属离子紊乱假说

阿尔茨海默病患者的脑组织中存在大量的铜、铁、锌等金属离子,这些离子在阿尔茨海默病患者的脑组织中不仅产生了氧化损伤,还与 Aβ 多肽发生了相互作用,产生了毒性更强的 Aβ 寡聚体。Aβ-Cu^{2+} 复合物可催化生成氧簇自由基,引起严重的氧化损伤,损害细胞的正常功能,Aβ 可与 Zn、Fe 等离子形成复合物,进一步加速阿尔茨海默病的发生发展。金属离子紊乱是一种较为新颖的假说,有望成为新型的治疗阿尔茨海默病新药研发方向。

六、多病因假说

阿尔茨海默病研究一个重要进展是认识到阿尔茨海默病的多病因性质。2000年左右,人们对包括阿尔茨海默病在内的神经退行性疾病的普遍看法是单病因模式,即认为患者通常只由一种单一的机制导致临床症状。而大规模的尸检研究却表明,几种不同的疾病共同进展通常是与年龄相关认知能力下降的生物学基础。除阿尔茨海默病外,最常见的共同进展的疾病是血管性脑损伤、α突触核蛋白病(α-synuclein)、TDP-43蛋白(TAR DNA-binding protein)相关神经退行性疾病等。

α突触核蛋白病是一种在中枢神经系统突触前及核周表达的可溶性蛋白质,它与帕金森病的发病机制和相关功能障碍密切相关,是路易小体的主要成分。TDP-43本身是一种核酸结合蛋白,正常定位在细胞核中,其主要功能是在RNA剪接过程中阻遏隐藏外显子(Cryptic exon inclusion)的剪接和翻译。TDP-43蛋白在肌萎缩性侧索硬化症(Amyotrophic Lateral Sclerosis,ALS)患者病损区的神经元中广泛存在,也是额颞叶退化症FTLD-TDP(Frontotemporal Lobar Degeneration)类型患者神经元中主要的蛋白聚集体。研究表明,97%的ALS患者、45%的额颞叶退化症患者、部分阿尔茨海默病患者,其神经元核内缺失正常的TDP-43蛋白,而细胞质内却异常聚集了大量的磷酸化或泛素化的TDP-43蛋白。异常TDP-43促进了FTD-ALS相关基因UNC13A mRNA中隐藏的外显子21的剪接,剪切异常造成移码突变使得UNC13A蛋白水平降低,最终导致神经退行性疾病的发生。这些发现也进一步证实了多种神经退行性疾病中存在类似的分子机制,导致不同的神经退行性疾病共存并共同进展。

第八节　阿尔茨海默病诊断生物标志物

一、阿尔茨海默病生物标志物

Aβ沉积所致的胞外斑块是阿尔茨海默病诊断的首选标准,可以测量脑脊液(Cerebrospinal Fluid,CSF)样本中Aβ水平,以及可以通过正电子发射断层扫描(PET)使斑块可视化。

阿尔茨海默病的临床前阶段要经历20年左右的时间,这期间一般无明显临床症状,但患者脑内已出现β淀粉样蛋白的累积。这使得阿尔茨海默病早期诊断非常困难,这种局限性成为阿尔茨海默病病理研究与新药研发的巨大挑战。21世纪初,脑脊液中的 Aβ42 和磷酸化 Tau 被认为是阿尔茨海默病的特异性标志物,针对 Aβ42 及 Tau 的诊断技术已被成功研发,并已进入临床应用阶段。2004 年,匹兹堡复合物 B(Pitzburg Complex B)在人体试验中被证明可以在活体内探测 Aβ。2013 年,针对阿尔茨海默病病理改变首个人类 Tau 蛋白 PET 显影剂(Flortaucipir)问世,从而成功实现在人体中探测和鉴别是否存在中高水平的淀粉样 Aβ42 和磷酸化 Tau。

在阿尔茨海默病的生物标志物被发现之后,该指标很快被纳入了多项纵向队列研究。研究者即可进一步探究随着时间的推移,各种生物标记物之间,以及与临床症状的发生发展之间是如何相互关联的。2010 年研究者首次提出了一个动态模型,将疾病阶段与阿尔茨海默病生物标志物联系起来,这一理论指出 Aβ 分子生物标志物首先出现异常,而神经退行性标记物异常出现的时间较晚,并且生物标志物与临床症状严重程度相关(图 3-3)。不同的阿尔茨海默病生物标志物并不在同一时刻发生改变,它们在一段时间内相互交织,呈"S"形。

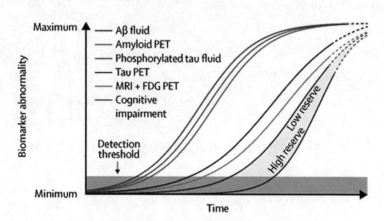

图 3-3　阿尔茨海默病生物标志物和认知的动态假说(Jack CR, et al. The Lancet Neurology, 2010)

PET: Positron Emission Computed Tomography,正电子发射断层扫描;MRI: Magnetic Resonance Imaging,磁共振成像;Phosphorylated Tau fluid: 磷酸化 Tau 蛋白流;FDG-PET: 18-fluorodeoxyglucose Positron Emission Tomography,18 氟脱氧葡萄糖-正电子体层扫描成像;Detection threshold: 检测阈值。

在阿尔茨海默病的诊断方面,外周血标志物无疑是最有价值的研究方向。血浆中的生物标志物研发可以解决如样品获得方法受限、费用昂贵等问题。并且相对于昂贵且具有辐射性的 PET 和有创的脑脊液标志物,血浆标志物无创且获取方便。前期研究发现,血清中 Aβ42/40 与脑脊液 CSFA 中 β42/40 及淀粉样肽的 PET 显像密切相关。血浆磷酸化 Tau(181、217 和 231)蛋白可以鉴别临床定义的阿尔茨海默病患者与非阿尔茨海默病神经退行性疾病患者,结果与淀粉样蛋白 PET 影响和 tau PET 影响结果高度相关。其他的一些血液指标,如神经丝轻链(neurofilament light chain，NfL)，已经被发现具有预后和监控价值，但是对于阿尔茨海默病并不具有特异的诊断价值。除血液外，其他非侵入式的方法，包括步态、眼动、视网膜成像、电生理等，也可以从多个角度采集患者的身体信息，从而建立一个全面的阿尔茨海默病疾病诊断模型，在临床上也具有很好的应用前景。

Large calibre myelinated axons have significant levels of neuronal cytoplasmic protein called neurofilament light chain (NfL). In a range of neurological conditions, including inflammatory, neurodegenerative, traumatic, and cerebrovascular diseases, its levels rise in cerebrospinal fluid (CSF) and blood according to the severity of axonal damage. NfL can now be measured in blood using new immunoassays that can identify biomarkers at incredibly low concentrations, making it simple and routine to assess NfL to track the progression of disorders. NfL is one of the most potential biomarkers to be employed in clinical and research settings in the near future since there is growing evidence that both CSF and blood NfL may serve as diagnostic, prognostic, and monitoring biomarkers in neurological illnesses.

框 3-3　神经丝轻链 NfL 与阿尔茨海默病预后评估的英语介绍

二、阿尔茨海默病诊断标准

1. 传统阿尔茨海默病诊断标准

传统的阿尔茨海默病诊断标准包括美国精神疾病协会(American Psychiatric Association)发布的精神疾病诊断与统计手册(Diagnostic and Statistical Manual of Mental Disorders，DSM-V)和 1984 年美国国家神经病、语言交流障碍与脑中风研究所标准(National Institute of Neurological and Communicative Disorders，NINCDS-ADRDA)已不能很好地适应当前日益增长的临床和科研需求。例如，DSM-Ⅳ应用"二步法"对阿尔茨海默病进行确诊，即先确定痴呆有无，再结合临床和辅助性指标来确诊阿尔茨海默病。NINCDS-ADRDA 标准要求排除其他与老年痴呆有关的系统性或脑性疾病。两者都没有将生物标志物纳入辅助诊断，诊断的基础仍然是依赖于尸检病理证实 Aβ 沉积和 tau 聚集造成的脑组织损伤。

2. 国际工作组(IWG)标准

临床研究逐渐发现传统的 NINCDS-ADRDA 诊断标准缺乏特异性，不能适应多种阿尔茨海默病临床表现的实际要求,也不能区分轻度认知障碍 MCI 与阿尔茨海默病两者的界限。因此,2007 年,NINCDS - ADRDA 标准进行了一次历史性的升级,提出结合临床与生物标志物的国际工作组(International Working Group,IWG)标准。IWG 不再是单一的诊断,同时将大脑内侧颞叶萎缩、脑脊液、PET 等生物标记物以及与阿尔茨海默病有关的常染色体显性基因突变等因素联系起来。在 2014 年,IWG - 1 被正式修订为 IWG - 2,将阿尔茨海默病生物标志物划分成了诊断类和进展类,并细化了阿尔茨海默病的临床表型分类。

3. 美国国家老年学研究院与阿尔茨海默病学会(NIA - AA)标准

2009 年,美国国家老年学研究院 (National Institute on Aging,NIA)与阿尔茨海默病学会(Alzheimer's Association,AA)联合举办了一系列学术研讨会,以建立一套符合阿尔茨海默病病理进程特征、适合于临床及科学研究的阿尔茨海默病病理诊断新方法。2011 年,*Alzheimer and Dement* 期刊发表了这一新标准,并将其命名为 NIA - AA 标准。NIA - AA 根据阿尔茨海默病各指标的演化规律,将阿尔茨海默病作为一个持续的病理进程,并将其划分为早期(preclinical)、轻度认知障碍(MCI)、痴呆(AD)3 个阶段。

随着研究者对阿尔茨海默病生物标志物认知的不断加深,NIA - AA 进一步提出了基于“A/T/N”框架的诊断标准,“A”指 Aβ,即脑内淀粉样蛋白 PET 或脑脊液 Aβ42 阳性,“T”指 Tau 蛋白,即脑脊液磷酸化 Tau(p - Tau)或 p - Tau PET 阳性,“N”指神经变性或神经元损伤,即 18 氟脱氧葡萄糖 PET、结构磁共振或脑脊液总 Tau(t - Tau)阳性。其核心理念是从生物学角度对阿尔茨海默病进行界定,即阿尔茨海默病的发生发展是以患者的分子生物学标记为起点,进而向下游的神经生物学标记发展,如神经元损害、神经元退行性变,并呈现出多种不同的临床症状,这一标准将阿尔茨海默病生物标志物的地位提高到了前所未有的高度。

4. 标准在更迭中前进

虽然主流的 IWG 标准和 NIA - AA 标准存在分歧,学者也各分流派,但从 2022 年阿尔茨海默病全球科学家年会(Alzheimer's Association International Conference,AAIC)研讨的内容可以看出,两个版本的诊断标准已经有了趋于一致的趋势。例如,IWG 认为,将多种生物标志物联合起来才能更好地进行诊断和预测,这与 NIA - AA 所提倡的分子标志物的核心理念是一致的。与此同时,在最新的 IWG - 3 中,提出了对无症状者进行更细化的分层,将无症状者分为绝对风险、高风险和不确定风险,这些在 NIA - AA 的分期法中也有充分的体现。我们也期待在不同标准的不断碰撞中,能在适宜的临床实践中取得最适宜中国的阿尔茨海默病诊断标准。

第九节　阿尔茨海默病疾病的治疗

一、阿尔茨海默病疾病的治疗现状

依据 2020 年版阿尔茨海默病的诊疗规范,我国临床应用的阿尔茨海默病药物主要是对症治疗药物,主要包括改善认知和针对精神行为症状的药物治疗及非药物干预(表 3 - 2)。

表 3 - 2　中国临床使用的抗痴呆药物

类　别	药　物　名　称
胆碱酯酶抑制剂	多奈哌齐、卡巴拉汀、加兰他敏、石山杉碱甲
NMDA 受体拮抗剂	美金刚
促智药	长春西汀、奥拉西坦、茴拉西坦、吡拉西坦、脑蛋白水解物
肠道菌群	甘露特钠

目前应用最为广泛的仍然是 FDA 批准的胆碱酯酶抑制剂(AchEI)与 NMDA 受体拮抗药物美金刚。AchEI 药物包括他克林、多奈哌齐、卡巴拉汀、加兰他敏,主要通过减少突触间隙中乙酰胆碱的降解来促进神经传递,一般用于治疗轻度和中度阿尔茨海默病患者的认知和非认知症状。美金刚作用于谷氨酸-谷氨酰胺系统,可以通过调节钙离子进入神经元和对抗谷氨酸诱导的兴奋毒性起到治疗作用,一般用于治疗中度和重度阿尔茨海默病患者的认知和非认知症状。这些药物单独应用或者联合应用可以在一定程度上控制阿尔茨海默病患者的症状,但很难让患者和家属感觉到显著的阿尔茨海默病症状改善,即这些药物并不能影响阿尔茨海默病的病理进程。

ClinicalTrials. gov 截止到 2021 年 1 月 4 日的数据显示,目前共有 126 项阿尔茨海默病相关临床试验。其中有 104 个药物旨在通过影响阿尔茨海默病的发病机制来实现疾病修饰,即通过疾病修饰药物进行治疗,共包括 31 个生物药和 73 个小分子药。Aβ、Tau 既是 ATN 的诊断标准,又是阿尔茨海默病发病机制研究的关键,因此是阿尔茨海默病防治的疾病修饰药物研发关键靶标。其中,以 Aβ 为主要作用靶点的药物 16 个,占 15.4%,以 Tau 为主要作用靶点的药物 11 个,占 10.6%。另外,老药新用药物有 50 种。然而,阿尔茨海默病新药研发之路困难重重,失败率高达 99.6%,进入 21 世纪以来,已有超过 400 项临床试验以失败告终。阿尔茨海默病的致病机制尚未明确,是导致药物开发失败、发展方向不明确的重要原因。

A disease-modifying treatment，disease-modifying drug，or disease-modifying therapy is a treatment that delays or slows the progression of a disease by targeting its underlying cause. They are distinguished from symptomatic treatments that treat the symptoms of a disease but do not address its underlying cause.

框 3－4　阿尔茨海默病疾病修饰药物治疗的英语介绍

二、靶向 Aβ 的疾病修饰药物研发

1. 抑制 Aβ 的产生的药物

正常情况下，APP 主要被 α 和 γ 两种分泌酶剪切成可溶的 P3 肽链，病理状况下被 β 和 γ 两种分泌酶降解成 Aβ。因而，α 分泌酶、β 分泌酶及 γ 分泌酶的活性调控剂成为目前抗阿尔茨海默病药物的研究热点。虽然在细胞和动物水平上都证明了表没食子茶素没食子酸酯（epigallocatechin gallate，EGCG）、苔藓虫素等具有促进 α 分泌酶表达的作用，但是由于难以获得，限制了它们的临床应用。有研究表明，毒蕈碱M1 受体激动剂 HTL9936 能够促进 α 分泌酶活性，是一种具有良好抗阿尔茨海默病作用的新型抗阿尔茨海默病药物。目前已有多个 β 分泌酶及 γ 分泌酶抑制剂进行了Ⅱ、Ⅲ 期的临床研究，但尚未有成药上市。维罗司他、拉贝司他及 LY3202626 是目前常用的 β 分泌酶抑制剂。在实验结果中，此类药物在健康人、前驱、轻-中度阿尔茨海症患者中能明显减少 Aβ 的生成。然而，在Ⅱ/Ⅲ期的研究中，阿尔茨海默病患者的认知功能并没有得到有效的改善，有的患者还发生了局部的认知功能障碍，并伴随着体重降低、头发变色、精神障碍、肝功能受损等不良反应，导致阿尔茨海默病患者的治疗失败。γ 分泌酶抑制剂 Avagacestat，Semagacestat 均因其在临床上存在药效差、易诱发肿瘤等问题而失效。氟比洛芬是一种新型的非甾体抗炎药物，其具有抑制 Aβ42 生成的作用，但其在Ⅲ期临床研究中未取得理想效果而被取消。

2. 促进 Aβ 的清除的药物

基于 β 淀粉样蛋白假说研发的阿尔茨海默病治疗药物 aducanumab 经临床研究显示可以在阿尔茨海默病小鼠模型和前驱、轻度阿尔茨海默病患者中穿过血脑屏障选择性结合 β 淀粉样蛋白，即通过被动免疫法减轻 β 淀粉样蛋白堆积，减缓认知障碍的进展。然而，由于其可引起血管性水肿，因此在Ⅲ期临床研究中被宣告无效。但经临床研究证实，虽然 aducanumab 与安慰剂相比有不良反应，但可显著改善小鼠认知

功能,故于 2021 年被美国食品药品管理局批准应用于 MCI 及轻度阿尔茨海默病的治疗。尽管部分 Aβ 单抗因血脑屏障穿透率低、疗效不佳、易发生脑水肿、微出血等副作用而终止临床研究,但目前还有 10 余个 Aβ 单抗尚在各期临床试验中。

除了被动免疫,主动免疫是一种以蛋白质、mRNA 或 DNA 为基础的新型疫苗,其作用机制是利用人体自身的免疫系统,实现对 Aβ 的有效抑制。以 Aβ42 为靶标的 AN-1792 为例,它是针对 Aβ42 蛋白全长的疫苗,其在大部分人群中均可获得较高的抗体,并可清除 Aβ,但仍不能完全防止老年痴呆。此外,还有 mRNA 自体复制疫苗,以降低 Aβ、增强焦谷氨酰淀粉样蛋白 β[pyroglutamylated amyloid-β, pE(3)Aβ] 及亲环蛋白 D 为靶点,增加脑内 ATP 含量,防止阿尔茨海默病发生。目前,以 Aβ 为靶标的 mRNA、DNA 疫苗正在模式动物中进行实验,以期研制出安全、高效可用于人体的 Aβ 疫苗。

3. 其他 Aβ 相关药物开发方向

针对 Aβ 修饰和下游代谢通路,目前也有一系列药物正处于临床研究阶段,但距离成药还有不小的距离。比如,翻译后修饰而成 pEAβ 抗体药如 LY3002813、Donanemab,Aβ 聚集抑制剂如曲米酸、鲨肌醇、PBT2,抗 Aβ 多克隆抗体如免疫球蛋白等。

三、靶向 Tau 蛋白的疾病修饰药物研发

阿尔茨海默病神经纤维缠绕的主要构成部分为配对的螺旋丝(Paired Helical Filament,PHF)与直丝(Straight Filament,SF),它们都是由异常磷酸化的 Tau 蛋白构成的。随着疾病发展,Tau 蛋白会从受损神经细胞中被释放,然后转移到其他的细胞中,从而引起病理性 Tau 积聚。因此,阻断 Tau 蛋白的异常磷酸化也是阿尔茨海默病防治的重要手段。相关药物的作用原理包括抑制 Tau 蛋白聚集如二氢甲磺酸亮甲基亚砜、姜黄素类似物、人参、金属镍、叶酸、亚甲蓝,抑制 Tau 磷酸化如 Tideglusib,微管抑制剂如 epothilone D,曲烷衍生物如 TPI287 等。有些小分子和单抗由于效果不佳或者不良反应而被终止,有些还在研究中。

四、其他靶点的药物研发

除了 Aβ,Tau,其他一些阿尔茨海默病标志物也是常见的药物研发靶标,如 ApoE4 等位基因位点,谷氨酰胺环化酶,Tau 激酶,NADPH 氧化酶,Aβ 受体信号通路等为靶点的小分子抑制剂,但目前还处于临床试验阶段,离临床应用还有很大的差距。

利用已获批准的药物,进行新药研发,也是发现阿尔茨海默病新药的一条重要途

径。目前,在肿瘤药物如马西替尼、来那度胺,心血管/高血压药物如氨氯地平、氯沙坦、替米沙坦,神经精神类疾病药物如左乙拉西坦、米氮平、糖尿病药物如二甲双胍、苯氟硫胺等已获批药物中,均发现有较好的抗阿尔茨海默病作用。此类药物需重新开展临床研究,以明确其治疗阿尔茨海默病的效果,才能拓宽其适应证。

第十节　本章小节

　　阿尔茨海默病是一类受遗传和环境因素复杂调控的神经退行性疾病,其病理生物学机制复杂,主要由于神经细胞外淀粉样蛋白 Aβ 沉积形成的神经炎斑块和高度磷酸化 Tau 在细胞内形成的神经元纤维缠结,导致神经元变性和痴呆认知障碍。

　　近年来,阿尔茨海默病领域迅猛发展,从病因研究到基因检测,从数据共享多模式化到疾病修饰临床实验的崭新研究模式,各类生物标志物的诞生与变迁,阿尔茨海默病诊断标准的不断更新等。许多药物Ⅲ期临床试验也还未有突破,现阶段临床研究还没有用于根治这种疾病的药物。尽管生化体外和体内研究、基因分析和影像学研究都支持 Aβ 聚集在疾病发病机制中发挥作用的观点,但目前临床实验还有待进一步证实。目前,基于淀粉样蛋白的阿尔茨海默病治疗无法改变病程,今后的临床研究应更聚焦于使用这些抗淀粉样蛋白治疗技术来治疗临床前疾病,已有研究证明药物可以有效地达到其靶点。同时,对非淀粉样蛋白治疗的需求也有很大空间。针对 Tau 和 ApoE 的治疗方法仍处于研究的早期阶段,但两者都有很大的潜力。此外,在开发控制阿尔茨海默病神经免疫或小胶质细胞反应的药物方面还有很大的改进空间。在突触可塑性和神经保护,能量代谢,炎症感染和免疫应答方面的药物也在不断研发中。并且在阿尔茨海默病临床实验设计中需更多地考虑联合治疗策略。其他导致认知能力下降老龄化神经退行性疾病也可能与阿尔茨海默病的共同发生发展,因此发现新的共病机制和治疗模式,研发疾病修饰药物,有助于该病个体化精准诊断和治疗。人类在攻克阿尔茨海默病的这条道路上充满挑战,但是我们始终相信曙光就在前方。

（以下是阿尔茨海默病英语小结）

　　We have made great progress in our knowledge of the pathobiology of AD in the past decades, but we still do not have a disease-modifying medication that has been successfully used in humans. Recent AD research is in a special and tough phase. Although biochemical investigations, in vitro and in vivo studies, genetic analyses, and longitudinal imaging studies all strongly support the idea that Aβ aggregation plays a role in the onset of disease pathogenesis, the clinical trials as they have been conducted have not been successful. Amyloid-based treatments for symptomatic AD don't seem to be able to alter the course of the illness at this time. Instead, future clinical trial initiatives should concentrate on using these anti-amyloid therapeutic techniques to treat the preclinical condition, the sooner the better, with medications that have been shown to efficiently reach their target. The need for non-amyloid based therapy is currently greater than ever. Therapeutics targeting tau and ApoE are still in the early stages of research, but both have a lot of potential. Also, there is a lot of room for improvement in the development of medicines that control the neuroimmune or microglial response in AD. Combo treatment is a tactic that need to be used more frequently in clinical trial design for AD. Moreover, because AD pathobiology is complicated, it is more likely that other age-related disorders will also cause cognitive deterioration as a person ages. Making important findings that will ultimately reveal innovative treatment modalities leading to really disease-modifying drugs will depend on ongoing focused research in this field.

（陶　玉）

第4章 额颞叶退化症与肌萎缩侧索硬化 (Frontotemporal Lobar Degeneration, FTLD, and Amyotrophic Lateral Sclerosis, ALS)

额颞叶退化症（Frontotemporal Lobar Degeneration，FTLD），也叫额颞叶变性，是一种以额叶和颞叶特定区域变性为特征的神经退行性疾病。其相关临床症状一般称为额颞叶痴呆（Frontotemporal Dementia，FTD），以人格改变、社会行为异常及语言表达障碍为主要症状，最终出现全面的痴呆及功能衰退。肌萎缩侧索硬化（Amyotrophic Lateral Sclerosis，ALS），也称渐冻症，是运动神经元病（Motor Neurons Degeneration，MND）中的一种重要亚型，是一种罕见的运动神经退行性疾病。其表现为上下运动神经元合并受损所致的进行性加重的肌无力、肌萎缩、肌束颤动、易疲劳等。后期逐渐进展为全身肌肉萎缩和吞咽困难，最后产生呼吸衰竭。这2种看似症状不同的神经退行性疾病，却有着紧密相关的致病基因和分子遗传机制。

（以下是额颞叶退化症和肌萎缩侧索硬化的英语介绍）

Frontotemporal Lobar Degeneration (FTLD) is a set of neurodegenerative disorders characterized by degeneration of specific regions within the frontal and temporal lobes. It is extensive heterogeneity at clinical, pathological and genetic levels. Symptoms of FTLD include disturbances of personality, behavior, emotions, social awareness and language. Collectively, FTLD-associated clinical syndromes are often called frontotemporal dementia (FTD). Onset of FTLD is typically in middle life (45~65), survival after diagnosis is roughly 6~8 years. The incidence of FTLD is about 3.5~4.1/100,000 per year. Family history present in about 40%~50% of cases. About 10% show autosomal dominant inheritance. Amyotrophic lateral sclerosis (ALS) is a progressive, fatal motor neuron disease caused by the degeneration of motor neurons in the motor cortex, brain stem and spinal cord. Amyotrophic means lack of trophic factor for muscles and lateral sclerosis means atrophy of myelinated axons in lateral column of the spinal cord. Symptoms of ALS include muscle weakness and atrophy throughout the body; muscle fasciculations, cramping and stiffness; difficulty in speaking (dysarthria) and swallowing (dysphagia), preservation of eye movements and control of bladder and bowels, preservation for sense of smell, taste, touch and hearing, preservation of intellect, memory and personality. A small percentage (about 5%) of ALS patients develop symptoms characteristic of frontotemporal lobar degeneration (ALS - FTLD). Another about 30% ~ 50% have subtle cognitive deficits. Although different in symptoms, FTLD and ALS share similar and related molecular mechanism.

第一节　额颞叶退化症的研究历史

1892 年,捷克精神病学家 Arnold Pick 首次报道了一例临床表现为严重的语言障碍,伴有明显的精神症状的病例。尸检发现患者的左侧大脑额颞叶皮层严重萎缩。之后他陆续报道了 4 例颞叶或额颞叶萎缩为主的患者,其主要表现为言语改变及精神行为异常。Arnold Pick 将上述症状作为一种独特的痴呆形式提出。在相应的病理检测中可以观察到独特的蛋白质缠结,如"Pick 小体""气球化"的神经元等。"气球化"的神经元后被称为"Pick 细胞"。1926 年,Pick 的学生 Onari 和 Spatz 把这种以额颞叶萎缩为主的疾病统称为"Pick 病"(皮克病)。20 世纪 80~90 年代,一些学者发现,某些神经变性疾病的临床特征与 Pick 病相似,但缺乏如 Pick 细胞和 Pick 小体的典型病理表现。对此出现很多名词,如额颞叶痴呆、额叶变性非阿尔茨海默病型、额颞叶变性、原发性进展性失语、语义性痴呆等。所以额颞叶退化症患者在临床、病理表现上存在异质性。近几年,基于比较一致的前额叶和前颞叶萎缩病理学特征,把这一类疾病统称为额颞叶退化症,或额颞叶变性。

Arnold Pick, a German neurologist and psychiatrist identified a form of dementia characterized by atrophy of the frontal and temporal lobes

框 4 - 1　额颞叶退化症的研究历史的英语介绍

and the presence of distinctive protein tangles in 1892. Later the protein tangles was termed "Pick bodies," and the neuron of the dementia patients were called "ballooned" neurons, or later termed "Pick cells." In 1926, researchers Onari and Spatz referred the dementia as "Pick's" disease. Due to high heterogeneity of Pick's disease, and some dementia diseases don't possess Pick cells, these diseases are collectively called Frontotemporal Lobar Degeneration （FTLD）, or frontotemporal dementia（FTD）by their clincal symptons.

框 4－1　额颞叶退化症的研究历史的英语介绍(续)

第二节　额颞叶退化症的症状特征

一、临床特征

额颞叶退化症或额颞叶变性,是一组以额叶和颞叶特定区域变性为特征的神经退行性疾病,其临床症状包括进行性精神行为异常,如人格、行为、情绪、社会意识等,以及执行功能障碍和语言损害等。与额颞叶退化症相关的临床综合征通常被称为额颞叶痴呆(Frontotemporal Dementia,FTD)。额颞叶痴呆是非阿尔茨海默病型痴呆的重要原因,仅次于路易体痴呆,是神经系统变性病痴呆的第三常见病因,占所有痴呆的 13.8%～15.7%,也是早发性认知障碍的第二常见病因,占所有神经退行性认知障碍性疾病的 10%。额颞叶退化症发病年龄通常在中年 45～65 岁,无性别差异,从症状出现至死亡的生存期通常为 6～8 年。

二、病理学改变

额颞叶退化症相应临床症状的产生与额叶和颞叶相关功能损害有关。右前扣带皮质与行为的驱动及起始、对周围事物的注意等有关,受损后常导致冷漠以及情绪反应迟钝等。右侧眶额叶参与维持正常的社会行为,受损后可导致行为"脱抑制"(Disinhibition)。右侧额叶和颞叶的萎缩会导致行为变异性额颞叶痴呆(Behavioral variant-Frontotemporal Dementia,bvFTD)。左侧额叶与语言的产生,以及词语的输出有关。左侧额叶和颞叶的不对称萎缩会导致额颞叶退化症中的进行性非流利性失语症(Progressive Non-Fluent Aphasia,PNFA)。左前及左后颞叶皮层参与词语与客体的意义的理解,其损害可导致语义性痴呆(Semantic Dementia,SD)患者的相应临床症状。各类额颞叶退化症亚型疾病相应的萎缩部位和损伤在磁共振成像（Magnetic Resonance Imaging，MRI）中显示各不相同，行为变异性额颞叶痴呆（bvFTD）患者可表现为额叶和颞叶萎缩，而后部皮层保留；进行性非流利性失语症（PNFA）患者常表现为左外侧裂萎缩、左额下外侧和背内侧皮质及前脑岛萎缩；语义性痴呆（SD）患者呈现出左前叶萎缩、颞叶极萎缩，左侧明显等。

第三节　额颞叶退化症的分类

一、临床分类

由于额颞叶退化症的异质性很高，所以分类复杂。按照临床症状不同，可以分为如下几种（图 4 - 1）。

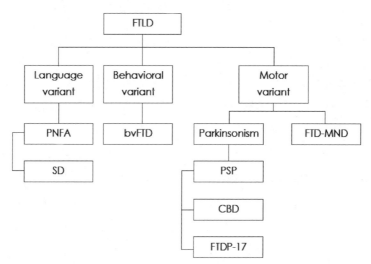

图 4 - 1　FTLD 疾病的临床分类（Hee Kyung Park，Journal of Movement Disorders，2013）

FTLD：Frontotemporal Lobar Degeneration，额颞叶退化症；bvFTD：Behavioral variant-Frontotemporal Dementia，行为变异性额颞叶痴呆；PNFA：Progressive non-fluent aphasia，进行性非流利性失语症；SD：Semantic Dementia，语义性痴呆；FTD-MND：FTD with concurrent Motor Neuron Disease，额颞叶变性合并运动神经元病变异型病；Parkinsonism：帕金森症，或帕金森综合征；CBD：Corticobasal Degeneration，皮质基底节变性；PSP：Progressive Supranuclear Palsy，进行性核上性麻痹；FTDP - 17：与 17 号染色体相关的伴有帕金森症的额颞叶痴呆。

1. 行为变异性额颞叶痴呆

行为变异性额颞叶痴呆（Behavioral variant-Frontotemporal Dementia，bvFTD），以右额前叶和颞叶前部萎缩为著，临床以行为和人格改变为贯穿疾病全程的突出特点。患者常表现为人格、行为和社会意识等内容的变化，常伴有情绪和情感等改变，表现为冲动控制受损、伴有刻板、格式化行为。

2. 进行性非流利性失语症

进行性非流利性失语症（Progressive Non-Fluent Aphasia，PNFA）是大脑优势侧（多数人是左侧）或双侧外侧裂前皮层萎缩导致的，以语言表达严重受损为主要特征。患者常表现为单词提取和语言表达方面的困难，通常对词语的理解能力保留。

3. 语义性痴呆

语义性痴呆（Semantic Dementia，SD）与大脑优势侧颞叶皮层萎缩有关，以命名障碍和词汇理解能力丧失为主要特征。患者丧失对单词含义的理解能力、甚至丧失对物体和人脸的识别能力。

4. 运动神经元病变型

额颞叶退化症还常与其他神经退行性疾病的重叠，进而增加了额颞叶退化症临床的复杂性，如有些额颞叶变性患者的脊髓前角细胞也受到累及，患者可同时合并有运动神经元病，称之为额颞叶变性合并运动神经元病变异型病（FTD with Concurrent Motor Neuron Disease，FTD－MND），部分患者还可合并有帕金森综合征，如皮质基底节变性（Corticobasal Degeneration，CBD）、进行性核上性麻痹（Progressive Supranuclear Palsy，PSP）、FTDP－17（与 17 号染色体相关的伴有帕金森症的额颞叶痴呆）等。

Frontotemporal Lobar Degeneration（FTLD）is highly heterogeneity at clinical, pathological and genetic levels. Based on the predominant presenting features, major clinical subtypes include behavioral variant and two forms of primary progressive aphasia（PPA）：

1. Behavioral variant-frontotemporal dementia（bvFTD）. The symptoms include changes in personality, behavior and social awareness; impaired recognition of emotions; impaired impulse control; stereotypic, ritualized behaviors; atrophy of right frontal and temporal lobes.

2. Progressive Non-Fluent Aphasia（PNFA）or non-fluent primary progressive aphasia（nfvPPA）. The symptoms include difficulties with word retrieval and language expression; preserved word comprehension; associated with asymmetric atrophy of left frontal and temporal lobes.

3. Semantic Dementia（SD）or Semantic variant Primary Progressive Aphasia（svPPA）. The symptoms include loss of ability to understand the

框 4－2　额颞叶退化症临床分类的英语介绍

meaning of words and significance of objects and faces; associated with bilateral atrophy of middle and inferior temporal cortex.

4. Motor variants FTLD, including corticobasal syndrome (CBS), progressive supranuclear palsy (PSP), FTD with concurrent motor neuron disease (FTD - MND), etc.

框 4 - 2　额颞叶退化症临床分类的英语介绍(续)

二、病理分类

基于组织病理学改变对额颞叶退化症患者进行分类,可以根据组织病理学中包涵体的主要类型,分为以 Tau 蛋白(Tubulin associated unit)包涵体为主的 FTLD - Tau(约占 40%)和以泛素包涵体为主的 FTLD - U(FTLD - ubiquitin,约占 60%)。在 FTLD - U 中,进一步可分为以 TDP - 43 包涵体为主的 FTLD - TDP(约占 80%)和以 FUS 包涵体为主的 FTLD - FUS(约占 20%)(图 4 - 2)。

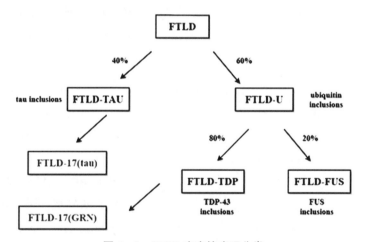

图 4 - 2　FTLD 疾病的病理分类

FTLD - Tau:以 Tau 蛋白(Tubulin associated unit)包涵体为主的 FTLD;FTLD - U:以泛素(Ubiquitin)包涵体为主的 FTLD;FTLD - TDP:以 TDP - 43(TAR DNA-binding protein,TAR DNA 结合蛋白-43)包涵体为主的 FTLD - U;FTLD - FUS:以 FUS(Fused in sarcoma,泛素和融合肉瘤)包涵体为主的 FTLD - U 类型。

1. FTLD - Tau

Pick 等最早描述了 FTLD - Tau 病理亚型,因此,目前仍经常被称为"Pick 病"。相应病理以神经元细胞质中含有过度磷酸化 Tau 蛋白的 Pick 小体为典型特征,最常见于齿状回、海马体、杏仁核、额叶和颞叶皮层。Tau 蛋白可能含有 3 个或 4 个微管结合重复片段(3R 或 4R)。Pick 小体中主要包含 3R Tau 蛋白,且泛素染色也可呈阳性。FTLD‐Tau 病理通常与 bvTFD、PNFA 相关,与 SD 的关联程度较小。

FTDP‐17

其中以含 Tau(Tubulin associated unit)蛋白包涵体为特征的家族性额颞叶退化症,被命名为 FTDP‐17(与 17 号染色体相关的伴有帕金森症的额颞叶痴呆),是由 Tau 基因,也称 MAPT 基因(Microtubule Associated Protein Tau)突变引起的。不同突变导致分子病理学和临床表现的多样性,Tau 染色阳性额颞叶变性约占 40%,多与叠加锥体外系疾病相关,两者都为阴性的占 5%～10%。而大多数 Tau 蛋白阴性的 FTDP‐17 病例是由 GRN(OMIM:＊138945)基因突变引起的。

2. FTLD‐U

FTLD‐U 型患者脑组织泛素免疫组织化学染色显示相应包涵体可出现在大脑浅层新皮质中的轴突和神经元细胞质内、海马齿状颗粒细胞中的神经元胞质内、大脑新皮质中的梭状神经元核内。FTLD‐U 病理通常与 PNFA、SD 相关,与 bvFTD 的关联程度较小。

(1) FTLD‐TDP

在 FTLD‐U 型病理分类中,FTLD‐TDP 是最常见的亚型(约占 50%)。FTLD‐TDP 的核心特征在于组织中存在对泛素和 TAR DNA 结合蛋白‐43(TAR DNA-binding Protein,TDP‐43)染色呈阳性的、对 Tau 蛋白染色呈阴性的包涵体,其中并不存在 Pick 小体和 Pick 细胞。相应包涵体可分布在神经元和神经胶质细胞中,在齿状回和额颞皮质的Ⅱ层神经元中的含量最高。TDP‐43 染色阳性额颞叶变性,多与叠加运动神经元病相关。

(2) FTLD‐FUS

FTLD‐FUS 亚型的特征是,存在含有泛素和融合肉瘤 FUS(Fused in Sarcoma)蛋白的细胞质内包涵体,且不存在 Tau 蛋白和 TDP‐43 包涵体。FUS 是一种普遍表达的 DNA/RNA 结合蛋白,参与调节基因表达。FTLD‐FUS 患者的起病年龄早,平均 38 岁,行为紊乱严重,并常伴有严重的尾状核萎缩。FTLD‐FUS 亚型可包括:神经元中间丝包涵体病(Neuronal Intermediate Filament Inclusion Disease,NIFID)、嗜碱性包涵体病(Basophilic Inclusion Body Disease,BIBD)和不典型 FTLD‐FUS(Atypical FTLD‐FUS,aFTLD‐FUS)。

FTLD‐TAU is one subtype of FTLD originally described by Pick, and is still often referred to as "Pick's" disease. It is characterized by cytoplasmic, tau-staining Pick bodies in neurons, most commonly in dentate

框 4‐3　额颞叶退化症病理分类的英语介绍

gyrus, hippocampus, amygdala, frontal and temporal cortex; Pick bodies contain primarily the 3R microtubule binding domain tau isoform; Pick bodies also stain positively for ubiquitin. It is associated with bvFTFD, PNFA, and, to a lesser extent, with SD.

A familial form of FTLD where tau inclusions are present, designated FTDP-17 (frontotemporal dementia with parkinsonism linked to chromosome 17), is caused by mutations in the MAPT (tau) gene. The majority of tau-negative FTDP-17 cases are caused by mutations in the GRN (progranulin) gene.

FTLD-U is another subtype of FTLD, where ubiquitin inclusions are present. Ubiquitin immunohistochemistry of familial FTLD-U brains demonstrates staining of (a) neurites and neuronal cytoplasmic inclusions in the superficial cerebral neocortex; (b) neuronal cytoplasmic inclusions in hippocampal dentate granule cells; (c) lenticular neuronal intranuclear inclusions in the cerebral neocortex.

FTLD-TDP is one subtype of FTLD-U, and is the most common form of FTLD, accounting for ~50% of cases. It is characterized by presence of tau-negative immunoreactive inclusions that stain positively for ubiquitin and TAR DNA binding protein-43 (TDP-43); absence of Pick bodies and Pick cells. Inclusions are found in both neurons and glial cells with highest concentrations in the dentate gyrus and layer II neurons in frontal and temporal cortex. TDP-43 is a ubiquitously expressed nuclear protein that plays a role in DNA transcription and splicing. Mutations in TDP-43 are also linked to autosomal dominant ALS, where the suspected disease mechanism is toxic gain-of-function. Familial forms of FTLD-TDP are linked to autosomal dominant mutations in the progranulin gene (GRN; FTLD-17), the recently identified C9orf72 gene (9p12-p21), more rarely the valosin-containing protein (VCP).

Another subtype of FTLD-U is FTLD-FUS. It is characterized by the absence of both tau and TDP-43 inclusions; presence of cytoplasmic inclusions containing ubiquitin and FUS (fused in sarcoma) protein. FUS is a ubiquitously expressed DNA/RNA binding protein that regulates gene expression. Mutations in FUS are linked to familial ALS. Clinical

框 4-3 额颞叶退化症病理分类的英语介绍(续)

phenotype of FTLD‐FUS include early onset（mean age ＝ 38）; severely disturbed behavior; profound caudate atrophy. FTLD‐FUS subtypes include: neuronal intermediate filament inclusion disease（NIFID）, basophilic inclusion body disease（BIBD）and atypical FTLD‐FUS（aFTLD‐FUS）.

框 4‐3　额颞叶退化症病理分类的英语介绍(续)

三、分子生物学分类

额颞叶变性的分子生物学分类可以分为 4 个大类十几个小类(图 4‐3)。根据不同的致病基因突变,在额颞叶变性各亚型中,语义性痴呆通常由 TDP‐43 突变所致,进行性非流利性失语多由 Tau 病变所致,行为变异型额颞叶痴呆与 Tau、TDP‐43 病变呈不同等程度的相关性。

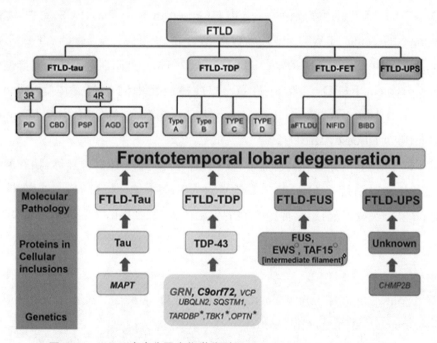

图 4‐3　FTLD 疾病分子生物学分型(Babykumari et al, Brain, 2017)

FTLD: Frontotemporal Lobar Degeneration,额颞叶退化症;FTLD‐Tau:以 Tau 蛋白(Tubulin associated unit)包涵体为主的 FTLD;FTLD‐TDP:以 TDP‐43(TAR DNA‐binding protein,TAR DNA 结合蛋白‐43)包涵体为主的 FTLD‐U;FTLD‐FET:FET 指 FUS/EWS/TAF15,以 FET 蛋白包涵体为特征,也可称为 FTLD‐FUS;aFTLD‐U:Atypical FTLD‐U,泛素阳性包涵体的非典型额颞叶变性;NIFID:Neuronal Intermediate Filament Inclusion Disease,神经元中间丝包涵体病;BIBD:Basophilic Inclusion Body Disease,嗜碱性包涵体疾病;FTLD‐FUS:以 FUS(Fused in sarcoma,泛素和融合肉瘤)包涵体为主的 FTLD‐U 类型;FTLD‐UPS:额颞叶变性泛素蛋白酶体系统型。

在成年人脑中,由于外显子 2、外显子 3 和外显子 10 的选择性剪接,Tau 蛋白表达 6 种不同亚型。外显子 9～12 编码 4 个微管结合基序,外显子 10 的选择性剪接产生具有 3 个或 4 个重复结构域的 Tau 亚型(分别为 3R 和 4R‑Tau),3R 表示有 3 个重复结构域,4R 表示有 4 个重复结构域。3R 亚类包括 Pick 病(Pick's Disease,PiD)。Pick 病主要由 3R Tau 亚型组成,在受影响的新皮质区域的Ⅱ～Ⅳ层以及海马的颗粒细胞和锥体神经元中数量最多。4R 亚类可以进一步分为皮质基底节变性(Corticobasal Degeneration,CBD)、进行性核上性麻痹(Progressive Supranuclear Palsy,PSP)、嗜银粒病(Argyrophilic Grain Disease,AGD)、球状神经胶质 Tau 病(Globular Glial Tauopathy,GGT)。FTLD‑Tau 主要由 MAPT 基因突变引起,造成 Tau 蛋白包涵体。

额颞叶变性反式反应 DNA 结合蛋白型(FTLD‑TDP)包括 A、B、C、D 4 个亚型。与前颗粒蛋白基因(GRN)、C9ORF72(9p12‑p21)、VCP(OMIM:*601023)、UBQLN2、SQSTM1、OPTN 等突变有关,造成 TDP‑43 包涵体。

FTLD‑FET(FUS/EWS/TAF15,FET)以 FET 蛋白包涵体为特征,也可称为 FTLD‑FUS。FET 蛋白家族包含融合肉瘤(Fused in Sarcoma,FUS)蛋白、尤因肉瘤(Ewing's Sarcoma,EWS)蛋白、TATA 结合蛋白相关因子 15(TATA binding Associated Factor 15,TAF15)等。FTLD‑FET 包括泛素阳性包涵体的非典型额颞叶变性(Atypical FTLD‑U,aFTLD‑U)、神经元中间丝包涵体病(Neuronal Intermediate Filament Inclusion Disease,NIFID)、嗜碱性包涵体疾病(Basophilic Inclusion Body Disease,BIBD)。

除了以上分型外,还有一些患者的神经细胞未表现出上述的包涵体,如额颞叶变性泛素蛋白酶体系统型(FTLD‑UPS),这是一种比较罕见的额颞叶变性。由 CHMP2B 基因突变引起,患者神经细胞的包涵体内缺乏 Tau,Ubiquitin,TDP‑43 及 FUS 蛋白。

Frontotemporal lobar degeneration (FTLD) molecular classification is based on the difference in protein inclusions.

In the adult human brain, six tau isoforms are expressed as a result of alternative splicing of exons 2, 3, and 10. Exons 9～12 encode four microtubule-binding motifs, and the alternative splicing of exon 10 generates tau isoforms with either three or four repeat domains. Frontotemporal

框 4‑4　额颞叶退化症分子生物学分类的英语介绍

lobar degeneration-Tau is classified as 3R and 4R tau, respectively, (3R, 3 repeat; 4R, 4 repeat). 3R Subdivision includes Pick's disease (PiD). Pick bodies are composed predominantly of 3R tau isoforms and are most numerous in layers $\text{II} \sim \text{IV}$ of the affected neocortical regions and the granule cells and pyramidal neurons of the hippocampus. 4R Subdivision includes corticobasal degeneration (CBD), progressive supranuclear palsy (PSP), argyrophilic grain disease (AGD), globular glial tauopathy (GGT). Patients with CBD pathological changes may present as CBS (characterized by bradykinesia, rigidity, dystonia, apraxia, cortical sensory signs, and alien limb phenomenon), FTD (bvFTD or nfvPPA), or with features of both these syndromes. A particularly characteristic feature of CBD is the presence of circular or ring-shaped collections of short cell processes referred to as "astrocytic plaques", that result from the accumulation of pathological tau in the distal processes of a single astrocyte. PSP usually presents as a movement disorder with early postural instability, axial rigidity, bradykinesia, and ophthalmoplegia. The most characteristic neuronal inclusions are spherical "globose" neurofibrillary tangles (NFT) which predominate in subcortical nuclei. Argyrophilic grain disease is a sporadic 4R tauopathy that usually presents as a late-onset, slowly progressive, mild amnestic dementia. The key histopathological feature is the presence of small dot-like spindle-shaped structures (grains) that are argyrophilic, tau-immunoreactive, and thought to represent degenerating dendrites. The clinical presentations of Globular glial tauopathy include bvFTD with or without extrapyramidal features, primary lateral sclerosis PLS, or a combination of FTD and PLS.

FTLD-TDP stands for Frontotemporal lobar degeneration-transactive response DNA binding protein, which include 4 sub-types. FTLD-TDP represents the most common FTLD molecular subtype, accounting for about 50% of cases. The transactive response DNA-binding protein with Mr 43 kD (TDP-43) is a 414 amino acid DNA/RNA-binding protein that is involved in multiple aspects of RNA processing, including transcription,

框 4-4 额颞叶退化症分子生物学分类的英语介绍(续)

splicing, transport, and stabilization. FTLD–TDP type A cases are characterized by abundant short dystrophic neurites and compact oval or crescentic neuronal cytoplasmic inclusions, predominantly in layer II of the neocortex. Type B cases show moderate numbers of compact or granular NCI in both superficial and deep cortical layers with relatively few DN and NII. Type C cases have an abundance of long tortuous neurites, predominantly in the superficial cortical laminae, with few or no NCI. The characteristic feature of FTLD–TDP type D pathology is the abundance of lentiform NII and short DN in the neocortex with only rare NCI.

FTLD–FET stands for Frontotemporal lobar degeneration-fused in sarcoma, Ewing's sarcoma, TATA-binding protein-associated factor 15. It includes atypical FTLD with ubiquitin-positive inclusions (aFTLDU), neuronal intermediate filament inclusion disease (NIFID), basophilic inclusion body disease (BIBD). Fused in sarcoma (FUS), Ewing's sarcoma (EWS), and TATA-binding protein-associated factor 15 (TAF15) (collectively known as the FET protein family) were each initially discovered as components of fusion oncogenes that cause specific types of human cancer. The recognized clinical, genetic, and pathological overlap between ALS and FTD, and the high degree of functional homology between FUS and TDP–43, led to speculation that FUS might also be the pathological protein in some of the remaining $5\% \sim 10\%$ of FTLD cases that are not characterized by either tau or TDP–43 pathology. As a result, aFTLD–U, NIFID, and BIBD have now been grouped together under the broad designation of frontotemporal lobar degeneration with FET-positive inclusions (FTLD–FET) which is estimated to represent $5\% \sim 10\%$ of all FTLD.

FTLD–UPS stands for Frontotemporal lobar degeneration-ubiquitin proteasome system, a rare form of FTLD caused by CHMP2B mutation, with inclusions lacking tau, ubiquitin, TDP–43, and FUS.

框 4 - 4　额颞叶退化症分子生物学分类的英语介绍(续)

第四节　额颞叶退化症的致病机制

额颞叶退化症具有高度的遗传异质性，40%～50%的病例有明确的家族史，约10%的患者呈现常染色体显性遗传。环境风险因素，例如头部损伤史、重复性脑震荡、慢性创伤性脑病（chronic traumatic encephalopathy，CTE）等也有报道与该病发病相关。由于遗传的高度异质性，额颞叶退化症涉及的基因突变也很多。

1. MAPT（Tau）

10%～30%额颞叶退化症患者与位于染色体 17q21 的 MAPT 基因（OMIM：*157140）突变有关。MAPT 编码的 Tau 蛋白是重要的微管相关蛋白，促进微管组装，参与维持细胞的形态、物质运输、细胞分裂等重要生物学过程。MAPT（Tau）基因突变引起 FTLD-Tau 亚型中以含 Tau 蛋白包涵体为特征的家族性额颞叶退化症 FTDP-17（与 17 号染色体相关的伴有帕金森症的额颞叶痴呆）。目前在 100 个家系中报道了超过 40 个突变，突变多为常染色体显性遗传，并具有较高的外显率，导致患者多在 40～60 岁发病，预计存活 8～10 年。分子病理学改变的多样性，决定了额颞叶变性临床表现的多样性。Tau 染色阳性额颞叶变性约占 40%，多于叠加锥体外系疾病相关，两者都为阴性的占 5%～10%。而大多数 Tau 蛋白阴性的 FTDP-17 病例是由 GRN（OMIM：*138945）基因突变引起的。

2. TARDBP（TDP-43）

约 50%额颞叶退化症患者为 FTLD-U 型中以 TDP-43 包涵体为主的 FTLD-TDP 亚型。其组织中存在对泛素和 TDP-43 染色呈阳性的、对 tau 蛋白染色呈阴性的包涵体，不存在 Pick 小体和 Pick 细胞。TAR DNA 结合蛋白-43（TAR DNA-binding Protein，TDP-43）是一种普遍表达的核蛋白，由 TARDBP（OMIM：*607485）基因编码，TDP-43 在 DNA 转录和剪接中发挥作用（图 4-4）。相应包涵体可分布在神经元和神经胶质细胞中，在齿状回和额颞皮层的 II 层神经元中的含量最高。此外，家族遗传的 FTLD-TDP 与前颗粒蛋白基因（GRN：FTLD-17）、C9ORF72（9p12-p21）、VCP（OMIM：*601023）等常染色体显性突变有关。TDP-43 染色阳性额颞叶变性，多与叠加运动神经元病相关。

图 4-4 中显示，TDP-43 的自我调节和细胞核-质穿梭障碍，导致 RNA 代谢的损失和细胞质 TDP-43 的增加。TDP-43 的错误定位增加了其聚集的倾向。翻译后修饰包括过磷酸化、乙酰化、泛素化、Sumo 化或 PaRyl 化，以及促进 TDP-43 聚集的裂解和破碎。TDP-43 的核损耗、错误折叠和细胞质聚集会导致：① RNA 代谢失调，包括

剪接缺陷；② 线粒体功能和轴突转运受损；③ 蛋白质平衡受损（UPS 和自噬）；④ 应激颗粒动力学异常；⑤ 淀粉样聚集形成，及以朊病毒样方式在细胞间传播。

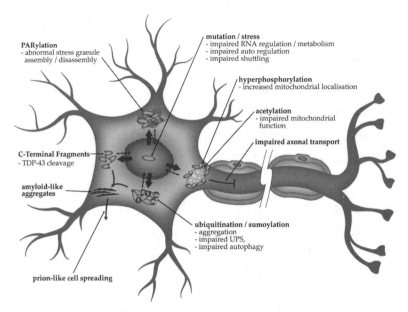

图 4 - 4　TDP - 43 发病机制与突变或应激相关的分子机制（Wood A, et al. Int J Mol Sci. 2021）

PARylation：多聚核糖基化；Hyperphosphorylation：过度磷酸化；Acelylation：乙酰化；Ubiquitination 泛素化，Sumoylation：Sumo 化；Amyloid-like aggregates：淀粉样聚集；Prion-like：朊病毒样。

3. GRN

FTLD - TDP 亚型的发病也与 GRN（progranulin）突变相关。GRN 基因定位于染色体 17q21，编码一种分泌型生长因子，在海马体和皮层的锥体细胞中高度表达。目前，已在 210 个家系中鉴定出约 70 个致病突变，几乎所有突变都是产生无功能蛋白质的无义或错义突变。研究数据表明，GRN 基因的半合子缺失与额颞叶退化症相关，以单倍剂量不足的机制导致发病。

4. C9orf72

FTLD - TDP 亚型的发病也与 C9orf72 突变相关。C9orf72 基因定位于染色体 9p21.2。C9orf72 的内含子中含有 GGGGCC 重复扩增序列，引起剪切异构体或不从 AUG 开始的非典型翻译（Repeat Associated Non AUG translation，RAN），由于不同的移码突变，产生不同的二肽重复蛋白聚集（Dipeptide Repeat Protein，DPR），包括 poly GA、GP 和 poly GR。FTLD - TDP 亚型患者神经细胞中多数包涵体含有 poly GA，少数包含 poly GP 和 poly GR。由当 GGGGCC 重复<23 个时表型正常，当重复>30 个时致病。芬兰人群数据研究中发现该基因，在 12% 的家族性额颞叶退化症和 29％的散发性额颞叶退化症中检测到。

5. VCP

FTLD－TDP 亚型的发病也与含缬氨酸蛋白（Valosin-Containing Protein，VCP）突变相关。含缬氨酸蛋白是 ATP 相关多种细胞活性（ATP Associated Multiple Activity，AAA）基因超家族的成员。VCP 的突变与多系统蛋白病（Multi-System Proteinopathy，MSP）有关，可影响肌肉、骨骼、中枢神经系统，是一种显性遗传的、多效性、退行性疾病。VPC 突变会干扰包括 TDP－43 在内的未泛素化蛋白的蛋白酶体依赖性降解，导致细胞质和细胞核中形成泛素阳性的 TDP－43 包涵体。

6. CHMP2B

CHMP2B（Charged Multivesicular Body Protein 2B）基因定位于染色体 3p11.2，与额颞叶变性泛素蛋白酶体系统（FTLD－UPS）的亚型发病相关。CHMP2B 是 ESCRT－Ⅲ（Endosomal Sorting Complex Required for Transport Ⅲ）家族的成员，是多泡体形成所必需的。多泡体是一种晚期内体结构，与溶酶体融合以降解内吞蛋白。羧基末端截短突变体对内体功能具有显性负面影响，导致细胞死亡。CHMP2B 突变导致的 FTLD－UPS 是额颞叶退化症的一种罕见的类型，其包涵体中缺乏 Tau 蛋白、泛素、TDP－43 和 FUS 等。

MAPT（tau）is a gene located in 17q21 that is associated with FTLD－TAU. There are six tau isoforms ranging from 352 to 441 amino acids expressed in brain, which are generated by alternative splicing. There are ~ 40 mutations in Tau reported in 100 FTLD families. Mutations are inherited in autosomal dominant pattern and are highly penetrant, leading to disease onset between ages 40 and 60, with 8~10 year survival.

GRN（progranulin）is a gene located in 17q21 that is associated with FTLD－TDP. Progranulin is a secreted growth factor; highly expressed in pyramidal cells in the hippocampus and cortex. About 70 pathogenic mutations have been identified in 210 families; nearly all are non-sense or missense mutations that produce non-functional proteins; two recent studies have also linked hemizygous deletions of GRN gene to FTLD; collectively, these studies strongly suggest that the disease mechanism is "haploinsufficiency."

框 4-5　额颞叶退化症致病机制的英语介绍

C9orf72 is a gene located in 9p21.2 that is associated with FTLD‐TDP. Atypical translation of intronic RNA containing expansions of *GGGGCC*-repeat sequences produce aggregating dipeptide-repeat（DPR）proteins（< 23 repeats：normal；> 30 repeats：pathogenic）. It is detected in 12% familial FTD and 29% sporadic FTD（Finnish population）.

VCP（valosin-containing protein）is a gene located in 9p13 that is associated with FTLD‐TDP. VCP is a member of the ATPase associated with diverse cellular activities（AAA）gene superfamily. N-terminal domain binds phosphoinositides；phosphorylated by the protein kinase AKT. Mutations in VCP have been linked to "Multisystem Proteinopathy"（MSP）a dominantly inherited, pleiotropic, degenerative disorder that can affect muscle，bone and/or the CNS. In one subtype of MSP，IBMPFD（inclusion body myopathy associated with Paget's disease of bone and frontotemporal dementia），VPC mutations interfere with proteosome-dependent degradation of unbiquitinated proteins，including TDP43，resulting in the formation of ubiquitin-positive TDP43 inclusions in the cytoplasm and nucleus.

CHMP2B（charged multivesicular body protein 2B）is linked to a rare form of FTLD with inclusions lacking tau，ubiquitin，TDP‐43，and FUS. CHMP2B is a member of ESCRT‐III（endosomal sorting complex required for transport III），which is required for the formation of the multivesicular body，a late-endosomal structure that fuses with lysosomes to degrade endocytosed proteins. Carboxyl-terminal truncation mutants have a dominant-negative effect on endosomal functions，resulting in cell death.

框 4‐5　额颞叶退化症致病机制的英语介绍（续）

第五节　额颞叶退化症的治疗

目前尚无有效药物改变额颞叶退化症的进程及预后。保持良好的心理健康状态和生活方式,适当的体育锻炼和认知训练是治疗的主要方法。现阶段对额颞叶退化症患者的治疗以对症治疗为主,且都属于经验性治疗。

1. 药物治疗

鉴于已有确切的证据表明额颞叶退化症患者脑内存在谷氨酸递质系统的异常,因此,临床上可尝试使用 N-甲基-D-天冬氨酸受体拮抗剂(美金刚)治疗额颞叶退化症。已有基础研究结果显示,美金刚能够减少 Tau 蛋白的病理性过度磷酸化水平,提示可能对额颞叶退化症有一定的疗效。此外,有研究证实美金刚可改善 FTLD 患者的精神状态,以淡漠、激越和焦虑 3 个亚项的改善尤为明显。另外,服用美金刚可使额颞叶退化症患者双侧脑岛和左侧眶额部脑皮质代谢活动增加。由于额颞叶退化症患者不存在胆碱能递质系统的异常,因此,胆碱酯酶抑制剂对其无效。

2. 非药物治疗

药物治疗不能完全消除额颞叶退化症患者的负面行为症状,因此需要药物治疗的基础上,联用行为、物理和环境改善策略等非药物疗法。额颞叶退化症患者的攻击性、去抑制和运动障碍,使得患者自身及其照料者均存在受伤风险,因此需要针对患者的特定需求,采用个体化的安全改善措施。研究发现,定期进行有氧运动可增强神经连接网络、增强神经保护作用和减缓神经退行性疾病的认知功能减退。额颞叶退化症照料者的身心健康亦至关重要。由于患者存在显著的行为障碍和自知力缺失,且起病年龄较早,其照料者往往会面临沉重的情感、经济和体力负担,应通过必要的方式给予照料者更多的关怀、教育和支持。

第六节 肌萎缩侧索硬化的研究历史

1869 年,为帕金森综合征命名的法国神经学家法国神经学家让·马丁·夏尔科(Jean-Martin Charcot, 1825—1893)首次描述了肌萎缩侧索硬化这种疾病,被誉为现代神经病学的奠基人。

1939 年美国著名的棒球手卢伽雷(Lou Gehrig, 1903—1941)罹患此病,此病才被广为人知。所以它在北美国家又叫夏科特(Charcot)病也叫卢伽雷(Lou Gehrig)病,在我国常见的名称是渐冻症。

1993 年第一个遗传性肌萎缩侧索硬化的致病基因被发现,即定位于第 21 号染色体上的 Cu/Zu 超氧化物歧化酶 1(Superoxide dismutase,SOD1)基因。2018 年,肌萎缩侧索硬化列入我国《第一批罕见病目录》。

Jean-Martin Charcot, a French Neurologist, who also designated Parkinson's disease, first described amyotrophic lateral sclerosis (ALS) in 1869. Jean-Martin Charcot was credit for "Founder of Modern Neurology". Although it has been reported for decades, amyotrophic lateral sclerosis was not well known to public until the famous American baseball player Lou Gehrig developed this disease in 1939. Thus, ALS is commonly known as "Lou Gehrig's disease" in North America.

框 4 - 6　肌萎缩侧索硬化症的研究历史的英语介绍

第七节　肌萎缩侧索硬化的症状特征

一、临床特征

运动神经元疾病（Motor Neuron Disease，MND）是一组选择性侵犯上、下运动神经元而引起大脑运动皮质细胞及锥体束、下位脑干运动神经核和脊髓前角细胞进行性变性的、致死性、神经退行性疾病。肌萎缩侧索硬化（Amyotrophic Lateral Sclerosis，ALS）是最常见的运动神经元病，为经典型。

肌萎缩侧索硬化症的临床症状表现为不同组合的肌无力、肌萎缩、延髓麻痹及锥体束征等，而眼球运动，膀胱和肠道的功能相对保留。感觉系统，包括嗅觉、味觉、触觉和听觉等常不受累。通常而言，患者的认知、记忆力和性格等功能大多保留。其中，一小部分（约 5%）肌萎缩侧索硬化患者会出现额颞叶变性（ALS - FTLD）症状，30%～50% 患者可能伴有轻微的认知损害。本病通常在 40～60 岁发病。早期表现为肌无力易疲劳、肌束颤动等轻微症状，逐渐进展为全身肌肉萎缩和吞咽困难，最后产生呼吸衰竭。

二、发病率

肌萎缩侧索硬化在欧洲及美国的发病率每年 1.5/10 万～2.0/10 万，患病率为 4～8/10 万。男性多于女性，比例约 1.5∶1。肌萎缩侧索硬化通常在 40～60 岁起病，病程 3～5 年，仅 10% 左右的患者可存活超过 10 年，总体预后不佳。

三、分类

1. 按起病组织部位

（1）肢体起病型

症状首先是四肢肌肉进行性萎缩、无力，最后才产生呼吸衰竭。

（2）延髓起病型

先期出现吞咽、讲话困难，很快进展为呼吸衰竭。

2.按遗传方式

（1）家族性肌萎缩侧索硬化

在家系中聚集发病，家族性肌萎缩侧索硬化（familial ALS，fALS）占肌萎缩侧索硬化的 5%～10%。

（2）散发型肌萎缩侧索硬化

在人群中散发，散发性肌萎缩侧索硬化（sporadic ALS，sALS）占肌萎缩侧索硬化总病例的 90%～95%。

3.按病理分型和不同基因突变

（1）ALS‐SOD 亚型

约占家族性肌萎缩侧索硬化（fALS）的 1/5，是由于 21 号染色体上的 Cu/Zu 超氧化物歧化酶 1（superoxide dismutase，SOD1）基因显性突变导致。

（2）ALS‐TDP 亚型

是由于编码 TAR DNA 结合蛋白 43（TDP‐43）的 TARDBP 基因突变导致。ALS‐TDP 亚型在少数家族性肌萎缩侧索硬化和散发性肌萎缩侧索硬化中存在。

（3）ALS‐FUS 亚型

是由于编码融合肉瘤/脂肪肉瘤蛋白（fused in sarcoma/translocated in lipo sarcoma，FUS/TLS）的 FUS 的突变导致。ALS‐FUS 亚型在少数家族性肌萎缩侧索硬化和散发性肌萎缩侧索硬化中存在（图 4‐5）。

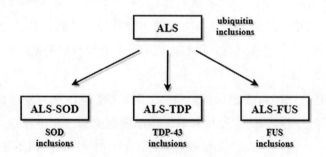

图 4‐5　肌萎缩侧索硬化分型

ALS‐SOD：由于超氧化物歧化酶 1（superoxide dismutase，SOD1）基因显性突变导致的肌萎缩侧索硬化；ALS‐TDP：由于编码 TAR DNA 结合蛋白 43（TDP‐43）的 TARDBP 基因突变导致的肌萎缩侧索硬化；ALS‐FUS：由于编码融合肉瘤/脂肪肉瘤蛋白（Fused in Sarcoma/Translocated in Lipo Sarcoma，FUS/TLS）的 FUS 的突变导致的肌萎缩侧索硬化。

第八节　肌萎缩侧索硬化的发病机制

家族性肌萎缩侧索硬化和散发型肌萎缩侧索硬化在表型上具有很强的重叠性。有假说认为，肌萎缩侧索硬化是随着年龄增加，由于遗传易感性的个体暴露于不利环境所导致的。

一、家族性肌萎缩侧索硬化

5%～10%的肌萎缩侧索硬化患者有家族遗传史，此类患者的发病机制主要是基因突变所致。

1. SOD1

Cu/Zu 超氧化物歧化酶 SOD1 基因（Superoxide Dismutase，SOD1）是首个被发现的遗传性肌萎缩侧索硬化的致病基因，定位于第 21 号染色体上，该基因显性突变导致 ALS - SOD 亚型，占家族性肌萎缩侧索硬化患者的 20%，是亚洲人群中最常见的突变基因。肌萎缩侧索硬化相关的 SOD1 突变可诱导蛋白质在轴突中错误折叠和聚集，从而导致神经元细胞死亡。这些患者的神经元细胞中存在含有 SOD1 的细胞内包涵体。

2. TARDBP(TDP - 43)

编码 TAR DNA 结合蛋白 43(TDP - 43)的 TARDBP 基因突变导致 ALS - TDP 亚型，在少数家族性肌萎缩侧索硬化和散发性肌萎缩侧索硬化中存在。TDP - 43 蛋白是一种 414aa 的高度保守、广泛表达的蛋白，主要定位于细胞核，可在细胞核和细胞质之间穿梭。TDP - 43 调节转录、RNA 剪接和外显子跳跃，也可能在细胞质中发挥作用。TDP - 43 羧基末端富含甘氨酸区域的许多突变与肌萎缩侧索硬化有关。

3. FUS(FUS/TLS)

编码融合肉瘤/脂肪肉瘤翻译蛋白（FUS/TLS）的 FUS 的突变导致 ALS - FUS 亚型，在少数家族性肌萎缩侧索硬化和散发性肌萎缩侧索硬化中存在。FUS 是一种广泛表达的蛋白质，属于多功能 DNA/RNA 结合蛋白的 FET(FUS，EWS，TAF15) 家族，可以在细胞核和细胞质之间穿梭。最初是作为人类癌症中融合癌基因的一部分被发现的。在 4% 的家族性肌萎缩侧索硬化和少数散发型肌萎缩侧索硬化患者中，发现了 30 个 FUS 常染色体显性突变。

4. 其他基因

SOD1，TDPDBP 和 FUS 基因突变只能解释一小部分肌萎缩侧索硬化，例如，

SOD1 突变在 12%～23% 的家族性肌萎缩侧索硬化及 2%～3% 的散发性肌萎缩侧索硬化病例中被发现，TARDBP(TDP-43)突变在 4% 的家族性肌萎缩侧索硬化及 1.5% 的散发性肌萎缩侧索硬化病例中被发现，FUS 突变在 4% 的家族性肌萎缩侧索硬化及 0.4% 的散发性肌萎缩侧索硬化病例中被发现。

随着遗传学研究技术的发展，目前已明确的肌萎缩侧索硬化致病基因已超过 30 个，如 C9ORF72、SQSTM1(p62)、OPTN、UBQLN2、VAPB 、VCP 等(表 4-1)。

表 4-1 肌萎缩侧索硬化的致病基因的定位及编码蛋白
（AD：常染色体显性遗传；AR：常染色体隐性遗传；XR：X 染色体隐性遗传）

类型	遗传方式	基因定位	蛋白	临床类型
ALS1	AD &AR	21q22	SOD1	经典型 ALS
ALS2	AR	2q33	ALS2	青少年 PLS，婴儿型 HSP
ALS3	AD	18q21	不明	ALS
ALS4	AD	9q34	SETX	青少年 ALS，伴眼球运动失用的共济失调
ALS5	AR	15q21	SPG11	青少年 ALS，HSP
ALS6	AD& AR	16p11	FUS	ALS，尤文肉瘤
ALS7	AD	20p13	不明	不详
ALS8	AD	20q13	VAPB	SMA，FALS
ALS9	AD	14q11	ANG	FALS，SALS
ALS 10	AD	1p36	TARDBP	FTD 和 ALS
ALS11	AD& AR	6q21	FIG4	CMT，FALS
ALS12	AD& AR	10p13	OPTN	ALS，伴或不伴 FTD，原发性开角型青光眼
ALS13	不明	12q24	ATXN2	SALS，SCA2
ALS14	AD	9p13	VCP	包涵体肌病伴 Paget 骨病和 FTD ，ALS
ALS15	XD	Xp11	UBQLN2	ALS，伴或不伴 FTD
ALS16	AD	9p13	SIGMAR1	ALS，远端型 SMA
ALS17	AD	3p11	CHMP28	ALS，FTD
ALS18	AD	17p13	PFN1	ALS
ALS19	AD	2q33.3-q34	ERBB4	ALS
ALS20	AD	12q13	HNRNPA1	多系统蛋白病
ALS21	AD	5q31.2	MATR3	远端肌病 2 型，ALS
ALS22	AD	2q35	TUBB4A	ALS，伴或不伴痴呆
ALS23	AD	10q22.3	ANXA11	ALS
ALS24	AD	4q33	NEK1	ALS 易感基因
ALS25	AD	12q13.3	KIF5A	HSP，CMT2，ALS 易感基因
ALS26	AD	2p13	TIA1	ALS，伴或不伴痴呆
FTD-ALS1	AD	9p21	C9orf72	FTD，ALS

续　表

类　型	遗传方式	基因定位	蛋白	临　床　类　型
FTD‐ALS2	AD	22q11	CHCHD10	FTD，ALS，SMA,肌病
FTD‐ALS3	AD	5q35	SQSTM1	Paget 骨病，ALS
FTD‐ALS4	AD	12q14	TBK1	FTD，ALS
ALS‐PDC	AD	15q21	TRPM7	ALS‐PD 叠加综合征Ⅰ型

（1）C9ORF72

C9ORF72 是一个位于 9p21.2 的基因,其内含子 1 中存在 GGGGCC 六核苷酸重复序列的扩增,可在 12% 的家族性额颞叶退化、22% 的家族性肌萎缩侧索硬化中检测到相应扩增。芬兰人群中,可在 46% 的家族性肌萎缩侧索硬化、21% 的散发型肌萎缩侧索硬化和 29% 的散发型额颞叶痴呆(sFTD)中检测到相应的扩增。在高加索人群中占家族性肌萎缩侧索硬化的 40%,在散发型肌萎缩侧索硬化中占 5%～20%。C9ORF72 目前被认为是家族性肌萎缩侧索硬化最常见的致病基因。但此突变在亚洲人群中少见。

（2）SQSTM1

在欧洲和日本人群的研究中发现,SQSTM1 基因的多个错义突变和截短突变与额颞叶退化和肌萎缩侧索硬化的发病相关,不论是否患有佩吉特病。佩吉特病(Piget's disease of bone,PDB)也叫变形性骨炎,是一种进展缓慢的疾病,其特征为骨性破坏及重建的过程交替出现并发症发生紊乱,导致健康的骨组织逐渐被大量的异常骨所取代。SQSTM1 是位于染色体 5q35,编码 Sequestosome 1,或称泛素结合蛋白 p62。可以结合泛素,靶向泛素化蛋白进行降解,及通过蛋白酶体或自噬进行降解。在额颞叶退化症、肌萎缩侧索硬化和许多其他以异常蛋白质聚集为特征的疾病的细胞质内含物发现 p62 与泛素化蛋白共定位。

（3）OPTN

OPTN 基因位于染色体 10p13,编码神经磷酸酶 Optineurin 蛋白,研究表明,罕见的无义突变和错义突变会导致隐性和显性遗传的肌萎缩侧索硬化,无论是否患有额颞叶退化症。全基因组关联分析 GWAS 中发现,在没有 SQSTM1 突变的个体中,OPTN 与佩吉特病(Piget's disease of bone,PDB)发病相关。不同的 OPTN 突变也与成人期发病的青光眼相关。与 SQSTM1/p62 类似,视神经磷酸酶结合泛素和通过自噬介导蛋白质清除。

（4）UBQLN2

UBQLN2 编码泛素样蛋白 2(Ubiquitin 2)。其突变导致显性 X 连锁青少年和成人肌萎缩侧索硬化和肌萎缩侧索硬化/痴呆。

二、散发性肌萎缩侧索硬化

散发性肌萎缩侧索硬化(sALS)占 ALS 总病例的 90%～95%。散发性肌萎缩侧索硬化的病因不明,目前主要有如下假说:

1. 蛋白异常聚集和折叠

蛋白异常聚集可导致伴侣蛋白活性降低,泛素蛋白酶体通路受阻。在疾病状态下,TDP-43 蛋白在胞质中的异常聚集与肌萎缩侧索硬化的发生发展密切相关。野生型 SOD1 发生错误折叠和聚集时,也可诱导肌萎缩侧索硬化的发生。由于蛋白异常聚集,导致轴索运输障碍神经传导及神经营养功能损伤。

2. 神经细胞外谷氨酸聚集

钙超载以及胶质细胞兴奋谷氨酸敏感性增加导致兴奋性介质的积累,从而导致运动神经元损伤。

3. 氧化应激

代谢过程中产生的氧自由基会破坏生物膜脂类物质、核酸等关键大分子,导致细胞坏死或凋亡。已发现肌萎缩侧索硬化患者血清和脑脊液中的几种氧化应激生物标志物升高。突变的 SOD1、TDP-43 以及 VAPB 等基因被认为参与了肌萎缩侧索硬化的氧化应激过程。

4. 自身免疫机制

少数肌萎缩侧索硬化患者脑脊液中神经节苷脂 GM1-IgM 抗体阳性,也可合并有单克隆免疫球蛋白病。小胶质细胞和 T 细胞促进肌萎缩侧索硬化中的炎症,引起免疫细胞浸润和炎症细胞因子的产生。

5. 病毒感染

有研究发现,感染脊髓灰质炎的患者在数年后,可出现类似运动神经元病表现的脊髓灰质炎后综合征(Post-polio Syndrome),因此,有推测可能有病毒潜伏于神经元中,在某些特定条件下激活休眠病毒而发病。此外,反转录病毒亦可造成运动神经元损害,如人类嗜 T 细胞病毒 1 可引起痉挛性截瘫。

6. 神经营养因子缺乏

有研究发现,肌萎缩侧索硬化患者的脊髓前角神经元的某些神经营养因子含量显著减少,但尚无明确证据表明神经营养因子缺乏是引起本病的主要病因。

7. 环境毒素

铝、锰、硅、汞、铅等过量沉积在中枢神经细胞中,可破坏神经元骨架而导致疾病发生。除此以外,特定地区的环境毒素也会导致特定人群肌萎缩侧索硬化发病率升高。例如关岛地区查莫罗人(Chamorro)在 20 世纪 40 年代高发的 Lytico-bodig 病,也称肌萎缩侧索硬化-帕金森-痴呆综合征（guamanian amyotrophic lateral sclerosis Parkinsonism dementia complex，Guam‐ALS‐PDC），也叫关岛综合征，这种神经退行性疾病兼有肌萎缩侧索硬化、帕金森病和阿尔茨海默病的症状。其临床表现分为2种形式，包括进行性麻痹（Lytico型），类似肌萎缩侧索硬化（ALS），以及"bodig"帕金森症（bodig型），可伴痴呆症状，其尸检发现与阿尔茨海默病患者类似的神经元纤维缠结（Neuro-Fibrillary Tangle，NFT）症状。关岛查莫罗人是生活在太平洋马里亚纳群岛（美属）上的土著人，关岛综合征发病率是其他美国地区的50～100倍。关岛综合征虽然在查莫罗人家系里集中出现，但没有发现基因遗传的迹象。对当地人环境因素的研究发现，当地人长期食用富含淀粉的铁树种子制作的传统食物以及食用以铁树种子为食的狐蝠，铁树种子中含有神经毒素甲氨基丙酸（β‐Methylamino-L-Alamine，BMAA），在狐蝠中大量富集，查莫罗人食用狐蝠后慢性中毒导致关岛综合征。铁树种子里的BMAA，来自铁树根部的共生细菌念珠藻。BMAA毒性发作的速度很慢，也许蝙蝠的寿命不足以让它毁坏神经系统，所以蝙蝠没有出现中毒迹象。将致病因素移除后，该地区20世纪60年代后罹患肌萎缩侧索硬化的概率大幅降低。

8. 脑外伤或脑部感染

外伤史、重体力劳动者或职业运动员的过度体力运动亦可能是疾病的危险因素。

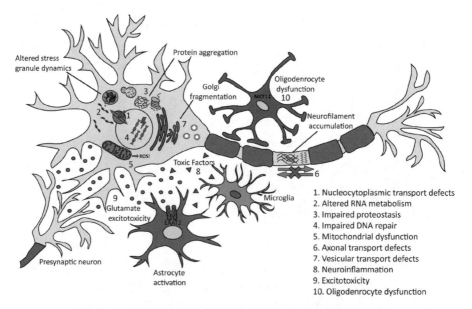

图4‐6 肌萎缩侧索硬化发病有关的基因和细胞层面的疾病机制（Mejzini R，et al，Front Neurosci，2019）

Granule dynamics：颗粒动力学；Nucleocytoplasmic transport defect：核质转运缺陷；Proteostasis：蛋白稳态；Vesicular：囊泡；Neuroinflammation：神经炎症；Excitotoxicity：兴奋性毒性；Oligodendrocyte：少突胶质细胞。

　　图 4-6 中显示，肌萎缩侧索硬化发病有关的基因和细胞层面的疾病机制包括 RNA 代谢紊乱、蛋白质稳态受损、核细胞质运输缺陷、DNA 修复受损、兴奋性毒性、线粒体功能障碍、氧化应激、轴突运输中断、神经炎症、少突胶质细胞功能障碍和囊泡运输缺陷。

　　Sporadic amyotrophic lateral sclerosis（sALS）account for about $90\% \sim 95\%$ in total ALS cases. Familial ALS（fALS）accounts for the remaining $5\% \sim 10\%$.

　　About 1/5 of familial ALS（fALS）are caused by a dominant mutation in the superoxide dismutase gene（SOD1）on chromosome 21. Intracellular inclusions contain SOD1 exist in these patients' neuron cells.

　　Mutations in TARDBP on 1p36.2, encoding TAR DNA binding protein 43（TDP-43），and FUS on 16p11.2, encoding fused in sarcoma/translated in liposarcoma（FUS/TLS）protein, have been linked to rare forms of familial and sporadic ALS.

　　TDP-43 protein is a 414 aa highly conserved, widely expressed protein, it is primarily localized to cellular nucleus, and can shuttle between nucleus and cytoplasm. TDP-43 regulates transcription, RNA splicing and exon skipping; may also function in the cytoplasm. Many mutations in the carboxy-terminal glycine-rich regions of TDP-43 are linked to ALS.

　　FUS is a ubiquitously expressed protein belonging to the FET（FUS, EWS, TAF15）family of multifunctional DNA/RNA binding proteins. It shuttles between nucleus and cytoplasm. It was originally discovered as a component of fusion oncogenes in human cancers. Thirty autosomal dominant mutations of FUS in 4% of familial ALS and rare sporadic ALS patients have been identified.

　　Identified mutations in SOD1, TDPDBP and FUS account for only a small fraction of ALS cases. Other genes implicatad in ALS include C9ORF72、SQSTM1（p62）、OPTN、UBQLN、VAPB、VCP, etc.

　　C9orf72 is a gene localized on 9p21.2），expansions of GGGGCC-repeat in intron 1 were detected in 12% of familial FTP, 22% of familial ALS. In

框 4-7　肌萎缩侧索硬化发病机制的英语介绍

Finnish population, expansions in C9orf72 were detected in 46% of familial ALS, 21% of sporadic ALS, 29% of sporadic FTD. In wider European population, expansions in C9orf72 were detected in 33% of sporadic ALS.

SQSTM1 is located on 5q35, and encodes sequestosome 1 (aka p62). It binds ubiquitin; targets ubiquitinated proteins for degradation via protosomes or autophagy; Colocalizes with ubiquitinated proteins in cytoplasmic inclusions in FTLD, ALS and many other disorders characterized by abnormal protein aggregation. Recently, multiple missense or truncating mutations in SQSTM1 have been identified as possible pathogenic mutations in FTLD and ALS in European and Japanese populations [with or without concomitant Piget's disease of bone (PDB)].

OPTN is a gene locate on 10p13 encoding optineurin. Rare null/nonsense or missense mutations have been shown to cause both recessive and dominant ALS with or without FTLD; GWAS study also link OPTN to PDB in individuals free of SQSTM1 mutations. Distinct OPTN mutations also implicated as a cause of adult-onset glaucoma. Similar to SQSTM1/p62, optineurin binds ubiquitin and mediates protein clearance via autophagy.

UBQLN2 encodes ubiquitin-like protein, ubiquitin 2. Mutations cause dominant X-linked juvenile and adult-onset ALS and ALS/dementia.

Possible environmental causes suggested in certain isolated populations, including a high-incidence of "lytico-bodig" disease among the Chamorro people on the island of Guam. The symptoms of "lytico" resemble ALS and "bodig" Parkinson's disease.

框 4-7 肌萎缩侧索硬化发病机制的英语介绍(续)

第九节 肌萎缩侧索硬化的治疗

肌萎缩侧索硬化病因不明,至今仍缺乏有效的根治方法,主要包括延缓疾病进展的药物及对症支持治疗。

一、延缓疾病进展的药物

1. 利鲁唑

利鲁唑（Riluzole，Rilutek）是第一个获美国 FDA 和欧盟批准用于治疗肌萎缩侧索硬化的药物，也是目前唯一公认对缓解肌萎缩侧索硬化进展有效的药物。其作用机制为稳定电压门控钠通道的非激活状态，抑制突触前谷氨酸的释放，激活突触后的谷氨酸受体以促进谷氨酸的摄取等。该药可延长从疾病发生至呼吸衰竭的时间，延长生存期，但却无法阻止肌萎缩侧索硬化病情的发展。目前，利鲁唑已被纳入我国首批罕见病减税药品清单。

2. 依达拉奉

依达拉奉（Edaravone，Radicava）是一种自由基清除剂，近年来的临床试验发现对于病程＜2 年、呼吸功能良好且临床评分的肌萎缩侧索硬化患者，依达拉奉具有延缓疾病进展的疗效，该药于 2017 年被 FDA 批准用于肌萎缩侧索硬化的治疗。

3. 其他潜在用药及辅助用药

丁苯酞目前已发现对头颅、脊髓损伤、神经变性病和神经系统发育障碍有较好的疗效，可用于肌萎缩侧索硬化的辅助治疗药物。

二、对症支持治疗

若肌萎缩侧索硬化患者出现吞咽困难，应予鼻饲饮食或做经皮胃造瘘，保证营养供给。有呼吸困难者应尽早使用无创正压呼吸机辅助通气。严重的呼吸衰竭需气管切开，人工呼吸机辅助呼吸。对于疾病产生的痉挛、僵硬等症状，可予巴氯芬、加巴喷丁等对症处理。右美沙芬和奎尼丁的合剂可改善肌萎缩侧索硬化假性延髓性麻痹症状。此外，康复锻炼、心理治疗及家庭社会支持等综合治疗，可以改善患者的生活质量。

第十节　本 章 小 结

额颞叶退化症是以额叶和颞叶特定区域变性为特征的神经退行性疾病。患者常于老年前期（45～65 岁）起病，以人格改变、社会行为异常及语言表达或命名障碍为最早、最突出的症状，记忆和视空间功能损害较轻，病程早期患者的肢体运动常正常，但部分患者可伴帕金森综合征或运动神经元病。随病情进展（3～4 年后），患者最终出现全面的痴呆及功能衰退。其病因和发病机制尚不明确，可能和 Tau 蛋白基因突变有关。

肌萎缩侧索硬化是一种运动神经退行性疾病。该病累及上运动神经元和下运动神经元及其支配的躯干、四肢和头面部肌肉的慢性、进行性变性疾病。常表现为上下运动神经元合并受损所致的进行性加重的肌无力、肌萎缩、肌束颤动、易疲劳等。后期逐渐进展为全身肌肉萎缩和吞咽困难，最后产生呼吸衰竭。肌萎缩侧索硬化的诊断，除了神经科临床检查外，还需做肌电图、神经传导速度检测、血清特殊抗体检查、腰穿脑脊液检查、影像学检查，甚至肌肉活检。

额颞叶退化症和肌萎缩侧索硬化虽然症状不尽相同，但有共同的致病基因和类似的致病机制。作为神经系统退行性疾病，目前对于额颞叶退化症 FTD、肌萎缩侧索硬化 ALS 和 FTD－ALS 均无有效治疗手段，基于疾病病理机制的诊疗手段研发，具有重要且积极的现实意义。

（以下是额颞叶退化症和肌萎缩侧索硬化的英语小结）

Frontotemporal lobar degeneration（FTLD）is among the most frequent dementias in the presenile population. It presents with different syndromes that selectively attacks the frontal and anterior temporal regions of the brain，including behavioral variant frontotemporal dementia（bvFTD），primary non-fluent aphasia（PNFA），and semantic dementia（SD）. Todate，many autosomal-dominant mutations have been discovered including the microtubule-associated protein tau（MAPT），progranulin（GRN），chromosome 9 open reading frame（C9ORF）72，leading to different subtypes with specific pathological markers. Motor neuron degeneration often co-occurs with FTLD. Amyotrophic lateral sclerosis is a type of motor neuron disease. It is characterized by progressive degeneration of nerve cells in the spinal cord and brain. The causes of the ALS include genetic mutations and environment，exposures. Currently，there's no cure for ALS，and the treatments to slow disease progression should be expected.

（刘丰韬）

第5章 朊病毒病 (Prion Disease)

朊病毒病（Prion Disease），又称为传染性海绵状脑病（Transmissible Spongiform Encephalopathies，TSEs），是一类罕见的进行性神经退行性疾病。该疾病潜伏期长，致死性高，主要通过特征性的海绵体形成（海绵状变化）的过程造成神经元丢失，对大脑造成不可逆转的损害。朊病毒病对人类和动物均有影响。在动物中，会造成羊瘙痒病（Scraple）、疯牛病（Bovine Spongiform Encephalitis，BSE，or mad cow disease）等，在人类中，会造成库鲁病（Kuru Disease），克雅病（Creutzfeldt-Jacob Disease，CJD）、格斯特曼-施特劳斯勒尔-沙因克尔（Gerstmann-Straussler-Scheinker disease，GSSD）病、致死性家族性失眠症（Fatal Familial Insomnia，FFI）等。最初朊病毒病被认为具有慢病毒发病特征，所以被称为慢病毒引起的神经退行性病毒病。随后的研究表明，异常错误折叠的蛋白质变异是导致其感染特性的主要因素，所以这类疾病也叫做人类神经退行性变的蛋白质病。这种致病的朊病毒也被称为蛋白质侵染因子（proteinaceous infectious particle）、朊粒、感染性蛋白质，由 PRNP 基因编码，是一类能侵染动物并在宿主细胞内无免疫性疏水蛋白质。其感染性和自我繁殖性主要是由 PRNP 基因突变，导致编码的朊病毒蛋白 PrP^C 转化为 PrP^{Sc} 的异常构象变异，并影响其他正常蛋白构象改变，从而引起神经退行性改变和大脑功能障碍。近年来，预防措施政策的持续发展和疾病病理学研究为这一公共卫生问题提供了理论基础。

（以下是朊病毒病的英语介绍）

Prion diseases, also called Transmissible Spongiform Encephalopathies (TSEs), are proteinopathies that cause neurodegeneration in humans such as Kuru Disease, Creutzfeldt-Jakob Disease (CJD), Gerstmann-Sträussler-Scheinker (GSS) Disease, Fatal Familial Insomnia (FFI), and etc. In animal, Prion diseases cause Scraple, Bovine spongiform encephalitis (BSE) or mad cow disease, etc. Originally thought to have viral pathogenesis, it is now understood that abnormal misfolded protein variants are the chief agents responsible for their infectious properties. Prion is also called proteinaceous infectious particle. The natural or cellular variant of a prion protein designated PrP^C is encoded by PRNP gene. However, when mutated or under certain circumstances, the prion protein PrP^C changes conformation, and generates the abnormal variants PrP^{Sc}. The PrP^{Sc} further induce more PrP^C to transmit to the abnormal infectious variant. Although rare, there is a tremendous vested interest in understanding its immuno-evasive properties and its unique pathophysiology. Over the past decade, a steady stream of novel preventative measures/policies and research into disease pathology has provided continued development into this public health concern.

第一节 朊病毒病和朊病毒学说的研究历史

羊瘙痒病(scraple)是最早记录的朊病毒病,于 18 世纪中期被发现,主要感染绵羊和山羊,在 1936 年被证明具有传染性。随后陆续有朊病毒病被报道,直到 20 世纪 80 年代在英国爆发的"疯牛病"和由此导致的新型克雅病(variant Creutzfeldt-Jakob disease,vCJD)才使得朊病毒病被广泛关注。克雅病(Creutzfeldt-Jakob disease,CJD)是在人类中发现的朊病毒病,由 Creutzdelbt 和 Jakob 在 1920 年和 1921 年报道。库鲁病(Kuru Disease)也是较早就被发现的人朊病毒病,发生于大洋洲巴布亚新几内亚东部高地的有食用人类脏器和脑组织习俗的土著部落,在部落群体中有传染性。

部分科学家发现这几种疾病的临床表现和病理特征相似,且潜伏期长,具有可传染性,因此认为导致此类疾病的致病因子可能是一种"慢病毒"。这一类疾病也就被错误地归类为"慢病毒"疾病。也有科学家认为这类疾病与退行性疾病类似,应属"退化"类疾病。

随后的研究却不断否定该致病因子为病毒的可能性。这种疾病直接损害神经元,但不会引发炎症免疫反应。并且该致病因子并不能被放射线或紫外线清除及破坏其 DNA 和 RNA。而且基于病毒开发的疫苗并不能预防羊瘙痒病的发生,实验中给予针对核酸的治疗时,传染性并未丧失。

1967 年有理论认为,蛋白质是该类疾病的致病因子。但由于看似与遗传学的中心法则矛盾,而被视为谬论。中心法则是弗朗西斯·克里克于 1958 年提出的,即遗传信息从 DNA 传递给 RNA,再从 RNA 传递给蛋白质,从而完成遗传信息的转录和翻译的过程。也可以从 DNA 传递给 DNA,即完成 DNA 的复制过程。在某些病毒中的 RNA 自我复制和在某些病毒中能以 RNA 为模板反转录成 DNA 的过程,是对中心法则的补充。朊病毒的由蛋白质传递导致遗传症状的理论,看似有违中心法则。

美国科学家 Prusiner 对羊瘙痒症的病原体进行了分离和研究,从脑匀浆中分离出抗蛋白酶糖蛋白,并于 1982 年提出羊瘙痒病的病原体是朊病毒(Prion),一种无核酸的蛋白质感染颗粒(Proteinaceous Infectious Particle)。1991 年 Prusiner 再次发表论文,揭示了朊病毒的致病机制,阐明了克雅病等疾病的病因。许多其他海绵状脑病也被重新分类为朊病毒疾病。其中,朊是蛋白质的旧称,字面意思上,朊病毒的含义就是蛋白质病毒,严格地说朊病毒的名字并不准确,因为朊病毒不是病毒,是一类不含核酸而仅由蛋白质构成的具感染性的因子。

在此基础上,Prion 学说被提出,认为朊病毒病的病原体不含核酸等其他成分,只有蛋白质,是体内发挥正常生理功能的朊蛋白(PrP Cellular,PrP^C)经构象转变后形成的具有致病性的构象体(PrP Scrapie,PrP^{SC})。而且因为朊病毒突变蛋白与正常蛋白序列相同,只是蛋白出现构象改变,免疫系统对朊病毒表现出耐受性和免疫逃避特性。

Transmissible spongiform encephalopathies (TSEs), aka prions diseases, is a progressive, fatal neuro-degenerative diseases characterized by ataxia and dementia. Gliosis and loss of neurons are also characteristic of prion diseases, which cause the "Sponge-like" appearance of TSE brain. It is caused by "prions": proteinaceous infectious particles. The best characterized human prion is "prion protein" (PrP) a normal cellular protein that can undergo conformational changes to produce "self-replicating," infectious variants.

Stanley B Prusiner, the winner of Nobel Prize 1997, coined the word "Prion", and produced convincing experimental evidence that prions are by themselves "self-replicating" and infectious independent of DNA or RNA.

框 5-1　朊病毒病研究历史的英语介绍

第二节   动物中的朊病毒病

1. 羊瘙痒病(Scraple)

羊瘙痒病(Scraple)是一种致命的绵羊和山羊神经退行性疾病,250年前在欧洲首次被发现。也被称为传染性海绵状脑病(TSE),其致病的病原体为 PrP^{Sc}。该病的传播主要是通过接触受感染母羊的胎盘和胎盘液而发生。早期症状表现为羊的行为或脾气的变化、抓挠或摩擦固定物体、失去动作协调性、咂嘴和步态异常。该病的易感性受 PrP 基因多态性的影响,大多数受感染的羊具有 136VV、136VA 或 171QQ 的基因型。

2. 牛海绵状脑炎(BSE)

牛海绵状脑炎(Bovine spongiform encephalitis,BSE,or mad cow disease),也称"疯牛病",是一种致命的牛神经退行性疾病。其特征是脑和脊髓海绵状变性,传播途径主要是通过食用受污染的奶牛和绵羊生产的含肉及含脑饲料而发生的。20世纪80年代英国的一次重大疯牛病疫情,引起全球恐慌,甚至引起了政治和经济的动荡。这次疫情是由于人类食用受感染牛的肉而感染该病,由此这种疾病的人畜间传染性被引起重视。截至2009年10月,已有200多人死于食用受污染的牛肉。为了根除英国的疯牛病,超过440万头奶牛被销毁。

3. 其他动物朊病毒病

动物的其他传染性海绵状脑病包括麋鹿、驯鹿、驼鹿和鹿的慢性消瘦萎缩性疾病(Chronic wasting disease,CWD)、猫的海绵状脑病(Feline spongiform encephalopathy,FSE)、水貂的传染性水貂脑软化病(Transmissible mink encephalopathy,TME)、南非羚羊和大旋角羚的外来有蹄类脑病(Exotic ungulate encephalopathy,EUE)等(表5-1)。

表5-1   其他动物朊病毒病

TSE disease	Host	Prion name	Prion isoform
Chronic wasting disease（CWD）	elk & deer	CWD prion	$MDePrP^{Sc}$
Feline spongiform encephalopathy（FSE）	cats	FSE prion	$FePrP^{Sc}$
Transmissible mink encephalopathy（TME）	mink	TME prion	$MkPrP^{Sc}$
Exotic ungulate encephalopathy（EUE）	nyala & greater kudu	EUE prion	$NyaPrP^{Sc}$

Scrapie is a fatal neurodegenerative disease of sheep and goats that was first recognized in Europe 250 years ago. It was also called Prototypic transmissible spongiform encephalopathy（TSE）in aminal, the causative agent is PrP^{Sc}. Transmission is thought to occur primarily through contact with placenta and placental fluids from infected ewes. Early symptoms include changes in behavior or temperament, scratching or rubbing body against fixed objects, loss of coordination, lip smacking and gait abnormalities. Susceptibility is influenced by polymorphisms in PrP gene; most infected sheep have the genotypes, 136VV, 136VA, or 171QQ.

Bovine spongiform encephalitis（BSE）or "mad cow disease" is a fatal neurodegenerative disease in cattle characterized by spongiform degeneration of brain and spinal chord. Transmission is thought to take place primarily by consumption of meat and/or brain-containing feed produced from contaminated cows and sheep. Transmission to humans who ate meat from infected cattle during a major outbreak in Great Britain in the early 1980's has been documented. As of Oct 2009, over 200 human deaths had been linked to the consumption of contaminated beef. Over 4.4 million cows were destroyed in an effort to eradicate BSE in the British Isles.

Additional TSEs in animals include Chronic wasting disease（CWD）in elk and deer, Feline spongiform encephalopathy（FSE）in cats, Transmissible mink encephalopathy（TME）in mink, Exotic ungulate encephalopathy（EUE）in nyala and greater kudu, etc.

框 5-2 动物中的朊病毒病的英语介绍

第三节 人朊病毒病

人朊病毒病包括库鲁病（Kuru Disease）、克雅病（Creutzfeldt-Jacob Disease，CJD）、格斯特曼-施特劳斯勒尔-沙因克尔病（Gerstmann-Straussler-Scheinker Disease，GSSD）、致死性家族性失眠症（Fatal Familial Insomnia，FFI）、朊病毒病相关腹泻及自主神经病（Prion Disease Associated with Diarrhea and Autonomic Neuropathy）

和可变蛋白酶敏感性朊病毒病（Variably protease-sensitive prionopathy，VPSPr）。

朊病毒病并不常见，全世界每年仅影响每百万人（图 5 - 1）。

DISEASE	No. of CASES	No. PER 100,000 POPULATION*
Prion disease	400	<1
Alzheimer's disease	4,000,000	1450
Parkinson's disease	1,000,000	360
Frontotemporal dementia	40,000	14
Pick's disease	5,000	2
Progressive supranuclear palsy	15,000	5
Amyotrophic lateral sclerosis	20,000	7
Huntington's disease	30,000	11
Spinocerebellar ataxias	12,000	4

*Data are based on a population of approximately 275 million in 2000.

图 5 - 1　人朊病毒病发病率（Prusiner SB，2001）

Prion Disease：朊病毒病；Alzheimer's Disease：阿尔茨海默病；Parkinson's Disease：帕金森病；Frontotemporal Dementia：额颞叶痴呆；Pick's Disease；皮克病；Progressive Supranuclear Palsy：进行性核上性麻痹；Amyotrophic Lateral Sclerosis：肌萎缩侧索硬化；Huntington's Disease：亨廷顿病；Spinocerebellar ataxias：脊髓小脑共济失调。

1. 库鲁病

库鲁病是第一个发现的人类朊病毒病，主要在新几内亚的土著人群中发病，通过食用感染朊病毒的已故个体的大脑在土著人群中传播朊病毒病。20 世纪 60 年代起由于部落食人习俗被禁止，新发病例不断减少，近年来未见有相关病例的报道。由于库鲁病的潜伏期可持续超过 50 年，所以不能完全排除新的病例出现的可能性。研究发现，PrP 的多态性与库鲁病的易感性（或早发性）或对库鲁病的保护性相关。纯合子 129MM 或 129VV 与早发库鲁病相关，而杂合子 129MV、127GV、E219K 与库鲁病的保护机制相关。

Kuru is a fatal disease characterized by progressive ataxia and dementia，affected brains show spongiform neurodegeneration. Associated with "mortuary rites"（ritualistic cannibalism）among Fore people of the Eastern Highlands Province of Papua New Guinea，Kuru Epidemic in middle of the 20th century killed approximately 20% of Fore population，mostly women and children. The epidemic ended following the banning of

框 5 - 3　库鲁病的英语介绍

mortuary rites in 1960. The causative agent of Kuru is a self-propagating and infectious conformational variant of PrP^C.

Homozygosity at PrP amino acid residue 129（129MM or 129VV）is associated with early onset of Kuru; by contrast, heterozygosity（129MV）is associated with late-onset or resistance to Kuru. PrP 129M is the "ancestral" allele; the "derived" allele 129V is thought to have arisen about 500,000 years ago and has attained high frequencies in populations worldwide. It has been proposed that Kuru-like epidemics have propelled the increase in 129V allele frequencies in these populations. Whether this is the evidence for wide-spread cannibalism in human history or not is still unknown. Heterozygosity at amino acid 127（127GV）was also found to strongly correlate with protection against kuru in 129MM individuals.

An additional protective polymorphism, E219K, is found at high frequency in the Japanese population, where M129V is present at a very low frequency. Fore women over the age of 50 who participated in mortuary feasts showed excess heterozygosity and relatively low homozygosity for M129V. Haplotypes containing the 129M and 129V alleles are highly divergent in DNA sequence, suggesting an ancient split; the rapid rise of the 129V allele to high frequencies in many populations around the world may reflect "balancing selection."

框 5-3　库鲁病的英语介绍（续）

2.克雅病

克雅病是最常见的人类朊病毒病,约占所有报告的朊病毒病例的 85%。发病时间为 30～55 岁。具有组织病理学特征,如海绵状神经变性、星形胶质细胞增生和 PrPSc 的淀粉样斑块。克雅病患者缺乏炎症反应,并有非特异性前驱症状,如疲劳、睡眠障碍、体重减轻、头痛、焦虑、眩晕、不适和不明确的疼痛。还表现为高级皮质功能缺陷和精神症状,如抑郁、精神病和幻视。

克雅病分为散发型克雅病（sporadic CJD, sCJD）、遗传型克雅病（genetic CJD, gCJD）和获得型克雅病（acquired CJD）。散发型克雅病最为常见,约占克雅病的 85%,发病年龄通常大于 40 岁,一般 55～75 岁发病。遗传型克雅病也叫家族性克雅病（familial CJD, fCJD）,是由于 PRNP 基因突变导致的,其中包括 R178N、V180I、

E200K、R208H、V210I 和 M232R。遗传方式为常染色体显性遗传,发病年龄一般早于散发型克雅病,通常在 55 岁之前发病。获得型克雅病又包括变异型克雅病(variant CJD, vCJD)和医源型克雅病(iatrogenic CJD, iCJD),所占比例不到克雅病的 1%。变异型克雅病大都是由于进食被朊病毒污染的牛肉,即患"疯牛病"或牛海绵状脑病(Bovine Spongiform Encephalopathy, BSE)的含动物朊病毒的肉后发生。感染者多具有 129MM 多态性导致高的遗传易感性。医源型克雅病主要由暴露于受污染的仪器或医疗过程,如神经外科手术,感染组织的移植如硬脑膜移植、角膜移植、脑垂体提取物注射、输血等导致。感染者多具有 129VV 多态性导致高的遗传易感性。

Creutzfeldt-Jacob Disease (CJD) accounts for approximately 85% of prion disease cases. The incidence of this disease is about $1 \sim 2/$million in general population. Onset of CJD is at $30 \sim 55$ years. Duration of this disease lasts several months to several years.

Histopathology of CJD includes: spongiform neurodegeneration, astrogliosis, and (in about 10% of cases) amyloid plaques containing PrP^{Sc}. Most cases are sporadic and are caused by a spontaneous transition of PrP^{C} to the PrP^{Sc} conformation. Mutations identified in rare familial forms include: and R178N, V180I, E200K, R208H, V210I, & M232R. Genetic susceptibility also affect the onset and severity of the disease. "Mad cow disease" epidemic in UK has claimed 176 victims to date, most are homozygous MM129; M129/V129 heterozygotes seem to be protected.

Acquired CJD consists of Variant Creutzfeldt-Jacob Disease (vCJD) and iatrogenic CJD (iCJD). vCJD is caused by eating meat from BSE-positive cows; causative agent is a self-propagating, infectious conformational variant of bovine PrPC (bPrPSc). The Histopathology of vCJD includes spongiform degeneration; "florid plaques" composed of PrP^{Sc} surrounded by vacuoles. Iatrogenic origins include the therapeutic use of cadaveric human growth hormone, cornea or dura mater and reuse of surgical instruments or EEG electrodes; most victims of iatrogenic CJD are homozygous 129VV. Based on surveys of surgically removed appendices, sub-clinical infection in UK estimated at 1/2000. Possible public health risk include blood trans-fusions, dentistry etc.

框 5-4   克雅病的英语介绍

3. 格斯特曼-施特劳斯勒尔-沙因克尔病

格斯特曼-施特劳斯勒尔-沙因克尔病（Gerstmann-Straussler-Scheinker Disease，GSSD）是一种常染色体显性遗传的神经退行性疾病。格斯特曼-施特劳斯勒尔-沙因克尔病发病年龄较克雅病轻，生存时间较克雅病长，痴呆的发生时间晚于其他朊病毒疾病。这种疾病的发病时间约为 40～60 年，持续时间为 3～7 年。其主要临床表现为具有锥体束特征的小脑共济失调、迟发性痴呆、腹泻及自主神经病，不仅累及中枢神经系统，还累及多种外周组织，包括周围神经及内脏器官，以腹泻、自主神经衰竭和神经病变为主。组织病理学显示，在格斯特曼-施特劳斯勒尔-沙因克尔病患者的神经元细胞中，淀粉样蛋白形成一个质地紧密的核团，周围有一些较小的球状淀粉样蛋白。研究表明，格斯特曼-施特劳斯勒尔-沙因克尔病是由 PrP^C 突变引起的。已鉴定的突变包括 P102L、P105L、P105S、A117V、Y145Stop、N160Stop、F200K 和 N217R。与克雅病相比，其 PrP^{Sc} 对蛋白酶更为敏感。

Gerstmann-Straussler-Scheinker （GSS） disease is an autosomal dominant neurogenerative disorder. It usually presents with cerebellar ataxia with pyramidal features, with dementia occurring later than in other prion diseases. Onset of this disease is around 40～60 yr, the duration of this disease is 3～7 years.

Histopathology reveals there are dense cores of amyloid surrounded by smaller globules of amyloid in GSS patients' neuronal cell.

GSS is caused by mutations in PrP^C. Identified mutations include P102L, P105L, P105S, A117V, Y145Stop, N160Stop, F200K, & N217R.

框 5-5　格斯特曼-施特劳斯勒尔-沙因克尔病的英语介绍

4. 致死性家族性失眠症

致死性失眠症是一类罕见的可引起睡眠困难、运动功能障碍和死亡的疾病。表现为患者出现无法治愈的失眠、自主神经功能障碍和痴呆。发病年龄通常为40～50 岁。包括家族性失眠症（Fatal Familial Insomnia，FFI）和散发性致死性失眠症（Sporadic Fatal Insomnia，SFI）。家族性失眠症（FFI）是由于 PRNP 基因突变导致的，平均发病年龄 40 岁，属于常染色体显性遗传。散发性致死性失眠症无PRNP 基因突变，预期寿命稍长于家族性失眠症，早期会出现认知能力下降和共济失调，但是睡眠异常并不常见。在病理改变上，患者可能出现丘脑变性，在下橄榄核和丘脑中出现神经元脱落和神经胶质增生,而不是典型的严重海绵状神经变性。

Fatal Familial Insomnia（FFI）is a fatal autosomal dominant neurodegenerative disorder，usually presenting with untreatable insomnia，dysautonomia and dementia，and selective degeneration of the thalamus. Onset of this disease is typically 40～50 year. The duration of illness is 12 to 16 months.

Histopatholgy of FFI include neuron dropout and gliosis，especially in thalamus and inferior olivary nucleus of brain stem；relative lack of spongiform neurodegeneration.

Pathogenic mutations of FFI include：R178N ＋ 129M mutations；R178 Stop codon mutation；sporadic cases with no known PrP mutations have also been reported.

框 5‑6　致死性失眠症的英语介绍

第四节　朊病毒病的临床症状与病理特征

1. 临床症状

由于人朊病毒病有着不同的类型,所以朊病毒病患者的临床表现具有一定的异质性,大都包括进行性神经系统退行性改变、痴呆、记忆损害肌阵挛、视觉障碍、共济失调锥体或锥体外特征和运动障碍等。虽然朊病毒病具有可传染性,但是患者一般无发热。

克雅病亚急性或急性起病,呈卒中样发作,病情进展迅速,典型的临床表现为快速进展性痴呆伴共济失调、椎体系及椎体外系受累症状、肌阵挛和视觉障碍等。患者早期常表现为记忆力减退、判断力和注意力下降等认知障碍,数月内就会进展为痴呆,疾病晚期则可表现为运动障碍性缄默和却皮质强直等。声光或皮肤触碰可以诱发克雅患者的肌阵挛,多发生在疾病进展期。除上述典型症状外,约30％克雅病患者起病的临床症状为非典型症状,以头晕和睡眠障碍最为常见。致死性家族性失眠症的主要临床症状则包括顽固性失眠和自主神经障碍,以越来越困难的入睡和睡眠维持起病,逐渐出现认知功能减退、共济失调和精神症状。格斯特曼-施特劳斯勒尔-沙因克尔病以共济失调为主要临床表现,伴有步态不稳、构音障碍、眼震、耳聋等。库鲁病早期临床症状为震颤和共济失调,进展为舞蹈样手足徐动、肌束震颤和肌阵挛等运动障碍,最终发展为痴呆。朊病毒病相关腹泻及自主神经病的主要临床症状为慢性水样泻、尿潴留、尿失禁、体位性低血压和周围神经病等。可变蛋白酶敏感性朊病毒病的典型临床症状为精神症状、言语和认知障碍。

2. 病理特征

尽管朊病毒疾病能够通过组织和体液传播疾病,但该疾病的主要病理仅影响大脑,尤其是大脑灰质的神经元体区域。朊病毒病典型的病理特征是脑组织中出现海绵状空泡变性、淀粉样斑块、神经元丢失和星形胶质细胞增生等(图 5 - 2)。该疾病通过海绵体形成(海绵状变化)的过程对大脑造成不可逆转的损害,这种病理改变多于尸检时观察到。疾病初期的病理特征多显示为神经元胞质中的空泡,疾病进展后,空泡化会更加严重,皮质层和小脑层呈现出"海绵状"外观,因此朊病毒病也被称为海绵状脑病。疾病进入晚期后,小脑区域将会有显著神经元丢失、神经胶质增生和萎缩,特别是该区域的颗粒神经元。错误折叠的致病性的朊病毒构象体被包裹后会形成淀粉样斑块。

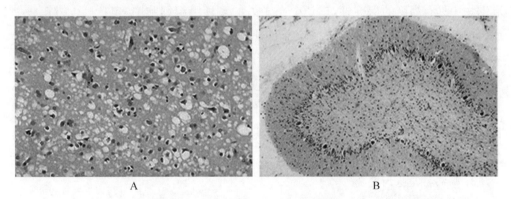

图 5 - 2　克雅病患者脑组织的海绵状空泡变性病理特征(A)及小脑萎缩(B)
(Ermias Belay, National Center for Infectious Diseases, 2007)

第五节　朊病毒病的发病机制

1. 朊病毒的形态和理化特征

朊病毒是一类直径为 10～30 nm 的小型蛋白质颗粒,约由 250 个氨基酸组成,大小仅为最小病毒的 1%。电镜下见不到病毒颗粒的结构,经负染后可以看到聚集的棒状体,大小(10～250) nm×(100～200) nm。它与病毒的主要区别在于,朊病毒呈淀粉样颗粒状,无病毒具有的免疫原性,不诱发干扰素产生,也不受干扰素作用,无病毒具有的核酸成分,病毒一般由宿主细胞内的基因编码,而朊病毒的基因编码与人体天然存在的 PrP 蛋白几乎高度类似。并且朊病毒抗逆性强,对物理因素,如紫外照射、电离辐射、超声破碎、高温等耐受,经 120～130℃ 处理 4 h 后仍具感染性;对化学因素,如甲醛等表现出抗性;对生物因素,如羟胺、核酸酶、杀菌剂等表现出抗性。但对某些化学和生物因素,如苯酚、氯仿、尿素、蛋白酶 K 等没有抗性。总体上,作用于核酸的抗病毒作用,对朊病毒都没有作用,而使蛋白质消化、水解、变性、修饰进而失活的作用,可使朊病毒失活。

2. 朊蛋白的分子生物学特性

PrP^C是由定位于人类染色体 20p13 的 PRNP 基因编码。PRNP 基因转录翻译生成的原朊蛋白(pre-pro-PrP)是一个 254 个氨基酸的前体,在被转运到内质网时,前导信号肽被切除,去除了第一个和最后 23 个氨基酸并进行了 GPI 锚定修饰,形成原朊蛋白(pro PrP),继而在高尔基体中形成成熟 PrP。成熟 PrP 的 N 末端包含 5 个八肽重复区,大部分定位于细胞膜表面,可以与层粘连蛋白受体(laminin receptor,LN-R)、凝集素和神经细胞黏附分子等相互作用,参与细胞正常的生理功能。PrP^C在哺乳动物中具有高度的保守性,广泛分布于人的多种组织细胞中,包括脑、心脏、骨骼肌、肾脏、二级淋巴器官等,且在神经元和胶质细胞高表达。PrP^C可能具有抗氧化、参与信号转导、维持正常的神经系统功能、突触形成、参与铜离子和核酸代谢、参与细胞黏附、抗凋亡、细胞内信号传导等生理功能。成熟 PrP^C 的 N 端含有 5 个八肽(PHGGGWGQ)重复区,可以选择性结合二价铜离子(Cu^{2+})。成熟 PrP^C 的 C 端包含 3 个 α 螺旋和 2 个反向平行的 β 折叠,其中 $α_2～α_3$ 在 PrP 向 PrP^{Sc} 转变过程中起着关键的作用。

3. 朊病毒与基因突变

PRNP 基因的突变会导致 PrP^C 构象的改变和遗传型朊蛋白病的发生。PRNP 基因不同的点突变导致不同类型的朊蛋白病,如遗传型克雅病中的 E200K、V210I、V180I、P102L 和 D178N 等;家族性失眠症中的 D178N 和 129M 等;格斯特曼-施特劳斯勒尔-沙因克尔病中的 P102L 和 P105L 等;朊病毒病相关腹泻及自主神经病中的 Y163X 和 Y162X 等。由于不同的突变引起朊蛋白错误折叠机制可能不同,相应的朊病毒病的临床症状也就不同。

PrP^C 和 PrP^{Sc} 都是由 PRNP 基因编码所得,仅高级构象不同(图 5-3)PrP^C 在非变性去污剂环境中表现出在其蛋白质二级结构中富含 α 螺旋的构象,在其细胞环境中可溶,对蛋白酶降解敏感。然而,病理突变的 PrP^{Sc} 表现出截然不同的构象变化,在

其二级结构中富含 β 片层,在细胞环境中表现出不溶性,并且对蛋白酶降解具有抗性
(表 5 - 2)。蛋白酶降解抗性是导致细胞毒性和大脑中产生的斑块/淀粉样蛋白斑块
和神经元纤维缠结的原因。PrP^C 广泛表达,主要在神经元的外表面,而 PrP^{Sc} 主要表
达在神经元、角膜细胞、肌细胞、滤泡树突状细胞和 B 淋巴细胞等特定细胞内富含胆
固醇的脂肪区域。

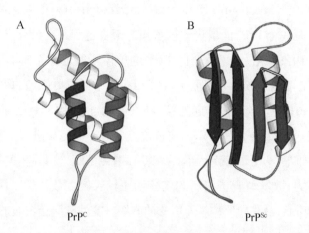

图 5 - 3　PrP^C 和 PrP^{Sc} 的结构模式图(ADMET & DMPK, 2015)

表 5 - 2　PrP 的正常生理型和致病型蛋白的构象与性质差异

Species	PrP^C	PrP^{Sc}
Formation	"cellular" form, normal form	"scrapie" form, pathogenic form
Conformations	a-helix-rich	b-sheet-rich
Solubility (in non-denaturing detergents)	soluble	insoluble
Protease-sensitivity	protease-sensitive	protease-resistant

4. 朊病毒假说

"朊病毒假说"认为 PrP^C 构象转化为 PrP^{Sc} 构象是朊病毒具有传染性的关键要素,
PrP^{Sc} 具备自我复制的能力,能够作为模板将更多的 PrP^C 转化为 PrP^{Sc}。PrP^{Sc} 虽然与
PrP^C 的一级结构相同,但是两者的二级结构具有明显差异,相比 PrP^C 含有较多的 α
螺旋,PrP^{Sc} 则含有更多 β 折叠。空间构象的不同,导致两者的生化性质也有差异,
PrP^C 可溶于温和的去垢剂且对蛋白酶 K 较为敏感,而 PrP^{Sc} 的溶解性较差并具有一定
的蛋白酶 K 抗性。

目前有关 PrP^C 转化为 PrP^{Sc} 的机制有 2 种假说(图 5 - 4),即模板辅助模型和种子模
型。模板辅助模型("Refolding" or template assistance model)认为 PrP^C 构象不稳定,

PrP^{C}转化为构象稳定的 PrP^{Sc}是一个"去折叠"到"重折叠"过程。PrP^{Sc}结合并催化 PrP^{C}或者不稳定的中间体进行重排,进而形成构象更为稳定的 PrP^{Sc}。朊病毒的感染性即依赖于 PrP^{Sc}催化 PrP^{C}或中间体转化的能力。不同类型朊蛋白病的 PrP^{Sc}模板并不相同。遗传型朊蛋白病相关的突变会降低 PrP^{C}的稳定性,减少转化所需的能量屏障;散发型朊蛋白病的模板来源于偶发的构象随机转化;传染型朊蛋白病的 PrP^{Sc}模板为感染的 PrP^{Sc}。核–聚合模型(Seeding-nucleation polymerization model)也叫种子模型,认为 PrP^{C}转化成 PrP^{Sc}是一个 PrP^{Sc}低聚物即核依赖的聚合过程。在没有 PrP^{Sc}的低聚物时,PrP^{C}与 PrP^{Sc}间的构象转化呈动态平衡。PrP^{Sc}的单体不稳定并倾向于形成高度有序的聚集体以自我稳定,在某种条件下,通过 PrP^{Sc}相互作用形成更稳定的聚集体,使得平衡反应更偏向形成 PrP^{Sc}直至形成稳定的核,核会招募更多的 PrP^{Sc}继续生长。寡聚的 PrP^{Sc}的部分会发送断裂,形成一个新的成核位点(种子)以诱导进一步聚集。这一过程进一步促进平衡向进一步形成病理变体的转变。遗传型朊蛋白病相关突变可以增强核与 PrP^{Sc}间的亲和力;散发型朊蛋白病的成核期比较长。多数科学家认为 PrP^{C}转化为 PrP^{Sc}而获得毒性功能,最终导致神经元广泛的海绵状变性和朊蛋白病的发生。

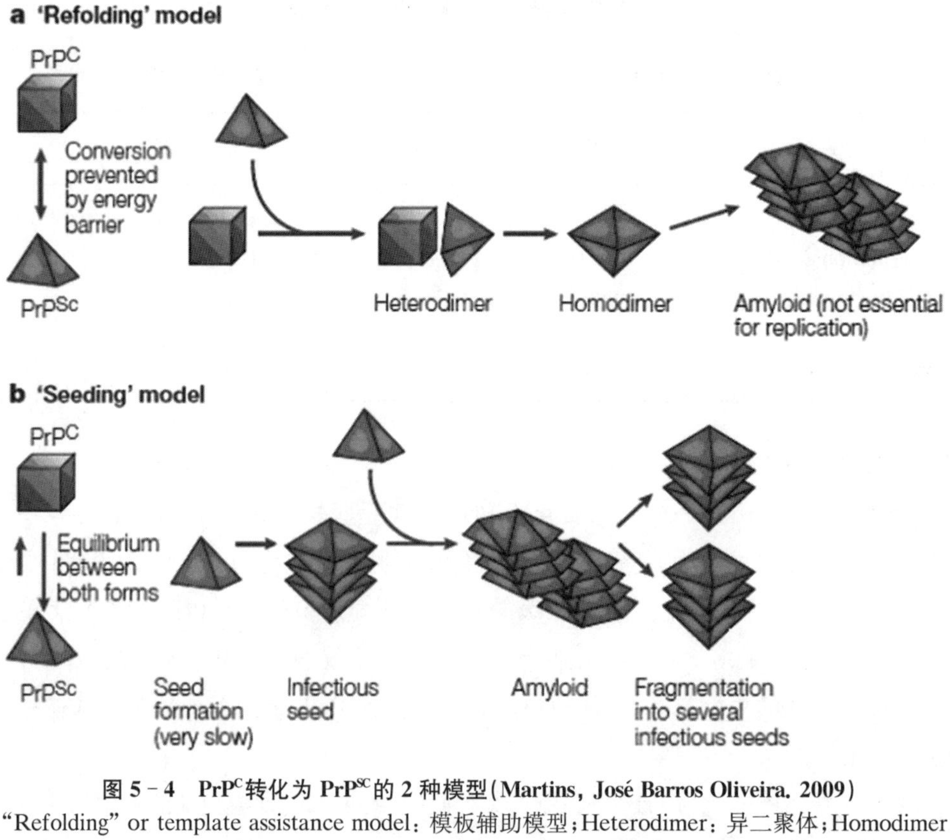

图 5 - 4　PrP^{C}转化为 PrP^{sc}的 2 种模型(Martins, José Barros Oliveira. 2009)
"Refolding" or template assistance model:模板辅助模型;Heterodimer:异二聚体;Homodimer:同二聚体;Seeding-nucleation polymerization model:核-聚合模型,也叫种子模型。

PrP^C is translocated to the endoplasmic reticulum as 254-aa precursor, and its first and last 23 aa residues are removed, followed by addition of glycosyl-phosphatidylinositol (GPI)-anchor. Mature protein is localized primarily on the outer surface of plasma membrane. It is enriched in neurons. The functions of normal PrP^C protein are unknown, although roles in the synapse formation, copper transport, and intracellular signaling have been proposed. Double-KO of PrP gene in mice is non-lethal. Putative roles for normal PrP in mammals include neuroprotection, anti-oxidation, binding of copper and other divalent cations, including Fe^{2+} (within the octapeptide repeat), myelin maintenance, neurogenesis, circadian rhythm, sensitivity of brain to hypoxia, ischemia, seizures, immune system such as T cell development, macrophage function, hematopoietic stem cell self-renewal, etc.

框 5 - 7　PrP^C 的细胞定位与功能的英语介绍

Prion phenotypes can result from either loss or gain of function. The relatively mild pathologies observed in PrP KO mice suggest that loss of function is not the main mechanism. Rather, the PrP^{Sc} form, by itself, or PrP^{Sc} in the form of higher molecular weight fibrils or aggregates are implicated. The conversion of cellular membrane-anchored GPI-PrP^C to the GPI-PrP^{Sc} form may also result in neurotoxic signaling that eventually kills the neuron to which it is attached. Putative signaling pathways for PrP^{Sc}-induced neurodegeneration were discovered, involving molecular pathways in mitochondrion and endoplasmic reticulum (ER). There are currently two major proposed models for this mechanism of PrP^{Sc} "infectivity": the template assisted model and the nucleation seeded model. The template-assisted model proposes that the exogenously introduced PrP^{Sc} interacts with the cellular PrP^C, and induced PrP^C to transform into the pathological PrP^{Sc}. It is also postulated that a high energy barrier prevents the spontaneous

框 5 - 8　PrP^{Sc} 的致病机制的英语介绍

conversion of the cellular to pathological variant normally. The seeding nucleation theory proposes that the monomeric cellular PrP^C and pathological PrP^{Sc} variant are in dynamic equilibrium with one another. However, the monomeric variant of the PrP^{Sc} is unstable and forms highly ordered aggregates to self-stabilize, disrupting the equilibrium. Furthermore, parts of this oligomeric PrP^{Sc} can break off, essentially forming a nucleation site (seed) to induce further aggregation. As a result, it will further promote the shift in the equilibrium towards the further formation of the pathological variant. Prion strains also undergo mutation and selection. Specific prion conformational states often correlated with different prion amino acid sequences and self-propagate, giving rise to prion "strains" with distinct bio-chemical properties and host range. Rather than maintaining prions with a specific conformation, however, hosts may maintain a spectrum of prion states that can be transmitted to secondary hosts with differing efficiencies.

框 5 - 8　PrP^{Sc} 的致病机制的英语介绍(续)

第六节　朊病毒病的诊断、治疗与预防

1. 朊病毒病的诊断

朊病毒病患者通常有很长的潜伏期，由于其潜伏期长，很难确定感染的根本原因或窗口期。并且朊病毒病患者通常有不同的预后，因为疾病可以根据具体情况以不同的速度发展。

虽然不同朊病毒病的临床症状有一定的差异，但一般根据朊病毒病的重要临床症状和体征，包括进行性神经系统综合征、痴呆、肌阵挛、视觉或小脑问题、锥体或锥体外特征、运动障碍性缄默、无发热和高龄(60 岁以上)、病史和家族史，以及脑电图、磁共振成像、脑组织病理检查、基因检查可以进行诊断。此外，脑脊液或其他组织、血液、尿液中使用蛋白质错误折叠循环扩增的测试，如果能诱导出变异型克雅病蛋白的阳性转化，以及对散发性克雅病或家族性朊病毒病的 PRNP 基因测序也可以为诊断提供证据。由于朊病毒病与其他神经退行性疾病症状有相似之处，须做出鉴别诊断。一般朊病毒的确认诊断的金标准是通过脑活检或尸检，并通过显微镜进行进一步分析。1997 年 WHO TSE（Transmissible Spongiform Encephalopathies）专家会议提出了各种人朊病毒的诊断标准和诊断方法，如生物测定法、单克隆抗体法等，为人类朊病毒的诊断提供了新的指导依据。

2. 朊病毒病的治疗

对于朊病毒病，目前还没有广泛用于临床的有效的治愈方法。主要是对症治疗和支持疗法为主，防止并发症的发生，提高患者的生存质量，为患者提供支持性护理和帮助以帮助控制症状。例如，抗抑郁药和镇静剂可以帮助控制患者所经历的一些心理症状，而阿片类药物可以帮助减轻疼痛。此外，可以给予丙戊酸钠和氯硝西泮来缓解肌肉痉挛。因此，随着疾病的进展，将需要支持性护理来协助日常活动，因为患者将无法充分照顾自己。与其他晚期神经退行性疾病类似，也可以考虑静脉输液和饲管。未来可能的治疗研究主要目标包括多硫酸戊聚糖阻断或减缓 PrP^C 向 PrP^{Sc} 的转化，通过四环素使 PrP^{Sc} 不稳定，以及通过增强自噬用氯化锂还原 PrP^{Sc}。2000 年 2 月发现环四吡咯（Cyclic Tetrapyrrole）可用于治疗和预防"疯牛病"及相关疾病，这为朊病毒的治疗打开了新的局面。

3. 朊病毒病的预防

正是由于朊病毒病缺乏有效的治疗方法，因此对于朊病毒病的预防尤为重要。很多传染性的人朊病毒病多是起源于食用被 PrP^{Sc} 污染的食物或是接触被 PrP^{Sc} 污染的医疗物品。因此，对于食物供应和医疗物品的有效检测和处理非常重要。由于蛋白酶、121℃高压灭菌、煮沸、冷冻、乙醇、去垢剂、紫外线和高锰酸钾等处理均无法灭活朊病毒，仅强碱溶液和 134℃高压灭菌可以灭活朊病毒。因此，疑似 PrP^{Sc} 污染的物品可通过 134℃高压灭菌 1～5 h 或用 1～2 mol/L 氢氧化钠溶液处理数小时。

第七节　朊蛋白特性与神经退行性疾病

前几章里介绍的神经退行性疾病亨廷顿病（Huntington's Disease，HD）、帕金森病（Parkinson's Disease，PD）、阿尔茨海默病（Alzheimer's Disease，AD）、额颞叶退化症（Frontotemporal Lobar Degeneration，FTLD）、肌萎缩侧索硬化（Amyotrophic Lateral Sclerosis，ALS），研究显示，其致病机制与朊病毒病（Prion Diseases）相似，都是蛋白变性疾病，由于蛋白构象变化，引起β折叠，形成不溶性聚集体，造成神经毒性。蛋白的细胞间传递引起正常构象的蛋白受到"传染",进一步加剧患者大脑中的病理变化，最终引起相关神经元死亡、脑萎缩和退行性改变，而引发疾病症状。其中，亨廷顿病是由于 HTT 蛋白中谷氨酰胺多聚的过度延伸引起蛋白折叠改变，在神经细胞中形成内含体（Inclusion bodies），而造成纹状体内中型多棘神经元死亡。帕金森病是由于错误折叠的 α 突触蛋白在神经细胞内形成路易小体的聚集，而导致黑质的中脑多巴胺能神经元死亡。阿尔茨海默病是由于 APP 蛋白异常水解后产生的淀粉样蛋白 Aβ 改变构型，β 折叠使其聚集在细胞外形成淀粉样斑块，同时细胞内过度磷酸化的 Tau 蛋白形成神经纤维缠结，产生细胞毒性，细胞内外的双重打击导致中枢神经系统变性。另一种神经退行性疾病是额颞叶退化症（Frontotemporal Lobar Degeneration，FTLD），也是由于 Tau 蛋白、泛素、TDP - 43 蛋白、FUS/FET 蛋白等构象改变，形成包涵体。其中，以 Tau 蛋白包涵体为主的 FTLD - Tau 型，也叫"Pick 病"。神经元细胞质中含有过度磷酸化 Tau 蛋白聚集成 Pick 小体。其中与 17 号染色体相关的伴有帕金森症的额颞叶痴呆为特征的家族性额颞叶退化症，称为 FTDP - 17。肌萎缩侧索硬化，也是由于 SOD1 蛋白、TDP - 43 蛋白、FUS 蛋白等构象改变，形成包涵体。其中，ALS - SOD 亚型是由于 SOD1 突变诱导蛋白质在轴突中错误折叠和聚集，神经细胞和星型胶质细胞中出现含有 SOD1 沉积物的细胞内包涵体，从而导致神经元细胞死亡。这些疾病和相关蛋白的错误折叠聚集，并"传染"正常蛋白的现象，形成纤维状聚合体和淀粉样斑块，导致神经损伤死亡的机制，和朊病毒病非常相似。所以学界认为这些神经退行性疾病具有共同的发病机制（图 5 - 5、图 5 - 6）。

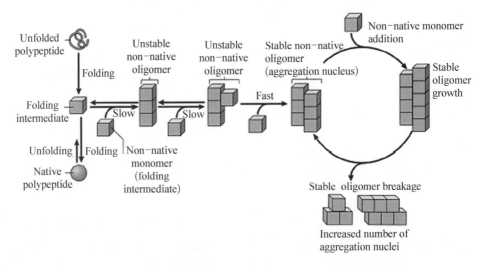

图 5 - 5　蛋白聚集的机制（Brundin P et al，2010）

Unfolded-polypeptide：未折叠多肽；Native-polypeptide：自然状态多肽；Non-native monomer：非自然状态单体；Unstable non-native oligomer：不稳定非自然状态低聚物；aggregation nuclei：聚合核心。

Prion diseases	Precursor proteins	Prion forms	Protein deposits	Self-propagation in mammals	Self-propagation in cultured cells
CJD/scrapie	PrP^C	PrP^{Sc}	PrP plaques	inoc apes, monkeys, wt mice & Tg mice	N2a, GT1
Alzheimer's	APP	Aβ	Aβ plaques	inoc marmosets & Tg(ΔAPP) mice	
Tauopathies (FTD, PSP, Pick's, CTE)	tau	tau aggregates	NFTs, Pick bodies	inoc Tg(HuTau), inoc Tg(HuTau,P301S) & inducible Tg(HuTau, ΔK280) mice	C17.2, HEK293
Parkinson's	α-synuclein	α-synuclein aggregates	Lewy bodies	Lewy bodies in grafts & inoc Tg(HuSNCA,H53T) mice	Primary mouse hippocampal neurons
fALS	ΔSOD1, ΔTDP43	ΔSOD1 aggregates	Bunina bodies		N2a, HEK
Huntington's	ΔHtt	ΔHtt aggregates	Nuclear inclusions		Cos7

Abbreviations: CJD, Creutzfeldt-Jakob disease; PrP, prion protein; inoc, intracerebral inoculation; wt, wild-type; Tg, transgenic; APP, amyloid precursor protein; Aβ, amyloid beta; FTD, frontotemporal dementia; PSP, progressive supranuclear palsy; CTE, chronic traumatic encephalopathy; NFTs, neurofibrillary tangles; fALS, familial amyotrophic lateral sclerosis; ΔSOD1, mutant superoxide dismutase; ΔHtt, mutant huntingtin.

图 5-6　神经退行性疾病多具有朊蛋白病特性（Prusiner SB，Science 336，2012）
CJD：Creutzfeldt-Jakob Disease，克雅病；Scraple：羊瘙痒病；Alzheimer's Disease：阿尔茨海默病；Tauopathy：Tau 蛋白病；FTD：Frontotemporal Dementia，额颞叶痴呆；PSP：Progressive Supranuclear Palsy，进行性核上性麻痹；Pick's Disease：皮克病；CTE：Chronic Traumatic Encephalopathy，慢性创伤性脑病；Parkinson's Disease：帕金森病；fALS：familial Amyotrophic Lateral Sclerosis，家族性肌萎缩侧索硬化；Huntington's Disease：亨廷顿病；inoc apes：intracerebral inoculation apes，脑内接种类人猿动物模型；wt mice：wild-type 野生型小鼠；Tg mice：Transgenic mice，转基因小鼠；inoc marmosets：脑内接种狨猴动物模型；Lewy body：路易小体；PrP：Prion Protein，朊蛋白；APP：Amyloid Precursor Protein，淀粉样前体蛋白；Aβ：Amyloid beta，淀粉样蛋白 β；NFT：Neurofibrillary Tangles，神经原纤维缠结；ΔSOD1：mutant Superoxide Dismutase，突变超氧化物歧化酶；ΔHtt：mutant Huntingtin 突变亨廷顿蛋白。

第八节　本章小结

　　朊病毒的发现对分子生物学、遗传学、分子病毒学等学科的发展至关重要，对探索生命起源与生命现象的本质有重要意义。在朊病毒发现早期，人们认为通过蛋白传递影响遗传性状，有违遗传学的中心法则。但随着朊病毒理论和朊病毒病的深入研究，发现朊病毒是通过构象变异的蛋白使细胞内正常蛋白变性成为变异蛋白，这种所谓的"复制"不能产生相应的承载遗传信息的核酸，并不是遗传信息从蛋白质到核酸的反流，而且朊病毒的这种"复制"也不是以自身为模板复制出新的蛋白，只是蛋白与蛋白间的相互作用，是一种蛋白水平的调控。因此朊病毒的这种"复制"方式与中心法则并不违背。

朊病毒的研究开辟了生物医学研究的一个新领域，要求细胞生物学、分子生物学、分子遗传学、蛋白质化学、分子病毒学、神经病理学等多学科的紧密合作来回答朊病毒带来的一系列问题。现在对朊病毒的研究侧重 2 个方面：一是朊病病毒的分子结构、遗传机制、增殖方式、传递的种间屏障、毒株的多样性等，如已测定了 PrP 基因的结构及编码蛋白的序列，并比较了人、仓鼠、小鼠、绵羊、牛、水貂之间 PrP 的同源性均高于 80%，已测定的 25 种非人灵长类动物和人 PrP 序列的同源性为 92.9%～99.6%，建立了朊病毒的疾病谱等。二是朊病病毒的致病机理及治疗方法等，如测定了一些朊病毒蛋白分子结构，建立了病毒传播的分子模型等。

研究朊病毒病对人畜传染病的防治和生物安全健康有重大意义。发展准确可靠的诊断技术，全面监测、检测朊病毒病，特别是做到对疯牛病和医源性感染的早期预防，对公共卫生和大型疫情传染病尤为重要。但由于资金限制和病例罕见，与阿尔茨海默病等其他神经退行性疾病相比，对朊病毒疾病的研究相对投入较少且进展缓慢。尽管如此，朊病毒病仍然是一个重大的公共卫生问题，并继续需要医护人员进行监测和极其谨慎。

在人口不断增长和老龄化的社会中，神经退行性疾病已经成为继癌症和心血管疾病以外的人类社会和医疗体系面临的最大挑战之一，也是目前医学基础临床研究深入和热门的领域之一。然而，其中许多疾病，如朊病毒病、帕金森病、额颞叶退化症、肌萎缩侧索硬化等，仍然有许多未知的领域，目前临床上很少有根本性的治疗方案。而这些疾病对社会和病患家属的经济和精神负担亟待解决。和朊病毒类似，亨廷顿病、帕金森病、阿尔茨海默病、额颞叶退化症和肌萎缩侧索硬化等神经退行性疾病，也具有蛋白自我繁殖和传播的特征，导致类似的神经元进行性退化和大脑功能下降。朊病毒病的机制研究为揭示与痴呆有关的疾病（如老年痴呆、帕金森病）的生物学机制、诊断与防治提供了信息，并为今后的药物开发和新的治疗方法的研究奠定了基础。希望未来的基础研究和临床实验能够最终确定这些由于异常蛋白错误折叠引起的疾病，自我繁殖和传播特性背后的分子机制。

（以下是朊病毒病的英语小结）

Due to funding constraints and rare cases, research on prion diseases is relatively slow compared to other neurodegenerative diseases such as Alzheimer's disease. Despite this, prion disease has proven to be a major public health issue and continues to require monitoring and extreme caution by medical personnel. Like prion disease, other neurodegenerative diseases such as Huntington's disease，Parkinson's disease，Alzheimer's disease，Frontotemporal Lobar Degeneration，Amyotrophic lateral sclerosis are also characterized by similar protein conformation changes and self-propagating，and result in progressive degeneration of neurons and decline in brain function. As neurodegenerative conditions continue to become one of the biggest challenges for our growing and aging population，they are also one of the most heavily studied fields currently in medicine. It is hoped that we will elucidate the mechanism behind the unique self-propagating and transmissible properties of these misfolded abnormal proteins in the near future.

（杨　玲）

第6章 癫痫
(Epilepsy)

癫痫(Epilepsy)是影响全年龄人群的一种由脑部神经元阵发性异常超同步电活动导致的慢性非传染性疾病,也是最常见的神经系统疾病之一。主要表现为大脑神经元突发性异常放电,导致过度的和无序的神经元活动,和短暂的大脑功能障碍的一种慢性疾病。癫痫是一种高度异质性的神经疾病,临床表现复杂多样,分型分类复杂。根据异常放电的起始部位和传递方式的不同,可分为局灶性发作、全面性发作、局灶性、全身性联合发作以及不明原因的发作。癫痫的病因也很多样,随着医学研究的进展,对癫痫的认识不断拓展,揭示了癫痫相关的分子、细胞和神经生物学机制,提出了许多相关假说和诊断治疗思路,有助于开发对应的治疗方法。此外,癫痫还与其他神经精神疾病,如发育性疾病智力低下、发育迟缓和自闭症,退行性疾病亨廷顿病、帕金森病等紧密关联,癫痫的遗传和神经机制的研究也为其他神经精神疾病的防治起到了指导作用。

(以下是癫痫的英语介绍)

Epilepsy is one of the most common neurological disorders, affecting more than 70 million people worldwide, accounting for about 1/7 in China, and the annual growth rate of 500,000 people. The clinical manifestations are mainly recurrent conculsions and changes in consciousness, which seriously affect people's work, daily activities, physical and mental health. It is a chronic brain disorder caused by multiple etiologies which leads to abnormal excessive or synchronized neuronal activity in the brain. There are several hypotheses about the pathogenesis of epilepsy, such as neurotransmitter hypothesis, ion channel hypothesis, astrocyte hypothesis, immune inflammation hypothesis, etc. The treatment of epilepsy is drug-based, and most of the drugs currently used focus on restoring the excitation-inhibition balance of the brain，reducing the excitability of neuronal networks，and stopping the generation and propagation of excessive excitation. However，the etiology of epilepsy is complex，existing antiepileptic drugs are difficult to eradicate seizures，and about one-third of patients are drug resistant. Therefore，it is important to explore new antiepileptic mechanisms，seek potential therapeutic targets of epilepsy，develop new antiepileptic drugs，and promote the development of new antiepileptic treatment.

第一节　癫痫的研究历史

癫痫在我国古代医书《黄帝内经》中有过确切的定义和记载，被称为"痫证"，在我国民间俗称"羊角风""羊癫风""猪婆风"或"抽风"。癫痫的英文"Epilepsy"源于古希腊，是被鬼、神"抓住"的意思。当时人们对癫痫的认识很迷信，认为癫痫是上帝的旨意或被鬼魂附身，把癫痫称之为"神圣病"，治疗多求助于宗教或巫师。例如，在坦桑尼亚，癫痫通常与恶灵、巫术或中毒有关，许多人认为它具有传染性。这种错误的认知，给癫痫患者带来了巨大的精神压力，好像被盖上了烙印，心理上产生羞耻感和自卑感。

英国神经学家 John Hughlings Jackson，Russell Reynolds 和 William Richard Gowers 爵士于 1859～1906 年开始了癫痫治疗和研究，开启了癫痫的现代医学时代。1904 年，美国神经学家 Williams Spratling 创造了"癫痫学家"一词。1920 年发展起来"生酮饮食"疗法。德国精神病学家 Hans Berger 于 1929 年开发了脑电图。在药物方面，陆续开发了苯巴比妥（1912 年）、苯妥英（1939 年）、卡马西平（1953 年）、乙磺酰亚胺（1958 年）、丙戊酸（1963 年）、非巴甲酯和加巴喷丁（1993 年）、拉莫三嗪（1994 年）、托吡酯（1996 年）、替加宾（1997 年）、左乙拉西坦（1999 年）的抗癫痫药物。1997 年开发了迷走神经刺激术，以作为癫痫药物治疗的补充手段。1990 年，《美国残疾人法案》将癫痫纳入其中。

Epilepsy is a disease known from ancient times，the term epilepsy derives from the ancient Greek word，ἐπιληψία（epilēpsía），meaning，"to seize". In Latin，epilepsy means ictus.

框 6-1　癫痫的研究历史的英语介绍

Epilepsy was also known in China from ancient times, with the first known written account of an epileptic seizure (xián) appearing in the Eighth century BCE.

In ancient times epilepsy was associated with the supernatural: visions sent by gods or possession by "devils." For these reasons, epilepsy was considered a "Sacred Disease" in some societies. Even today, misunderstanding and stigma are associated with epilepsy in many societies. In Tanzania, for example, epilepsy is often associated with possession by evil spirits, witchcraft or poisoning; many believe it be contagious.

The English neurologists John Hughlings Jackson, Russell Reynolds, and Sir William Richard Gowers began the modern medial era of epilepsy treatment and research in 1859—1906. The American neurologist Williams Spratling coined the term, "epileptologist" in 1904. The "Ketogenic diet" treatment was developed in 1920. The German psychiatrist Hans Berger develops: electroencephalography (EEG) in 1929. As for medications, phenobarbitol (1912), phenytoin (1939), carbamazepine (1953), ethosuximide (1958), valproic acid (1963), felbamate and gabapentin (1993), lamotrigine (1994), lamotrigine (1994), topiramate (1996), tiagabine (1997), levetiracetam (1999) were developed. Vagus nerve stimulation to supplement seizure medications for treatment of partial seizures was developed in 1997. Epilepsy was included in The Americans with Disabilities Act (ADA) in 1990.

框 6 - 1   癫痫的研究历史的英语介绍(续)

第二节　癫痫的症状

一、临床特征

癫痫发作一般可表现为发作性运动、感觉、自主神经、意识及精神障碍。部分癫痫有早期先兆表征。大多数癫痫发作都有自限性,虽然突然发生,但短暂持续后可以自行恢复,之后仍会反复发作。发作后部分患者可以立即恢复,也有需要数分钟或数小时才恢复。由于异常放电的起始部位和传递方式的不同，癫痫发作的临床表现复杂多样，包括以下多种临床发作特征。

1. 自限性全面性发作

（1）全面强直-阵挛性发作

也叫"tonic-clonic"（aka "grand mal"）seizures，以突发意识丧失和全身强直和抽搐为特征，典型的发作过程可分为强直期、阵挛期和发作后期。一次发作持续时间一般小于5 min，常伴有舌咬伤、尿失禁等，并容易造成窒息等伤害。强直-阵挛性发作可见于任何类型的癫痫和癫痫综合征中。

（2）失神发作

也叫"Absence"（aka "petit mal"）seizures，典型失神表现为突然发生，动作中止，凝视，叫之不应，可有眨眼，但基本不伴有或伴有轻微的运动症状，结束也突然。通常持续5~20 s，罕见超过1 min者。主要见于儿童失神癫痫。

（3）强直发作

表现为发作性全身或者双侧肌肉的强烈持续的收缩，肌肉僵直，使肢体和躯体固定在一定的紧张姿势，如轴性的躯体伸展背屈或者前屈。常持续数秒至数十秒，但是一般不超过1 min。强直发作多见于有弥漫性器质性脑损害的癫痫患者，一般为病情严重的标志，主要为儿童，如Lennox-Gastaut综合征。

（4）肌阵挛发作

也叫"Myoclonic" seizures，是肌肉突发快速短促的收缩，表现为类似于躯体或者肢体电击样抖动，有时可连续数次，多出现于觉醒后。可为全身动作，也可以为局部的动作。肌阵挛临床常见，但并不是所有的肌阵挛都是癫痫发作。既存在生理性肌阵挛，又存在病理性肌阵挛。同时伴脑电图EEG多棘慢波综合的肌阵挛属于癫痫发作，但有时脑电图的棘慢波可能记录不到。肌阵挛发作既可见于一些预后较好的特发性癫痫患者（如婴儿良性肌阵挛性癫痫、少年肌阵挛性癫痫），也可见于一些预后较差的、有弥漫性脑损害的癫痫综合征中（如早期肌阵挛性脑病、婴儿重症肌阵挛性癫痫、Lennox-Gastaut综合征等）。

（5）痉挛

指婴儿痉挛，表现为突然、短暂的躯干肌和双侧肢体的强直性屈性或者伸性收缩，多表现为频繁的发作性点头，偶有发作性后仰。其肌肉收缩的整个过程1~3 s，常成簇发作。每天可达数次至数十次，言语和运动发育迟滞。常见于West综合征，结节性硬化占了10%~20%。其他婴儿综合征有时也可见到，是一类难治性癫痫综合征。

（6）失张力发作

也叫"Atonic"（aka "akinetic"）seizures，是由于双侧部分或者全身肌肉张力突然丧失，导致不能维持原有的姿势，出现猝倒、肢体下坠等表现，发作时间相对短，持续数秒至 10 余秒多见，发作持续时间短者多不伴有明显的意识障碍。失张力发作多与强直发作、非典型失神发作交替出现于有弥漫性脑损害的癫痫，如 Lennox‑Gastaut 综合征、Doose 综合征(肌阵挛‑站立不能性癫痫)、亚急性硬化性全脑炎早期等。但也有某些患者仅有失张力发作，其病因不明。

(7) 伴有或不伴有失神发作的眼肌阵挛发作

发作部位主要在眼肌，在持续光线或闪光刺激下眼睑闭合后发生，发作时患者看起来眼睛半开半闭，有时还会有手部的抽动。

2. 自限性局灶性发作

(1) 单纯部分性发作

当没有相关的意识障碍时，称为简单部分性发作(Simple partial seizures)。发作时意识清楚，持续时间数秒至 20 余秒，很少超过 1 min。根据放电起源和累及的部位不同，单纯部分性发作可表现为运动性、感觉性、自主神经性和精神性，后两者较少单独出现，常发展为复杂部分性发作。

(2) 复杂部分性发作

当伴有意识障碍时，称为复杂部分性发作(Complex partial seizures)。发作时伴有不同程度的意识障碍。表现为突然动作停止，两眼发直，叫之不应，不跌倒，面色无改变。有些患者可出现自动症，为一些不自主、无意识的动作，如舔唇、咂嘴、咀嚼、吞咽、摸索、擦脸、拍手、无目的走动、自言自语等，发作过后不能回忆。其大多起源于颞叶内侧或者边缘系统，但也可起源于额叶。

其中部分性癫痫发作前数小时或数天通常会出现一种称为"先兆"的不寻常精神状态，可表现为不寻常的感觉异常、"强迫"思考、"似曾相识"的感觉，或不寻常的声音、视觉图像、味道、气味或身体感觉(头晕、头痛、麻木、消化不良等)。

(3) 继发全面性发作

也称为次发性局部发作(Secondary generalization)的现象，即最初有意识，随着意识丧失发生抽搐等表现。简单或复杂部分性发作均可泛化为继发全面性发作，最常见继发全面性强直阵挛发作。部分性发作继发全面性发作仍属于部分性发作的范畴，其与全面性发作在病因、治疗方法及预后等方面明显不同，故两者的鉴别在临床上尤为重要。

(4) 运动性癫痫发作

是由于对侧额叶的致癫痫性病变所致。运动症状构成主要临床表现。通常，离散运动区域的癫痫发作不会损害意识。它们通常起源于辅助运动区，导致头部和颈部向对侧转动，有时同侧四肢和躯干强直收缩。这可能会或可能不会出现广泛的阵挛运动。发作期运动症状的细分包括基本的(强直、阵挛、肌张力障碍、反式)和自动化(协调的、重复的运动活动,如咂嘴、敲击和吞咽)。局灶性运动癫痫在面部、手部和脚趾上更为常见,因为这些区域的皮质表现不成比例。兴奋性焦点通常在运动皮层(Rolandic cortex)周围。如果有伴随的感觉症状,可能在 post-Rolandic convolution 区域。在以局灶性运动症状为主的抽搐后,患者可能会出现受累肢体的短暂性、功能性和局部麻痹,这被称为 Todd 麻痹(Todd paralysis),可持续几分钟到几小时,通常与抽搐的持续时间成正比。

(5)感觉性癫痫发作

表现为麻木、刺痛、爬行感、"针刺"感,很少表现为疼痛或热感。它们可以是局灶性的,也可以行进到其他同侧身体部位,并且通常集中在对侧大脑半球的 post-Rolandic convolution 区域或周围。视觉癫痫发作很少见,但具有定位意义。幻视和视力丧失是枕叶癫痫的典型表现,但有时也可能发生在颞前内侧和枕颞区的癫痫病灶中;幻听是癫痫发作的一种罕见的初始表现,有时会注意到一侧后颞叶的病变;嗅觉幻觉通常发生在颞叶下部和内侧的病变中;味觉幻觉可发生在岛叶和顶叶岛盖病变的颞叶疾病中。

(6)自主神经发作

主要表现为自主神经功能改变。一些常见的自主神经体征和症状包括出汗、颤抖、立毛、恶心、血压和心率变化(通常为心动过速)以及瞳孔变化。自主神经特征在几种非癫痫疾病中很常见,这使得自主神经发作更难诊断。一些具有突出自主神经特征的特定癫痫综合征包括新生儿癫痫发作、伴有迁移性局灶性癫痫发作的婴儿癫痫、Dravet 综合征、伴有中央颞叶尖峰的良性癫痫和早发性良性枕部癫痫。

(7)心理癫痫发作

表现为情感和认知症状,如记忆倒叙、梦境事件、似曾相识的感觉、幻觉、焦虑、激动和不受控制的笑声或哭泣。发病部位通常来自颞区。

(8)自动症

发作时患者出现意识障碍,做出无目的的反复咀嚼、搓手、开关门的动作,意识恢复后无法回忆起发作细节。

　　Epilepsy is characterized by recurrent "seizures" caused by abnormal, excessive or synchronous neuronal activity in the brain.

　　1. Generalized seizures: caused by synchronous electrical activity throughout the brain

框 6-2　癫痫症状的英语介绍

(1) Generalized "tonic-clonic" (aka "grand mal") seizures: loss of consciousness, "tonic" phase of stiffness and rigidity; "clonic" phase: jerking motion of limbs and body. Bladder control is sometime lost. Often followed by deep sleep. Primarily tonic or clonic seizures are also observed.

(2) "Atonic" (aka "akinetic") characterized by loss of muscle tone; loss of muscle strength.

(3) "Myoclonic" seizures: causes brief, sporadic jerking motions, causing individuals to drop objects or fall down.

(4) "Absence" (aka "petit mal") seizures: causes individuals to briefly "disconnect" from normal consciousness.

2. Partial (focal) seizures: caused by synchronous electrical activity in specific areas of the brain. Partial seizures are often preceded by an unusual mental state called an "aura." Auras may take the form of unusual feelings, abnormal sensations, "forced" thinking, feeling of "déjà vu" or "jamais vu," or unusual sounds, visual images, tastes, smells or physical sensations (dizziness, headache, numbness, indigestion, etc.)

(1) Simple partial seizures: awareness is retained; motor, sensory and/or psychological disturbances

(2) Complex partial seizures: awareness is impaired; automatisms lip-smacking and other involuntary but coordinated movements

(3) With secondary generalization: initially with consciousness, evolving with loss of consciousness and convulsions.

Epilepsy is often associated with mental retardation, developmental delay and autism.

Seizures often occur immediately following injury to the head. Such events are not considered to be "epilepsy". By contrast, if an injured individual begins to have spontaneous seizures weeks or months after the trauma, a diagnosis of epilepsy is often made. Febrile seizures in infants and small children (convulsions induced by high fever) are common (about 1/25 children) and usually not a sign of epilepsy. Children who have prolonged (> 1-hour) or partial seizures are at greater risk of developing epilepsy.

框 6-2　癫痫症状的英语介绍(续)

二、癫痫与惊厥

癫痫是以脑神经元过度放电导致反复性、发作性和短暂性的中枢神经系统功能失常，以及反复痫性发作（Epileptic seizure）为共同特征。癫痫发作是指脑神经元异常的过度或同步化活动引发的瞬时出现的体征和症状，通常呈反复发作。癫痫患者通常存在脑内疾病，如脑血管病、脑炎、肿瘤等，可导致皮层病变而出现痫性发作，可能并不是由高热引起。在脑电图上可能会出现痫性放电的异常表现。

惊厥（seizure）是指部分患者由于感染导致体温过高诱发，或一过性外伤导致大脑功能出现了短暂性的紊乱，因此出现肌肉抽搐、意识丧失等症状。一般在外部刺激消除后，惊厥会消失，而不存在脑部器质性的疾病。例如，婴儿和幼儿的热性癫痫发作，即由高热引起的抽搐，在婴幼儿中较常见，发病率约 4％，通常不是癫痫的征兆。高热退去后可恢复，在下一次高热时可以再发生，平时没有高热时不太可能发生。惊厥发作时间延长（＞1 h）或部分性发作的儿童患癫痫的风险更大。惊厥发作通常在头部受伤后立即发生，这类事件不被认为是癫痫。但是如果受伤的人在创伤后几周或几个月开始自发癫痫发作，通常会被诊断为癫痫。

第三节　癫痫的流行病学

癫痫已经成为神经科仅次于脑血管疾病的第二大常见病，大约 10％的人在一生中会经历癫痫发作，是全球神经系统疾病负担的第三大因素。癫痫病患者数量庞大，全世界约有超过 7 000 万的癫痫患者，平均发病率为 0.64％～0.8％，15 岁以下有超过 1 000 万患者。主要集中在中低收入国家。没有报告癫痫发病率有种族差异性。在美国，部分性癫痫发作的发生率约为 20/10 万人，6％～12％的癫痫患者有单纯部分性发作。据中国最新流行病学资料显示，我国约有 900 万的癫痫患者，约占总人口的 1/7，其中 500 万～600 万是活动性癫痫患者，同时每年新增加癫痫患者 40 万～50 万人，总体患病率为 0.7％，年发病率为 28.8/10 万人，1 年内有发作的活动性癫痫患病率为 0.46％。图 6-1 显示了影响癫痫患者群分布的因素，包括年龄、性别、国家收入水平等。

1. 性别

与女性相比，男性癫痫的患病率和发病率略高，这种差异可能是由于最常见的危险因素的患病率不同，以及某些地区妇女由于社会文化原因或病耻感而隐瞒病情。

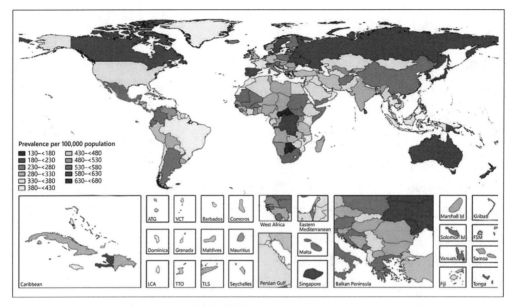

图 6 - 1　全球特发性癫痫年龄标准化患病率(Beghi, E. et al, The
Lancet Neurology, 2016)

Prevalence：发病率。

2. 年龄

流行病学研究表明,癫痫可累及各个年龄段人群。癫痫在儿童和老年人中的发病率较高。儿童癫痫发病率随着年龄的增长而降低。进入老年期(65 岁以后)由于脑血管病、老年痴呆和神经系统退行性病变增多,癫痫发病率又见上升。流行病学研究显示,在儿童群体中,癫痫的发病率在出生后第一年最高,在 1 岁的儿童群体中,估计每年每 10 万人中新增 86 例癫痫病例,部分性癫痫发作是儿童癫痫患者最常见的癫痫发作类型。到 10 岁时发病率下降到成人水平。在 30～59 岁人群中,这一趋势降至每 10 万人中 23～31 例,在 85 岁以上年龄组中,每 10 万人中新增 180 例,发病率逐年增加,尤其是患有脑血管疾病的人。

3. 国家及收入水平

癫痫的患病率在各国之间存在显著差异,这取决于当地的风险分布、病因因素,以及收入水平、教育程度等多重因素。研究表明癫痫的终身患病率为 0.76%,在低收入或中等收入国家中高达 0.875%,高于高收入国家 0.518%。

4. 死亡率

癫痫患者的死亡风险高于普通人群。癫痫本身具有较低的死亡风险,在癫痫或癫痫发作导致的死亡中,重要的直接原因包括突发癫痫死亡(sudden Unexpected Death in Epilepsy, SUDEP)、癫痫持续状态(status Epilepticus, SE)、意外伤害和自杀。在高收入国家,死亡率为 1.6%～3.0%,而在低收入/中等收入国家的癫痫死亡率高达 19.8％。中低收入国家的间接死亡原因不仅包括溺水和烧伤，还可能包括医疗设施及水平低、预防措施不完善等因素。

第四节 癫痫的分类

癫痫的高异质性使得其分类方法复杂多样。有关癫痫发作的分类工作始于 20 世纪中叶，国际抗癫痫联盟（International League Against Epilepsy，ILAE）1968 年首次将癫痫发作分为部分性癫痫和全面性癫痫。在 1981 年补充了癫痫发作分类方案，分为部分性（局灶性）发作、全面性发作、不能分类的发作。2001 年 ILAE 提出的新方案还对一些关键术语进行了定义或规范，补充了反射性癫痫综合征、良性癫痫综合征、癫痫性脑病等。2005 年发布的癫痫定义根据病因学特征，分为三大类，即遗传性癫痫、结构性或代谢性癫痫和未知原因癫痫。2010 年提出了新的癫痫发作分类方案，总结了近年癫痫学研究的进展，在原有的癫痫发作分类上进行了多次修订，分为三大类，局灶起源、全面起源以及未知起源，包括运动性和非运动性发作。

Epilepsy can also be divided into three categories: focal origin, generalized origin, and unknown origin. Epilepsy of focal origin can be classified into two states, conscious and with blurred consciousness, depending on whether they are clear or not. Epilepsy of focal, generalized, and unknown origin can include motor and nonmotor Epilepsy. Focal epilepsy includes seizures that progress to bilateral tonic-clonic seizures (previously referred to as secondary generalized tonic-clonic epilepsy). This classification also distinguishes between bilateral epilepsy (propagating to both hemispheres) and generalized Epilepsy (originating in both hemispheres).

Based on etiologic features, the International League Against Epilepsy (ILAE) classifies epilepsy into three major categories, namely, genetic epilepsy, structural or metabolic epilepsy, and epilepsy of unknown origin. Hereditary epilepsy is a direct consequence of a known or presumed genetic defect, and seizures are the central symptom of this genetic defect

框 6-3 癫痫分类的英语介绍

disorder. This correlation of genetic information with the epileptic phenotype has been replicated and validated in numerous studies，making genetic sequencing a diagnostic tool for epilepsy as well. Studies have shown that genetic factors play a major role in the pathogenesis of epilepsy in the absence of clearly acquired factors，such as pathological brain injury or metabolic disease. Structural or metabolic epilepsy is caused by structural/metabolic lesions or abnormalities that significantly increase the risk of epilepsy. These structural/metabolic lesions or abnormalities are mainly acquired diseases such as stroke，trauma，and infection，but may also be inherited diseases such as cortical dysplasia or tuberous sclerosis. Epilepsy of unknown origin cannot be classified as one of the two categories above.

框 6-3　癫痫分类的英语介绍(续)

1. 根据影响的脑部和躯体区域分类

根据脑部和躯体影响区域，癫痫可以分为部分性(局灶性)发作、全面性发作、不能分类的发作等。

(1) 部分性(局灶性)发作

部分性发作(partial seizures)是指局部于大脑半球某一区域的异常神经活动，并具有可辨别的局灶性或局部性发作。发作起始症状及脑电图改变提示"大脑半球某部分神经元首先被激活"。部分性发作可以进一步分为单纯部分性发作、复杂部分性发作、继发全面性发作。根据意识清楚与否，局灶起源的癫痫发作可以分为意识清楚和伴意识模糊两种状态。也可以分为运动性和非运动性发作。部分性癫痫发作也可以按发作区域分别为 4 类：局灶性运动发作、局灶性感觉发作、自主神经发作、心理发作。局灶性癫痫包括进展为双侧强直阵挛发作的癫痫发作(以前称为继发性全身性强直阵挛发作)。这种分类也区分了双侧癫痫发作(传播到两个半球)和全身性癫痫发作(同时起源于 2 个半球)。

(2) 全面性发作

也叫全身性发作(generalized seizures)，是指发作起始症状及脑电图改变提示"双侧大脑半球同时受累"的发作。包括失神、肌阵挛、强直、阵挛、强直-阵挛、失张力发作。全身性发作还可以进一步分为全面强直-阵挛性发作、失神发作、强直发作、肌阵挛发作、痉挛、失张力发作等。也可以分为运动性和非运动性发作。

（3）不能分类的发作

由于资料不充足或不完整而不能分类，或在目前分类标准中无法归类的发作（如痉挛性发作）。也可以分为运动性和非运动性发作。

（4）近年新确认的发作类型

包括肌阵挛失神、负性肌阵挛、眼睑肌阵挛、痴笑发作等。患者发出没有诱因的、刻板、反复的痴笑，也有的患者以哭为主要表现症状。

2. 根据病因分类

根据引起癫痫的病因不同，可以分为特发性癫痫综合征、症状性癫痫综合征以及可能的症状性癫痫综合征等。

（1）特发性癫痫综合征

也叫良性癫痫综合征，指易于治疗或不需要治疗也能完全缓解，不留后遗症的癫痫综合征。除了癫痫，没有大脑结构性损伤和其他神经系统症状与体征的综合征。多在青春期前起病，预后良好。

（2）症状性癫痫综合征

也叫癫痫性脑病，指癫痫性异常本身造成的进行性脑功能障碍，由于各种原因造成的中枢神经系统病变或者异常，包括脑结构异常或者影响脑功能的各种因素。其原因主要或者全部是由于癫痫发作或者发作间歇期频繁的癫痫放电引起。大多为新生儿、婴幼儿以及儿童期发病。脑电图明显异常，药物治疗效果差。包括 West 综合征、LGS、LKS 以及大田原综合征、Dravet 综合征等。随着医学的进步和检查手段的不断发展和丰富，能够寻找到病因的癫痫病例越来越多。

（3）可能的症状性癫痫综合征或隐源性癫痫

也叫未知原因癫痫。认为是症状性癫痫综合征，但目前病因未明，可能是某种基因缺陷，抑或是由某种未知的紊乱导致。

（4）反射性癫痫综合征

指几乎所有的发作均由特定的感觉或者复杂认知活动诱发的癫痫，如阅读性癫痫、惊吓性癫痫、视觉反射性癫痫、热浴性癫痫、纸牌性癫痫等。去除诱发因素，发作也消失。

3. 根据病因学特征分类

根据病因学特征，还可以将癫痫划分为三大类，即遗传性癫痫、结构性或代谢性癫痫和未知原因癫痫。

（1）遗传性癫痫

在遗传性癫痫中，癫痫是一种已知或推定遗传缺陷的直接结果，癫痫发作是这种遗传缺陷疾病的核心症状。这种遗传信息与癫痫表型的相关性在大量研究中得到重复和验证，使基因测序也已成为癫痫诊断的手段之一。研究表明，在缺乏明确后天获得性因素(如脑部病理损伤或代谢性疾病)的病例中,遗传因素在癫痫发病中起主要作用。

(2) 结构性或代谢性癫痫

一些结构性或代谢性的病变或异常状态会导致癫痫发生或是大幅增加癫痫发生的风险。这类结构性或代谢性的病变或异常状态主要是一些获得性疾病,如卒中、外伤和感染,但也有可能是遗传性疾病导致结构代谢紊乱,比如皮质发育畸形或结节性硬化症(图6-2)。

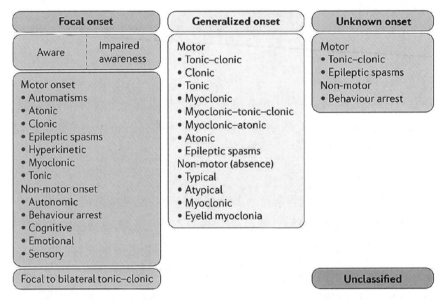

图6-2　癫痫发作的分类(Devinsky O. et al, Nat Rev Dis Primers, 2018)

Focal onset:局灶性发作;Automatism:自动症;Atonic:失张力发作;Epilepic spasms:癫痫痉挛;Hyperkinetic Myoclonic:高动力肌阵挛;Generalized onset:全面性发作;Tonic-clonic:全面强直-阵挛性发作。

第五节　癫痫的发病机制

癫痫的发病机制非常复杂,主要与中枢神经系统局部的兴奋-抑制失衡、离子通道功能异常、神经递质异常、神经胶质细胞改变、异常信号分子网络、免疫炎症、能量代谢异常、遗传突变和修饰等相关。

1. 中枢神经系统局部的兴奋-抑制失衡

癫痫发作是神经元的超同步放电的过程,可能开始于皮质的一个离散区域,然后扩散在临近区域。癫痫发作时有2个并发事件,即高频率的动作电位爆发和神经元的同步化放电,最终导致细胞外 K^+ 增加,突触前膜 Ca^{2+} 增加,促进神经递质释放,突触后膜上的谷氨酸受体激活,导致 Ca^{2+} 内流进一步增加,引起神经元过度激活。目前以神经系统局部的兴奋-抑制失衡为主流假说,中枢神经系统兴奋与抑制间的不平衡导致癫痫发作。抑制性神经递质氨基丁酸和兴奋性神经递质谷氨酸信号异常在癫痫发病机制中起重要作用。正常情况下,兴奋性与抑制性神经递质保持平衡状态,神经元膜稳定。当兴奋性神经递质过多或抑制性递质过少,都能使兴奋与抑制间失衡,使膜不稳定并产生癫痫性放电。

2. 离子通道功能异常

离子通道是调节神经元细胞兴奋的重要物质是体内可兴奋性组织兴奋性调节的基础,包括钙离子、钾离子及钠离子。早期发现的癫痫发病相关基因主要编码离子通道,其中钠离子、钾离子、钙离子通道与癫痫相关性的研究较为明确。目前对于癫痫发病机制的理解也大多来自对离子通道蛋白的研究,已发现与癫痫相关的离子通道包括电压控离子通道如电压门控钾离子孔道、电压门控钠离子通道、电压门控钙离子通道以及超极化激活的 HCN 阳离子通道,配体门控离子通道如谷氨酸受体、γ 氨基丁酸(GABA)受体以及乙酰胆碱受体。目前认为很多人类特发性遗传性癫痫是一类离子通道病(ion channelopathy),离子通道编码基因突变缺陷,编码有缺陷的离子通道蛋白,影响离子通道功能,干扰细胞外离子稳态,从而引起神经组织兴奋性异常改变,引起癫痫发作。

3. 神经递质异常

癫痫性放电与神经递质摄取改变或受体功能改变关系极为密切。神经退行性蛋白,如人类 Tau 和 β 淀粉样蛋白的积累;神经发生;促炎过程,如白介素-1β、转化生长因子-β 和激活素受体样激酶;神经元电压和配体门控离子的变化通道,如 GABA 受体、电压门控 Na^+ 通道、电压门控 K^+ 通道、$Na^+ - K^+$ 泵、尼古丁乙酰胆碱受体;神经递质释放或摄取特征以及细胞内信号级联反应,如脑源性神经营养因子和原肌球蛋白受体激酶、雷帕霉素(mTOR)途径的机制靶标、腺苷/腺苷激酶和小胶质细胞激活等过程的异常都会引发癫痫。抑制性神经递质氨基丁酸和兴奋性神经递质谷氨酸信号异常在癫痫发病机制中起重要作用,同时也有乙酰胆碱、一氧化氮、大麻素和腺苷等神经化学物质的参与。谷氨酸受体分为离子型受体和代谢型受体 2 种,分别和离子通道、G 蛋白通道相耦联,离子型受体可使相关突触过度兴奋而诱发癫痫。研究表明,氨基丁酸水平和癫痫的发作频率有关,癫痫患者脑脊液中氨基丁酸的水平显著降低,抗癫痫药物可提高癫痫患者的脑脊液氨基丁酸水平。氨基丁酸中的 α-受体与癫痫关系最为密切,属于配体门控的氯离子通道,激活后能产生早期抑制性突触后电位,其兴奋或抑制能阻止癫痫的发作。

离子通道和神经递质的异常,进一步改变信号分子网络,近年来,大量文献报道了分子、细胞和神经网络机制改变引起癫痫的发生。

4.神经胶质细胞异常

神经元微环境的电解质平衡是维持神经元正常兴奋性的基础。神经胶质细胞对维持神经元的生存环境起着重要的作用。当星形胶质细胞对谷氨酸或 γ 氨基丁酸的摄取能力发生改变时可导致癫痫发作。星形胶质细胞还介导脑内能量代谢,其功能异常可能导致中枢神经系统兴奋与抑制功能失调而诱发癫痫。并且星形胶质、少突胶质细胞、小胶质细胞等介导炎症反应,影响癫痫发作。

5.神经病理因素

症状性癫痫患者存在脑内外致痫灶,包括各种脑部病损和代谢障碍。该致痫灶神经元突然高频重复异常放电,可向周围皮层连续传播,直至抑制作用使发作终止,导致癫痫发作突发突止。较为常见和易确诊的致癫痫病灶是内侧颞叶硬化,通常在接受手术的人切除的脑组织中发现。典型的癫痫病理特征是特定脑区中兴奋性和抑制性神经元的丧失、轴突发芽和突触重组,以及神经胶质功能和结构的改变。最初的脑损伤包括海马区神经细胞的丢失,随后是侧支轴突萌发和突触回路的重组,最终影响边缘回路中抑制和兴奋之间的平衡,直到发生自发性癫痫发作。

癫痫发生是将非癫痫脑转变为能够产生自发性反复癫痫发作的脑的过程。该过程是由神经元网络内的兴奋性和抑制性活动之间的不平衡引起,因此它可能以过度、超同步、振荡的方式发挥作用,当这种方式持续时,会破坏正常的神经元处理并能够破坏其他神经元网络。对于局灶性癫痫,网络涉及一个半球的神经元回路,通常是边缘或新皮质。

6.炎症与免疫因素

免疫系统的激活和过度的炎症反应在慢性癫痫发作的发展中起着至关重要的作用。与炎性细胞因子信号通路相关的神经元炎症可能引发癫痫发生。与诊断为没有癫痫的复发缓解型多发性硬化症的患者相比,被诊断为患有癫痫的复发缓解型多发性硬化症患者表现出更广泛的皮质炎症。因此,研究神经炎症与癫痫之间的关联有助于揭示发病机制。临床和动物研究表明,在癫痫的病理生理过程中会触发免疫反应,并且大脑内的炎症反应可能与癫痫的发展有关。此外,癫痫病理过程中免疫炎症反应的失调与癫痫诱发的可塑性有关。炎症反应会增加癫痫发作的倾向,改变神经元的兴奋性,破坏血脑屏障,并通过激活细胞内信号通路介导神经元凋亡和突触重塑。癫痫发作可以激活大脑中的小胶质细胞和神经元,并在没有外源性刺激的情况下产生一系列的炎症反应。因此,小胶质细胞和神经元分泌大量促炎因子和前列腺素,并激活补体系统,最终促进神经元死亡和突触再生,导致慢性自发性癫痫发作。

7. miRNAs 与癫痫

miRNAs 是一类内源性的 22 个核苷酸长的非编码单链 RNAs,通过影响其 mRNAs 的稳定性或翻译在转录后调节靶基因的表达。研究表明,神经系统疾病包括癫痫中 miRNA 表达模式的变化,可用来评估它们在疾病发病机制中的作用及作为诊断生物标志物,以及制定有效的治疗策略。不同的 miRNA 与癫痫发生相关的各种过程有关,例如神经炎症、血脑屏障功能障碍、细胞凋亡、离子通道失调、轴突引导和突触可塑性。这些潜在的治疗靶标,使得 miRNA 表达模式可能对诊断和预后有积极影响。例如,癫痫持续状态大鼠的 miRNA 表达模式存在显著差异,其中存在 19 个上调和 7 个下调的 miRNA,包括 miRNA 21、miRNA 22、miRNA 34α 和 miRNA-125α,均是针对有丝分裂原活化蛋白激酶。研究发现,血液中 miRNA 的水平可以明确地表明疾病状态,并且来自不同组织或器官的 miRNA 都呈现出一个稳定状态,生物体液中的这些 miRNA 可能在癫痫发作后穿过受损的血脑屏障,或者通过细胞外囊泡中的外泌体释放。

8. 肠道微生物与癫痫

人类每克肠内容物中包含 $10^2 \sim 10^{11}$ 个细菌,其中 90% 为拟杆菌属和类杆菌属,放线杆菌、变形杆菌和韦氏杆菌较少。除了主要的厌氧细菌外,还包括病毒、原生动物、古菌和真菌,它们共同维持肠道的平衡。肠道菌群通过免疫反应、神经内分泌等途径深入调节机体的生理活动。近年来发现肠道微生物与包括帕金森病、阿尔茨海默病、抑郁症、自闭症在内的多种神经系统疾病相关。人体肠道菌群参与肠道与中枢神经系统间的双向信息交流,称为微生物—肠—脑轴。微生物—肠—脑轴作为重要的桥梁,使肠道微生物通过合成分泌神经递质、产生自身代谢产物、刺激产生多种细胞因子等方式参与神经系统的生理活动,在中枢神经系统中起着重要作用,并参与癫痫的发生。近年来,关于干预肠道菌群的方法对癫痫发作显示出良好的效果,这也从侧面印证癫痫发作与肠道菌相关。前瞻性研究显示,益生菌作为一项补充治疗,可以使耐药性癫痫患者中的 28.9% 达到发作减少 50% 的效果,且生活质量明显改善。动物实验显示,益生菌可以显著降低大鼠的癫痫发作程度,并改善了大鼠的空间学习和记忆能力,增加了抑制性神经递质 GABA 的释放。

9. 能量代谢改变与癫痫

大脑仅占人体总体质量的 2%,但却消耗了全身 20% 的氧气和 25% 的葡萄糖。大脑信号传导过程、神经递质的摄取和再循环以及离子梯度的维持和恢复,是导致高耗能的主要原因。其中大部分能量来源于三羧酸循环(TCA)及氧化磷酸化,少部分来源于糖酵解。生酮饮食疗法是目前疗效较好的代谢相关治疗方法,用于治疗难治性癫痫的效果较好。

在癫痫发作过程中大脑存在异常能量代谢。星形胶质细胞是一种神经胶质细胞,在大脑能量传递、生产、利用和储存等方面发挥着积极作用,其功能异常可能导致中枢神经系统兴奋与抑制功能失调而诱发癫痫。

此外,癫痫的发生还受线粒体代谢缺陷影响。线粒体疾病在神经系统方面常表现为癫痫发作,并且有较高比例的患者难以治疗,特别是呼吸链疾病患者,90%对抗癫痫药物无反应。缺陷的线粒体代谢将优先影响抑制性神经递质传递,增加癫痫发作风险。线粒体癫痫的确切病理生理机制目前尚未清楚,有几种可能机制解释线粒体功能障碍下的神经元过度兴奋性:Na^+,K^+ - ATP 酶缺陷、氧化应激、钙稳态失调、抑制作用减弱。

10. 癫痫的遗传学机制

遗传因素是导致癫痫尤其是特发性癫痫的重要原因。分子遗传学研究发现,一部分遗传性癫痫的分子机制为离子通道或相关分子的结构或功能改变。特发性癫痫患者一般脑部并无可以解释症状的结构变化或代谢异常,其发病与遗传易感性有密切关系。此外,癫痫损伤引起的表观基因组变化,也是癫痫反复发生的遗传学因素之一。

近年来,随着测序技术的快速升级和商业化,越来越多的癫痫相关基因被报道,极大地推动了对癫痫发病机制的理解和抗癫痫靶点的发现。截至 2017 年,癫痫相关基因的总数已超过 900 个,其中 80 余个基因只导致癫痫或以癫痫为核心症状的综合征,称之为癫痫基因(Epilepsy gene)。早期发现的癫痫基因主要编码离子通道。随着越来越多的癫痫基因被发现,许多生物通路都已证明参与癫痫发生,但离子通道在已知癫痫基因中仍占相当大的比例,在已知癫痫基因中约有 25%编码离子通道或离子通道的辅助亚基。

例如,GABAα 受体基因,包括位于染色体 5q34 的 GABRA1、染色体 5q31 的 GABRG2、染色体 1p36 的 GABRD;电压门控 Na^+ 通道基因,包括位于染色体 2q24 的 SCN1A、染色体 19q13 的 SCN1B、染色体 2q24 的 SCN2A;电压门控 K^+ 通道基因,包括位于染色体 20q13 的 KCNQ2、染色体 8q24 的 KCNQ3;Na - K 泵相关基因 1q23,包括位于染色体 1q23 的 ATP1A2;尼古丁乙酰胆碱受体,包括位于染色体 1p21 的 CHRNB2 等,都有研究报道与癫痫相关(图 6 - 3)。

> Epilepsy has been linked to mutations in GABAA Receptor genes, including GABRA1 (5q34), GABRG2 (5q31) and GABRD (1p36) genes. And it has been linked to mutations in the Voltage-gated Na^+ channels related

框 6 - 4　癫痫相关的离子通道基因的英语介绍

genes，including SCN1A（2q24），SCN1B（19q13）and SCN2A（2q24）genes. It has also been linked to mutations in Voltage-gated K^+ channels related genes，including KCNQ2（20q13）and KCNQ3（8q24）genes，which encode subunits of "M-current" K^+ channels. Epilepsy has also been linked to mutations in the Na^+ – K^+ Pump related genes，including ATP1A2 gene（1q23）. Also，epilepsy has been reported to linked to mutations in the Nicotinic Acetylcholine Receptor CHRNB2 gene（1p21）.

框 6‑4　癫痫相关的离子通道基因的英语介绍(续)

	Function	Locus	Epilepsy syndrome	Seizure types
GABRA1 GABA$_A$ α1 receptor subunit	Partial inhibition of GABA-activated currents	5q34	AD JME	TCS, myoclonic, absence
GABRG2 GABA$_A$ receptor γ2 subunit	Rapid inhibition of GABAergic neurons	5q31	FS, CAE, GEFS$^+$	Febrile, absence, TCS, myoclonic, clonic, partial
GABRD GABAA receptor δ2 subunit	Decreased GABAA receptor current amplitudes	1p36	GEFS$^+$	Febrile and afebrile seizures
SCN2A Sodium channel α2 subunit	Fast sodium influx initiation and propagation of action potential	2q24	GEFS$^+$ BFNIC	Febrile, afebrile generalised tonic and TCS
SCN1A Sodium channel α1 subunit	Somatodendritic sodium influx	2q24	GEFS$^+$ SMEI	Febrile, absence, myoclonic, TCS, partial
SCN1B Sodium channel β1 subunit	Coadjuvate and modulate α subunit	19q13	GEFS$^+$	Febrile, absence, tonic clonic, myoclonic
KCNQ2 Potassium channel	M current interacts with KCNQ3	20q13	BFNC	Neonatal convulsions
KCNQ3 Potassium channel	M current interacts with KCNQ2	8q24	BFNC	Neonatal convulsions
ATP1A2 Na$^+$, K$^+$-ATPase pump	Dysfunction of ion transportation	1q23	BFNIC and familial hemiplegic migraine	Infantile convulsions
CHRNA4 Acetylcholine receptor α4 subunit	Nicotinic current modulation; interacts with β2 subunit	20q13	ADNFLE	Sleep-related focal seizures
CHRNB2 Acetylcholine receptor β2 subunit	Nicotinic current modulation; interacts with α4 subunit	1p21	ADNFLE	Sleep-related focal seizures
LGI1 Leucine-rich, glioma activated	Disregulates homeostasis, interactions between neurons and glia?	10q24	ADPEAF	Partial seizures with auditory or visual hallucinations
CLCN2 Voltage-gated chloride channel	Neuronal chloride efflux	3q26	IGE	TCS, myoclonic, absence
EFHC1 Protein with an EF-hand motif	Reduced mouse hippocampal induced apoptosis	6p12-p11	JME	TCS, myoclonic
BRD2 (RING3) Nuclear transcriptional regulator	?	6p21	JME	TCS, myoclonic

AD-autosomal dominant. ADNFLE-autosomal dominant nocturnal frontal lobe epilepsy. ADPEAF-autosomal dominant partial epilepsy with auditory features. BFNC-benign familial neonatal convulsions. GEFS$^+$-generalised epilepsy with febrile seizures plus. TCS-tonic-clonic seizures. MAE-myoclonic astatic epilepsy. SMEI-severe myoclonic epilepsy of infancy. BFNIC-benign familial neonatal-infantile convulsion. XL-X-linked. JME-juvenile myoclonic epilepsy.

图 6‑3　癫痫相关的遗传位点(Guerri R, 2006)

AD：常染色体显性遗传；ADNFLE：Autosomal Dominant Nocturnal Frontal Lobe Epilepsy,常染色体显性夜间额叶癫痫；ADPEAF：Autosomal Dominant Partial Epilepsy with Auditory Features,常染色体显性遗传颞叶癫痫；BFNC：Benign Familial Neonatal Convulsions,良性家族性新生儿惊厥症；GEFS＋：Generalized Epilepsy with Febrile Seizures plus,全面性癫痫伴热性惊厥附加症；TCS：Tonic-Clonic Seizures,强直阵挛性发作；MAE：Myoclonic Astatic Epilepsy,肌阵挛-站立不能性癫痫；SMEI：Severe Myoclonic Epilepsy in Infancy,婴儿严重肌阵挛性癫痫；BFNIC：Benign familial Neonatal-infantile convulsions,良性家族性新生儿婴儿惊厥症；XL：X-linked,X 染色体连锁了；JME：Juvenile myorhic epilepsy,青少年肌阵挛性癫痫。

11. 其他癫痫相关的罕见疾病

Drevet 综合征,又称婴儿期严重肌阵挛性癫痫(Severe Myoclonic Epilepsy in Infancy,SMEI),是一种罕见的严重癫痫。由编码神经元电压门控钠通道 1α 亚基 (SCN1A)的基因突变引起。这些突变大多导致钠通道亚基失活,表明这种疾病的遗传机制是单倍剂量不足(Haploinsufficiency)。这些突变大多是新发突变(de novo),但也有一小部分是从父母基因组中遗传的。在极少数情况下,有轻度癫痫发作或偏头痛病史的父母会将 SCN1 基因的缺陷拷贝传给后代,孩子因此患上 Drevet 综合征。有研究显示,在患病家系的亲本中 SCN1 突变缺乏外显性,是由于携带该突变的嵌合体。有研究表明,SCN1A 中的非失活突变会导致伴热性癫痫发作的遗传性癫痫+(Genetic Epilepsy with Febrile Seizures Plus,GEFS+),这是一种症状较轻的遗传性癫痫,以及会导致家族性偏瘫性偏头痛(Familial Hemiplegic Migraine,FHM)。

结节性硬化综合征(Tuberous Sclerosis Complex,TSC)是另一种伴有癫痫的罕见的遗传性疾病。1880 年,法国神经学家 D - M Bourneville 首次对其进行了描述。结节性硬化综合征的发病率约为每 6 000 名新生儿中有 1 名。其特征是在包括大脑在内的全身组织和器官中形成良性肿瘤,发育早期会产生不断增多的咖啡牛奶斑(Cafe au lait Macule),70% 的患者会有癫痫发作、25% 的患者会有精神症状包括自闭症等,其他症状还包括发育迟缓、行为问题、皮肤异常、肺病和肾病。结节性硬化综合征的外显度个体差异很大。结节性硬化综合征是由 TSC1 和 TSC2 基因的功能缺失突变引起的,这 2 个基因分别编码蛋白 harmatin(TSC1)和 tuberin(TSC2)。TSC 基因的突变导致大脑中 3 种类型的异常生长、巨细胞星形细胞瘤、皮质结节和心室壁上的室管膜下结节。TSC1 和 TSC2 通常抑制哺乳动物雷帕霉素靶蛋白激酶(mTOR)的活性,减缓细胞生长和分化(图 6 - 4、图 6 - 5)。

Drevet syndrome (aka Severe Myoclonic Epilepsy in Infancy: SMEI) is a rare, severe form of epilepsy, caused by mutations in the gene encoding the neuronal voltage-gated sodium channel 1 alpha subunit (SCN1A). Most of these mutations produce an inactive sodium channel subunit, suggesting the mechanism of this disorder is haploinsufficiency. Most of these mutations are de novo, but a small number are inherited from one of the parents. In rare cases, a parent with a history of mild seizures or migraine headaches passes a defective copy of the SCN1 gene to his/her child, who develops Drevet syndrome as a consequence. In several families, the lack of penetrance of the SCN1 mutation in the parent has been shown to be due to tissue mosaicism for the mutation. Non-

框 6 - 5　癫痫相关的罕见疾病的英语介绍

inactivating mutations in SCN1A have been shown to cause GEFS + (Genetic epilepsy with febrile seizures plus), a less severe from of inherited epilepsy, and FHM (familial hemiplegic migraine).

Tuberous sclerosis complex (TSC) was another disease with epilepsy. It was first described by French neurologist D – M Bourneville in 1880. TSC is a rare (1 in 6,000 births) genetic disease characterized by the formation of benign tumors (tubers) in tissues and organs throughout the body, including the brain. Symptoms include seizures (70%), developmental delay, behavioral problems, mental disabilities (25%), autism (25%), skin abnormalities, lung and kidney disease. Penetrance is highly variable. TSC is caused by loss of function mutations in theTSC1 and TSC2 genes, which encode the proteins harmatin (Tsc1) and tuberin (Tsc2), respectively. Tcs1 and Tcs2 normally inhibit the activity of the protein kinase mammalian target of rapamycin (mTOR), thereby slowing cell growth and differentiation. Mutations in TSC genes cause three types of abnormal growths in brain: 1) giant cell astrocytomas, 2) corticotubers, 3) sub-ependymal nodules on ventricle walls

框 6 - 5　癫痫相关的罕见疾病的英语介绍(续)

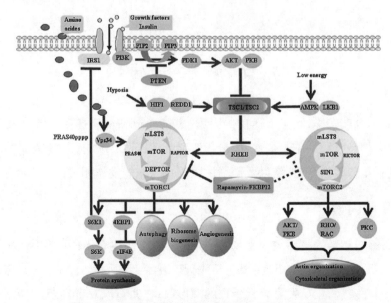

图 6 - 4　mTOR 相关信号通路(Meng XF et al, 2013)

Autophage: 自噬; Ribosome biogenesis: 核糖体生物合成; Angiogensis: 血管生成;
Actin organization: 肌动蛋白组成; Cytoskeletal organization: 细胞骨架组成。

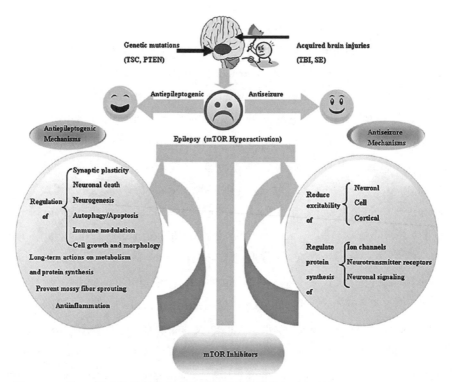

图 6-5　mTOR 通路抑制剂抗癫痫作用的可能分子和细胞机制（Meng XF et al, 2013）
Hyperactivation：过度活化；Synaptic plasticity：突触可塑性；Autophagy：自噬；
Apoptosis：凋亡；Immune modulation：免疫调节；Mossy fiber sprouting：苔状纤维出芽；
Antiflammation：抗炎症；Reduce excitabilty：降低兴奋性；Ion channel：离子通道；
Neurotransmitter receptors：神经递质受体。

第六节　癫痫的病因

癫痫病因复杂多样,除了上述遗传因素、离子通道和神经递质异常、分子网络信号通路异常、神经胶质细胞与炎症、能量代谢紊乱、脑部疾病神经病理改变等,全身或系统性疾病、年龄因素、脑外伤以及环境诱因等也与癫痫发作相关。

一、年龄因素

癫痫病因与年龄的关系较为密切,不同的年龄组往往有不同的病因范围。在新生儿及婴儿期,常见的癫痫病因主要包括先天以及围产期因素,如缺氧、窒息、头颅产伤、遗传代谢性疾病、皮质发育异常所致的畸形等;在儿童以及青春期,常见的癫痫病因主要包括特发性与遗传因素有关的因素、先天以及围产期因素如缺氧、窒息、头颅产伤、中枢神经系统感染、脑发育异常等;在成人期,常见的癫痫病因主要包括头颅外伤、脑肿瘤、中枢神经系统感染性因素等；在老年期，常见的癫痫病因主要包括脑血管意外、脑肿瘤、代谢性疾病、变性病等。

二、脑外伤与脑部疾病

有癫痫遗传易感性的人群，头部受到严重撞击后会发生一过性惊厥，并且容易在创伤后几周或几个月开始转变为自发癫痫发作。职业拳击运动员，脑部长期受到严重的撞击或者重力敲打，也容易诱发癫痫。

部分癫痫发作与脑部疾病有关，例如，先天性脑发育异常，包括大脑灰质异位症、脑穿通畸形、结节性硬化、脑面血管瘤病等；颅脑肿瘤，包括原发性或转移性肿瘤；颅内感染，包括各种脑炎、脑膜炎、脑脓肿、脑囊虫病、脑弓形虫病等；颅脑外伤，包括产伤、颅内血肿、脑挫裂伤及各种颅脑复合伤等；脑血管病，包括脑出血、蛛网膜下腔出血、脑梗死和脑动脉瘤、脑动静脉畸形、卒中等；变性疾病，包括阿尔茨海默病、多发性硬化、皮克病等。

三、全身或系统性疾病

部分癫痫发作与全身或系统性疾病有关，例如缺氧，包括窒息、一氧化碳中毒、心肺复苏后等；代谢性疾病，包括低血糖、低血钙、苯丙酮尿症、尿毒症等；内分泌疾病，包括甲状旁腺功能减退、胰岛素瘤等；心血管疾病，包括阿-斯综合征、高血压脑病等；中毒性疾病，包括有机磷中毒、某些重金属中毒等；其他如血液系统疾病、风湿性疾病、子痫等，也会导致癫痫发作。

此外，内分泌紊乱和波动也会影响癫痫的发热。有癫痫遗传易感性的人群，在月经周期易诱发癫痫。部分的女性由于内分泌紊乱，激素分泌异常也会引起癫痫的发作。

四、环境诱因

1. 饮酒

有癫痫遗传易感性的人群，过量饮酒，会增加癫痫发病的风险。

2. 过量摄入咖啡因

有癫痫遗传易感性的人群，过量饮用咖啡、浓茶、可乐等含咖啡因的食物或饮料，会增加癫痫发病的风险。

3. 药物戒断

长期规律服用癫痫药物的患者，漏服抗癫痫药物，或未按医嘱，突然减药或停药，会产生药物戒断反应，诱发癫痫发作。

4. 治疗药物使用不当

有些对其他常规疾病治疗的药物，比如抗生素中青霉素有兴奋大脑神经元的作用,可能会诱发癫痫。又如戊四氮,是一种 GABAa 受体的非竞争性拮抗剂,也可能诱发癫痫。毛果芸香碱,一种毒蕈碱乙酰胆碱受体激动剂,也可能诱发癫痫。海人藻酸,一种谷氨酸受体激动剂,也可能诱发癫痫。精神疾病治疗药物,如精神分裂症治疗药物氯氮平,也可能诱发癫痫。此外,谷氨酸、软骨藻酸,也可能诱发癫痫。所以在癫痫患者使用药物的时候要注意禁忌证。

5. 非法药物

诱发癫痫发作的非法药物或毒品,包括大麻、致幻剂、海洛因和可卡因等。正常人在服用这些药之后,会导致癫痫的发作。癫痫患者在服用这些药物之后,会导致病情的加重。

6. 高热

感冒发热会使人身体免疫功能减弱,导致脑缺氧缺氧,从而诱发癫痫发作。所以,癫痫患者要预防感冒发热,一旦出现发热,要及时控制高热。婴儿和幼儿易发生由高热引起的抽搐,即热性癫痫发作,持续发作时间大于 1 h 的儿童患癫痫的风险更大。

7. 睡眠不足

有癫痫遗传易感性的人群,睡眠剥夺或睡眠不足,易诱发癫痫。长期处于过度劳累的情况下,没有合理的作息时间经常熬夜,身体的抵抗力降低会引起癫痫。

8. 压力

有癫痫遗传易感性的人群,工作学习或生活中过度的压力,易诱发癫痫。长期的过度焦虑抑郁,情绪波动较大,脾气易怒、易躁的患者,会影响大脑神经系统的稳定,引发癫痫。

9. 闪烁的灯光

日本 1997 年的卡通电视节目"口袋妖怪"(pokemon)曾产生严重的社会不良反应,人们开始关注强光闪烁对儿童脑发育的不良影响,即光敏性癫痫。这个事件造成超过 680 名儿童和青少年被送往医院。诱发癫痫发作的原因是卡通电视节目中长时间的、强烈的、振荡的红光闪烁。

The "Pokemon" cartoon incident in Japan in 1997 raised the attention of Photosensitive epilepsy in adolescents. "Pokemon" is a Japanese cartoon TV. After watching one episode with intense, oscillating red light in this cartoon, over 680 children and adolescents were taken to hospitals suffering seizures induced by viewing the long lasting red flashing light.

框 6-6   光敏性癫痫的英语介绍

10. 过度换气

过度换气是呼吸中枢异常,或情绪激动、精神紧张而引起过度通气,从而引起二氧化碳排出过多,氧气结合血液太少而引起的呼吸性碱中毒的生理代谢综合征。主要表现为呼吸困难、晕厥等。过度换气会诱发癫痫发作。在临床上为提高癫痫患者的脑电图阳性率,使用过度换气法诱发试验,使癫痫患者在发作间歇期癫痫波形的检出率达 80%～90%,尤其是对失神小发作诱发试验阳性率较高,儿童易有反应,使原来癫痫放电更为明显;诱发出棘波、尖波、棘—慢综合波等癫痫放电波形;出现爆发性高波幅慢节律。因此,有癫痫遗传易感性的人群,应避免剧烈有氧运动如长跑、游泳等,以免过度换气,诱发癫痫。

Causes of Epilepsy include：

Brain injuries：birth trauma, infections (e. g., meningitis), high fevers, traumatic head injuries, alcohol abuse, stimulant drugs, brain tumors and strokes.

Chemical imbalances：low blood sugar, low blood oxygen, kidney failure, liver failure.

De novo and inherited mutations：congenital abnormalities, genetic deletions/duplications, mutations in key genes Chemicals that induce seizures, including pentylenetetrazol, a GABAA receptor non-competitive antagonist；pilocarpine, a muscarinic acetylcholine receptor agonist；kainic acid, a glutamate receptor agonists；penicillin；glutamate；domoic acid, etc.

But more than half of epilepsy cases are "idiopathic", of which causes are unknown.

框 6－7 癫痫病因的英语介绍

第七节 癫痫的诊断

1. 癫痫临床诊断

在经历一次或多次癫痫发作后,患者应接受至少一次彻底的临床评估和检查。

临床上为了确定是否为癫痫,详细询问患者本人及其亲属或同事等目击者,尽可能获取详细而完整的发作史,是准确诊断癫痫的关键。在病史中应询问有无家族史,出生及生长发育情况,有无脑炎、脑膜炎、脑外伤等病史。查体中有无神经系统体征、全身性疾病等。

2. 癫痫的临床电生理诊断

脑电图检查(EEG)是诊断癫痫发作和癫痫的最重要的手段,并且有助于癫痫发作和癫痫的分类。临床怀疑癫痫的患者均应进行脑电图检查。特别对于首次癫痫的患者,应进行常规脑电图检查,辅助癫痫类型的诊断。有数据表明,在首次无端癫痫发作的成年人中,平均29%的患者初始脑电图显示癫痫样放电。在第一次癫痫发作48 h内进行脑电图检查时,检出癫痫样和非癫痫样异常的可能性高达71%。然而,脑电图正常并不能排除癫痫的诊断。如果初始常规脑电图为阴性,睡眠剥夺脑电图检查到癫痫样放电的概率额外为13%~35%。在条件允许的情况下,应进行长期的动态脑电图检测来提高检查的准确性。

根据脑电图检测的时长和方式,可以分为常规脑电图检查,动态脑电图检查,视频脑电图检查(VEEG)等。异常EEG最有助于确定可能的癫痫类型(局灶性与全身性)、诊断癫痫综合征和评估复发风险。

(1)常规脑电图检查

一般在门诊完成,经头皮安置电极,一般半小时,主要用于观察发作间期的脑电特征。由于癫痫样放电随机、时间短,且检测不到睡眠时期,较难记录到放电。一般常规脑电图的异常率很低,为10%~30%。适当延长描图时间,增加各种诱发试验,特别是睡眠诱发,必要时加作蝶骨电极描记,可以明显提高了癫痫放电的检出率,可使阳性率提高至80%左右,并使癫痫诊断的准确率明显提高。

(2)动态脑电图

又称为脑电holter。受检者可以在日常生活环境中佩戴使用,随身携带,完成24 h全部脑电活动记录,随后由电脑对记录数据进行处理,优点是患者可以日常活动,缺点是没有视频资料。多用于排除癫痫诊断。

(3)视频脑电图

一般在病房完成,同步记录下脑电图与发作表现,监测时间可根据需要灵活掌握。除了观察发作间期脑电图特征外,可以观察到患者的睡眠脑电图特征,有时可以捕获到患者的临床发作,对明确癫痫的种类,指导用药,术前评估都有重要作用。

(4)其他脑电图

如连续抓发作脑电图,监测时间根据患者平时的发作频率和服药情况不定,有的需要数天甚至数十天的连续视频脑电图监测,直到患者有2~3次甚至更多的典型的临床发作为止，多用于顽固性癫痫患者术前定位分析。颅内脑电图，通过开颅或经微孔手术，将电极置入颅内后再进行脑电图记录，多用于通过无创方法不能准确定位的顽固性癫痫患者的癫痫灶定位。颅内电极受干扰少、脑电信号丰富、定位效果好。

此外，EEG 记录的带宽或信号频率以及电极大小，也对癫痫的确诊和分类有很大帮助。研究初期，EEG 记录的带宽或信号频率范围限制在 100 Hz 以下，在使用更高的带宽进行 EEG 频谱测量后发现，高频活动（>100 Hz）与癫痫发作有关，并且记录表明存在涟漪（80~200 Hz）和快速涟漪（>200 Hz），快速涟漪是致癫痫区的标志。在临床和实验模型中，快速涟漪与癫痫相关的神经元损失（海马硬化）相关。高频活动可以用插入癫痫病灶组织的微线来记录，常规 EEG 使用具有几平方毫米记录表面的大电极，而直径为数十微米的更小的微线可以记录超过 500 Hz 的与癫痫相关的高频活动。二维高密度微电极阵列可以检测高度局部（数百微米）的超同步活动区域的"微癫痫发作"。

3. 影像学检查

电子计算机断层扫描（Computed Tomography，CT）、头颅磁共振成像（Nuclear Magnetic Resonance Imaging，MRI）、癫痫单光子发射型计算机断层（Ictal-interictal single photon emission computed tomography，Ictal SPECT）、正电子发射型计算机断层显像（Positron Emission Computed Tomography）、脑磁图（Magnetoenc ephalo graphy，MEG）是癫痫诊断的常用影像学检查。CT 通常是最先使用的神经成像技术，其次是 MRI。除遗传性癫痫患者以外，所有新发癫痫患者均应进行神经影像学检查。神经影像学可以帮助诊断和确定致痫性病变。常见的致痫性病变包括产前或围产期脑损伤、皮质发育畸形、肿瘤、卒中后或创伤后脑软化症、血管异常和海马硬化等。MRI 在 14%~35% 的新诊断的癫痫患者中能够检测到致痫性病变。MRI 图像的高级后处理可以增加发现细微异常的可能性。约 20% 的新诊断癫痫患者和超过一半的耐药性局灶性癫痫患者可以由 MRI 检出致痫灶。相较于 CT，MRI 对于病灶的检测灵敏度更高。MRI 必须采用适合癫痫的方案，包括至少 1 mm 三维体积 T1 加权成像、轴向和冠状 T2 加权成像、流体衰减倒置恢复序列（包括海马成角）和轴向含铁血黄素或钙化敏感 T2-序列或敏感性加权序列。SPECT 是利用注射、口服、吸入患者体内的放射性核素发射的单光子分布的影像进行检查。PET 可以在活体观察大脑功能活动和血流代谢变化的生理性断层扫描。MEG 是基于大脑活动时神经元产生的微弱电流会产生微弱磁场，可以被头外部的超导量子干涉仪器 SQUID 检测到。MEG 和 EEG 的精确度相似，时间分辨率上可以精确到毫秒级，因此都用来测量神经元活动的快速变化。研究者们也会将 fMRI 和 MEG 配合使用，将获得的 MEG 信号与 fMRI 获得的脑结构匹配分析。但是周围环境声音，实验过程中的金属饰品、设备干扰,被测试者的眼动、眨眼、呼吸、心跳等会对干扰被测量的微弱脑磁信号。

4.神经元抗体的诊断

神经元抗体也可以用于脑病和癫痫的识别。常见的癫痫因素有靶向谷氨酸脱羧酶(GAD)-65、LGI1、CASPR2 和 NMDA 受体的抗体相关的脑炎。如果初步评估未能确定潜在原因并且患者出现边缘性脑炎的症状或体征,则应考虑进行抗体检测。诊断包括认知能力下降、人格改变、自主神经发作、运动障碍、合并的自身免疫病和 MRI 上的颞叶内侧变化(可能演变为内侧颞叶硬化)。

5.血生化诊断

为确诊和查明癫痫病因,还需要有针对性地选择血糖、血钙、脑脊液检查等,检查全身性或系统性问题,如代谢性疾病、心血管疾病、内分泌疾病、缺氧中毒等,以进一步查明病因。

6.鉴别诊断

临床上存在多种多样的发作性事件,既包括癫痫发作,也包括非癫痫发作。非癫痫发作在各年龄段都可以出现,包括多种原因,其中一些是疾病状态,如晕厥、短暂性脑缺血发作(TIA)、发作性运动诱发性运动障碍、睡眠障碍、多发性抽动症、偏头痛等,另外一些是生理现象,如屏气发作、睡眠肌阵挛、夜惊等;在新生儿阶段,非癫痫发作主要症状有周期性呼吸、非惊厥性呼吸暂停、颤动;在婴幼儿阶段,非癫痫发作主要症状有屏气发作、非癫痫性强直发作、情感性交叉擦腿动作、过度惊吓症;在儿童阶段,非癫痫发作主要症状有睡眠肌阵挛、夜惊、梦魇及梦游症、发作性睡病、多发性抽动症、发作性运动诱发性运动障碍;在成人阶段,非癫痫发作主要症状有晕厥、癔症、短暂性脑缺血发作、偏头痛、精神病性发作。抽动症受意识控制,睡眠时症状消失,伴随精神症状如强迫症或秽语症等。晕厥多有明显诱因,且有恶心、头晕、无力、眼前发黑等先兆,或有糖尿病等基础疾病,引起意识丧失很少超过 15 s。癔症,又称癔症样发作、假性癫痫发作,多由心理障碍引起,发作时有强烈自我表现。偏头痛先兆和发作持续时间长,伴有剧烈头痛、恶心呕吐。短暂性脑缺血发作多发于老人,常有动脉硬化、冠心病、高血压等基础疾病。

鉴别诊断过程中应详细询问发作史,努力寻找引起发作的原因。此外,脑电图特别是视频脑电图监测对于鉴别癫痫性发作与非癫痫性发作有非常重要的价值。对于诊断困难的病例,可以咨询癫痫专科医师。

7.基因测序

测序技术的进步极大地促进了与癫痫相关的基因的筛查。基因检测对发育性脑病和癫痫性脑病的检出率最高,这两种病与许多致病基因有关。有统计表明,在这些严重癫痫中,染色体微阵列的诊断率为 5%,基因组或全外显子组测序的诊断率为 20%~50%。此外,局灶性癫痫的病因有时可以通过基因检测确定。癫痫引起基因变异的检测可以影响治疗。例如,在耐药颞叶癫痫(Temporallobe Epilepsy,TLE)患者中检测 SCN1A 突变后,需要停止卡马西平的长期治疗,因为卡马西平会加重 SCN1A 相关的癫痫症状。

After experiencing one or more seizures, the patient should undergo a thorough clinical evaluation and examination, including history assessment, Electroencephalogram (EEG), and neuroimaging.

EEG is an important tool in the diagnosis of epilepsy, especially in patients with first-time epilepsy, and should be performed routinely to aid in the diagnosis of the type of epilepsy. Some data suggest that in adults with their first unprovoked seizure, the initial EEG shows epileptiform discharges in an average of 29% of cases. When an EEG is performed within 48 hours of the first seizure, the likelihood of detecting epileptiform and non-epileptiform abnormalities is as high as 71%. However, a normal EEG does not rule out a diagnosis of epilepsy. If the initial routine EEG is negative, the probability of detecting epileptiform discharges on a sleep deprivation EEG is an additional 13%~35%. Whenever possible, long-term dynamic EEG testing should be performed to improve the accuracy of the test.

Neuroimaging should be performed in all patients with new-onset epilepsy, except in patients with hereditary epilepsy. Neuroimaging can help diagnose and identify epileptogenic lesions. Common epileptogenic lesions include prenatal or perinatal brain injury, cortical developmental malformations, tumors, post-stroke or post-traumatic cerebral tenderness, vascular abnormalities, and hippocampal sclerosis. CT is usually the first neuroimaging technique used, followed by MRI. MRI is able to detect epileptogenic lesions in 14%~35% of patients with newly diagnosed unprovoked epilepsy. Advanced post-processing of MRI images can increase the likelihood of detecting subtle abnormalities. In conclusion, MRI is more sensitive for lesion detection compared to CT.

框 6-8　癫痫诊断的英语介绍

Advances in sequencing technology have greatly facilitated the screening of genes associated with epilepsy. Genetic testing has the highest detection rate for developmental encephalopathy and epileptic encephalopathy，which are associated with many causative genes. Statistics have shown a 5% diagnostic rate for chromosomal microarrays and a 20%~50% diagnostic rate for genomic or whole exome sequencing in these severe epilepsies，and in addition，the cause of focal epilepsy can sometimes be determined by genetic testing. Detection of epilepsy-causing genetic variants can influence treatment. For example，detection of SCN1A mutations in patients with drug-resistant TLE requires discontinuation of long-term treatment with carbamazepine，which exacerbates SCN1A-associated epileptic symptoms.

框 6-8　癫痫诊断的英语介绍(续)

第八节　癫痫的治疗

一、急救治疗

癫痫急性发作时,防止受伤最为重要。癫痫发作一般在 5 分钟之内都可以自行缓解,如果短暂发作后患者恢复如常,不是非常严重的类型,可以发作后择期就医。如果连续发作 5 分钟以上,或频繁发作间隔时间很短,或发作停止后患者呼吸和意识未有恢复,或有并发症如孕妇、糖尿病患者、持续高热惊厥、发作时受伤,应迅速把患者送往医院。有先兆发作的患者应及时告知家属或周围人,有条件及时间可将患者扶至床上,来不及者可顺势使其躺倒,防止意识突然丧失而跌伤,迅速移开周围硬物、锐器,减少发作时对身体的伤害。迅速松开患者衣领,使其头转向一侧,以利于分泌物及呕吐物从口腔排出,防止流入气管引起呛咳窒息。不要向患者口中塞任何东西,不要灌药,防止窒息。不要强按患者的人中,对患者无益。不要在患者抽搐期间强制性按压患者四肢,过分用力可造成骨折和肌肉拉伤,增加患者的痛苦。

二、药物治疗

目前国内外对于癫痫的治疗主要以各类抗癫痫药物治疗为主。癫痫患者经过正规的抗癫痫药物治疗,约 70% 的患者的发作是可以得到控制的,其中 50%～60% 的患者经过 2～5 年的治疗是可以痊愈的,患者可以和正常人一样地工作和生活。但由于其发病机制不明,仍存在近 30% 的患者存在药物治疗无效的现象。因此,合理、正规的抗癫痫药物治疗是关键。

1. 抗癫痫药物使用指征

癫痫的诊断一旦确立,应及时应用抗癫痫药物控制发作。但是对首次发作、发作有诱发因素或发作稀少者,可酌情考虑。根据癫痫发作的类型、药物的副作用、患者的年龄、其他药物的使用、并发症、医疗条件等选择适当的癫痫药物,并逐步增加用药量,直至癫痫发作得到有效控制后持续该剂量 3～5 年。

2. 常用的癫痫药物

抗癫痫药(Anti-epileptic Drugs,AED)是对症性癫痫治疗的主要手段。目前,约有 30 种抗癫痫药可用于癫痫治疗。目前的抗癫痫药物大多用于恢复大脑的兴奋-抑制平衡,即降低神经元网络的兴奋性,阻止过度兴奋的产生和传播,达到减少或防止癫痫发作的目的。此外,一些抗癫痫药被批准用于治疗非癫痫疾病,包括神经性疼痛、偏头痛、双相情感障碍和广泛性焦虑症。

临床抗癫痫药物主要是传统药物和新型的抗癫痫药物,两种药物疗效相当,新型药物的不良反应和药物间的相互影响较少。传统药物主要包括苯妥英钠、卡马西平、丙戊酸钠等,新型药物常用的有拉莫三嗪、托吡酯、奥卡西平、加巴喷丁、左乙拉西坦等。其中,卡马西平和拉莫三嗪是治疗常见的简单部分性发作的一线抗癫痫药物。如果这两种药物无效或者不耐受,则应该考虑丙戊酸盐、奥卡西平和左乙拉西坦;如果替代的 3 种药物也无效,则应添加辅助治疗如加巴喷丁、托吡酯和氯巴占。

（1）第一代抗癫痫药物

由于癫痫在 19 世纪下半叶之前一直未能得到确切诊断和治疗,所以大多以草药等来控制癫痫的病情发展。自 1857 年发现溴化钾可以用于癫痫治疗,自此开启了癫痫的化学药物治疗。至 1986 年上市数十个抗癫痫药物,包括溴化钾、苯巴比妥、苯妥英钠、丙戊酸钠、卡马西平等。也有分类把溴化钾、苯巴比妥、苯妥英钠、归为第二代抗癫痫药物,把丙戊酸钠、卡马西平等归为第二代抗癫痫药物(图6-6)。

① 溴化钾

溴化钾(Potassium bromide)是 1857 年由英国爵士洛克发现可以用于癫痫治疗的化学药物。从那时起,溴化钾成为治疗癫痫的首选药物,也开启了现代抗癫痫药物治疗的新纪元。

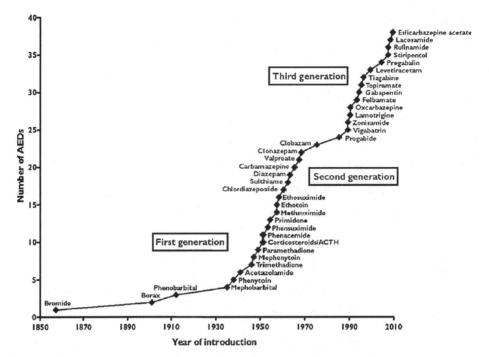

图 6‑6　1853—2009 年进入市场的抗癫痫药物（Perucca, P. et al, Epilepsy Research 2017）
Year of introduction：药物引进市场的年份；AED：Anti-epileptic Drugs，抗癫痫药；First generation：第一代；Second generation：第二代；Third generation：第三代。

② 苯妥英钠

1912 年德国医生豪普特曼发现苯巴比妥（Phenytoin sodium）可以用来治疗癫痫。苯妥英钠是一种广谱抗癫痫药物，对除了失神发作以外的所有抗癫痫类型均有效。药理学机制上，苯妥英钠作为电压依赖性钠离子通道的强效阻断剂而抑制椎体神经元的过度兴奋。苯妥英钠的药代动力学特征复杂，且具有众多不良反应，包括牙龈增生、致畸、多毛症等，但其抗癫痫效果好，且价格低廉，因此仍用于临床。苯妥英钠的发现是抗癫痫药物开发史上的里程碑事件。在此之前，溴化钾和苯巴比妥均属于中枢镇静剂而用于治疗癫痫，而苯妥英钠的发现开创了非镇静剂抗癫痫的先河，同时以苯妥英钠为母核，也加速了后续更多抗癫痫药物的发现。

③ 丙戊酸钠

1974 年推出了丙戊酸钠商品名德巴金，是第一种以作用机制为基础的抗癫痫药物，开创了广谱抗癫痫药物的新纪元，对多种类型的癫痫均有效，特别对脑肿瘤患者癫痫发作有效。尽管丙戊酸钠的抗癫痫效果显著，但是它也存在诸多副作用，如肝毒性、镇静、脱发、胃肠道症状等。

④ 卡马西平

卡马西平是治疗局灶性癫痫的一线用药，相较于苯妥英钠，卡马西平在耐受性上有很大提升,但是依然存在包括眩晕、低钠血症、胃肠道不适以及潜在的致畸风险。

尽管苯妥英钠、丙戊酸钠和卡马西平为代表的第一代抗癫痫药物存在很多不良反应,但是它们推动了癫痫发病机制的研究,即这些药物主要是通过作用于与神经元兴奋性直接相关的离子通道、抑制性神经递质 GABA 有关的离子通道或转运体等。另外,第一代抗癫痫药物为后续抗癫痫药物的开发提供了母核结构,并丰富了临床数据,逐渐开启了癫痫合理化用药的时代。

1　The first generation of antiepileptic drugs

Since 1857，Sir Charles Locock discovered that potassium bromide could be used in the treatment of epilepsy，which started the chemotherapy of epilepsy. By 1986，dozens of antiepileptic drugs were marketed during this period，including potassium bromide，phenobarbital，phenytoin sodium，sodium valproate，and carbamazepine

1.1　Phenytoin sodium

Phenytoin sodium is a broad-spectrum antiepileptic drug that is effective against all types of antiepileptic seizures except akathisia. Pharmacologically，phenytoin sodium acts as a potent blocker of voltage-dependent sodium channels and inhibits the hyperexcitability of vertebral neurons. Phenytoin sodium has a complex pharmacokinetic profile and numerous adverse effects，including gingival hyperplasia，teratogenicity，and hirsutism，but it is still used clinically because of its antiepileptic efficacy and low price. The discovery of phenytoin sodium was a milestone time in the history of antiepileptic drug development. Before that，potassium bromide and phenobarbital were both central sedatives and used for the treatment of epilepsy，while the discovery of phenytoin sodium pioneered non-sedative antiepileptic agents and also accelerated the subsequent discovery of more antiepileptic drugs with phenytoin sodium as the mother nucleus.

1.2　Sodium valproate

Sodium valproate is also a broad-spectrum antiepileptic drug that is effective in many types of epilepsy，particularly as a first-line agent for seizures in patients with brain tumors. The antiepileptic mechanism of sodium valproate remains to be further elucidated. Despite its significant antiepileptic effect, sodium valproate also has many side effects, such as hepatotoxicity, sedation, hair loss, and gastrointestinal symptoms.

1.3 Carbamazepine

Carbamazepine is the first-line drug for the treatment of focal epilepsy. Compared with phenytoin sodium, carbamazepine has a much improved tolerability, but there are still risks including vertigo, hyponatremia, gastrointestinal discomfort, and potential teratogenic risks. Despite the many side effects of first-generation antiepileptic drugs represented by phenytoin sodium, sodium valproate, and carbamazepine, they have advanced the study of the pathogenesis of epilepsy, i.e., these drugs act mainly by acting on ion channels directly related to neuronal excitability, ion channels or transporters related to the inhibitory neurotransmitter GABA, etc. On the other hand, the first generation of antiepileptic drugs provided the parent nucleus structure for the development of subsequent antiepileptic drugs and enriched clinical data, gradually opening the era of rationalized drug use in epilepsy.

框 6-9　第一代抗癫痫药物的英语介绍(续)

（2）第二代抗癫痫药物

在第一代抗癫痫药物的基础上,第二代抗癫痫药物的不良反应更小,代谢特征进一步改善,抗癫痫疗效进一步提高。自 20 世纪 80 年代以来,以拉莫三嗪、托吡酯、左乙拉西坦为代表的第二代抗癫痫药物陆续上市。也有分类把拉莫三嗪、托吡酯、奥卡西平、加巴喷丁、左乙拉西等归为第三代抗癫痫药物。

① 拉莫三嗪

拉莫三嗪属于广谱抗癫痫药物,临床多用于各种类型儿童癫痫治疗,是治疗简单部分性发作的一线抗癫痫药物。对包括 Lennox-Gastaut 在内的多种癫痫均有很好的疗效。拉莫三嗪的口服生物利用度高,在服用后 1~3 h 内达峰。相较于第一代抗癫痫药物,拉莫三嗪无肝微粒体酶诱导活性,因此对于其他药物的相互作用较少,可以和其他抗癫痫药物联合用药。但是,癫痫患者对拉莫三嗪使用后的个体差异很大,存在包括恶心、头晕、过敏在内的不良反应。

② 托吡酯

托吡酯主要用于部分性发作、全面强直阵挛发作、失神发作及婴儿痉挛症的治疗，是临床广谱抗癫痫药物。在作用机制上，托吡酯既是电压门控钠通道和 AMPA 受体的抑制剂，同时也是 GABA 受体的激动剂，也有研究证明，托吡酯对钙通道和钾通道也有作用。但是临床使用中，托吡酯的长期使用可能对语言、注意力产生一定的不良反应。

③ 左乙拉西坦

左乙拉西坦是一种耐受性较好的抗癫痫药物，对包括局灶性、继发性、全身性强直阵挛性发作以及失神发作在内的多种癫痫类型均有很好的抑制效应。左乙拉西坦具有良好的药代动力学特征，生物利用度高，血浆蛋白结合率低，通过肾脏排出。在作用机制上，左乙拉西坦选择性作用于突触囊泡蛋白 2A（synaptic vesicle protein 2A，SV2A）。左乙拉西坦在临床使用时存在一定的不良反应，包括嗜睡、头晕等。

④ 唑尼沙胺

唑尼沙胺是 1989 年在日本开始使用的一种用于局灶性和全身性抗癫痫药物。唑尼沙胺的抗癫痫机制源自对电压门控钠通道和 T 型钙电流的阻断。唑尼沙胺的口服生物利用度高，无肝药酶诱导活性。唑尼沙胺常见的不良反应包括镇静、共济失调、头晕等。

⑤ 加巴喷丁

加巴喷丁于 1993 年在英国上市，用于伴或不伴继发全身性发作的癫痫部分性发作的辅助治疗，以及常规抗癫痫药不能满意控制或不能耐受的局限性发作的癫痫患者的附加治疗。加巴喷丁是 γ 氨基丁酸（GABA）的衍生物，其药理作用是通过改变 GABA 代谢。

⑥ 奥卡西平

奥卡西平是卡马西平的 10 -酮基衍生物，药效与卡马西平相似或稍强。奥卡西平在临床上主要用于对卡马西平有过敏反应者，可作为卡马西平的替代药物应用于临床。奥卡西平对大脑皮质运动有高度选择性抑制作用，其作用可能在于阻断脑细胞的电压依赖性钠通道，从而阻止病灶放电的扩布。此外，奥卡西平亦作用于钾、钙离子通道而起作用。

第二代抗癫痫药物尽管在安全性和药代特征上相较于第一代抗癫痫药物有了很大提升，但是整体上第二代抗癫痫药物的疗效并未明显优于第一代。因此，临床上对于新的抗癫痫药物依然渴求。

2 Second-generation antiepileptic drugs

Based on the first-generation antiepileptic drugs, the second-generation antiepileptic drugs have fewer side effects, further improved metabolic characteristics, and further enhanced antiepileptic efficacy. Since the 1980s, second-generation antiepileptic drugs, represented by lamotrigine and topiramate levetiracetam, have been marketed one after another.

2.1 Lamotrigine

Lamotrigine is a broad-spectrum antiepileptic drug with good efficacy in a variety of epilepsies, including lennox-Gastaut. Lamotrigine has a high oral bioavailability, peaking within $1\sim3$ hours of administration. Compared to first-generation antiepileptic drugs, lamotrigine has no hepatic microsomal enzyme-inducing activity, so it has fewer interactions with other drugs and can be used in combination with other antiepileptic drugs. However, individual differences in lamotrigine use in epileptic patients are significant, and adverse reactions including nausea, dizziness, and allergy exist.

2.2 Topiramate

Topiramate has been shown to be effective in the treatment of both focal epilepsy and generalized tonic-clonic and atonic seizures. In terms of mechanism of action, topiramate is an inhibitor of voltage-gated sodium channels and AMPA receptors, as well as an agonist of GABA receptors, and has also been shown to have effects on calcium and potassium channels. However, in clinical use, the long-term use of topiramate may have some side effects on speech and attention.

2.3 Levetiracetam

Levetiracetam is a well-tolerated antiepileptic drug that has a good suppressive effect on many seizure types including focal and secondary generalized tonic clonic seizures as well as akathisia seizures. Levetiracetam has a good pharmacokinetic profile, with high bioavailability, low plasma protein binding, and renal excretion. In terms of mechanism of action,

框 6-10　第二代抗癫痫药物的英语介绍

levetiracetam selectively acts on synaptic vesicle protein 2A（SV2A）. Levetiracetam has some side effects in clinical use，including drowsiness and dizziness.

2.4 Zonisamide

Zonisamide is an antiepileptic drug used for focal and generalized seizures that was started in Japan in 1989. The antiepileptic mechanism of zonisamide stems from the blockade of voltage-gated sodium channels and T-type calcium currents. Zonisamide has high oral bioavailability and no hepatic drug enzyme-inducing activity. Common adverse effects of zonisamide include sedation，ataxia，and dizziness.

Although the safety and pharmacokinetic characteristics of second-generation antiepileptic drugs have been greatly improved compared with first-generation antiepileptic drugs，the overall efficacy of second-generation antiepileptic drugs is not significantly better than that of first-generation，and therefore the clinical thirst for new antiepileptic drugs remains.

框 6 - 10　第二代抗癫痫药物的英语介绍(续)

（3）第三代抗癫痫药物

第三代抗癫痫药物针对难治性癫痫和尚无有效药物的癫痫类型，致力于开发更多具有新机制和新靶点的药物。同时，在第一代和第二代抗癫痫药物的基础上，提高疗效、降低不良反应、改善药代特征。

① 拉考沙胺

拉考沙胺在临床上作为 4 岁以上癫痫患者的部分发作的单药治疗和辅助治疗。拉考沙胺具有吸收快、口服生物利用度高及耐受性好等优势。拉考沙胺长期使用会对视力产生不良作用，同时还存在共济失调的不良反应。

② 吡仑帕奈

吡仑帕奈被批准用于 12 岁以上癫痫患者，伴有或不伴有继发性发作的部分癫痫以及原发性全身强直阵挛性发作的部分癫痫，以及原发性全身强直阵挛性发作的辅助治疗。吡仑帕奈是一种 AMPA 受体的选择性非竞争性拮抗剂。吡仑帕奈口服生物利用度好，但存在包括步态失调和头晕、焦虑等在内的不良反应。

③ 鲁非那胺

鲁非那胺被欧洲药物管理局批准作为孤儿抗癫痫药,用于 4 岁及以上患者 Lennox‑Gastaut 综合征的辅助治疗。鲁非那胺的作用机制是通过延长钠通道的失活来发挥抗癫痫活性。鲁非那胺具有传统钠通道阻滞剂的相同不良反应,包括头晕、呕吐、共济失调等。

④ 司替戊醇

司替戊醇用于婴儿期严重肌振挛性癫痫(Dravet 综合征)患者的难治性强直阵挛性癫痫发作的治疗。司替戊醇的作用机制包括两方面:既能增强 GABA 受体的作用,同时能够抑制乳酸脱氢酶(lactate dehydrogenase,LDH),导致 ATP 浓度降低,从而激活 ATP 敏感钾通道,使得神经元超极化。司替戊醇的口服生物利用度较好,但具有嗜睡、共济失调等不良反应。

尽管临床中抗癫痫药的不断应用,仍然有 20%~40% 的患者病情并不能凭现有抗癫痫药物得到控制,会发展为难治性癫痫。所以开发更新颖实用的抗癫痫药物以加强对难治性癫痫的管理非常有必要。突破这一困境主要包括两个方向:一方面是充分发挥现有的抗癫痫药物的潜力,结合多种生物标记对癫痫进行科学分类,划定药物有效的癫痫类别,进行针对性的治疗;另一方面则是开发新的抗癫痫药物,发展新的抗癫痫靶点。

---

3 Third-generation antiepileptic drugs

The third-generation antiepileptic drugs target refractory epilepsy and types of epilepsy for which no effective drugs are available, and are dedicated to developing more drugs with new mechanisms and new targets. At the same time, they will improve the efficacy, reduce adverse effects and improve the pharmacokinetic characteristics based on the first and second generation antiepileptic drugs.

3.1 Lacosamide

Lacosamide is used clinically as monotherapy and adjunctive therapy for partial-onset seizures in patients with epilepsy over 4 years of age. Lacosamide has the advantages of rapid absorption, high oral bioavailability and good tolerability. Long-term use of Lacosamide can have adverse effects on vision, as well as side effects of ataxia.

框 6‑11　第三代抗癫痫药物的英语介绍

3.2　Pirenzopanib

Pirumpanib is approved for the adjunctive treatment of partial wires with or without secondary seizures and partial epilepsy with primary generalized tonic clonic seizures, and primary generalized tonic clonic seizures in patients 12 years of age and older with epilepsy. Pirumpanib is a selective, noncompetitive antagonist of AMPA receptors. Pirumpanib has good oral bioavailability, but adverse effects including gait disorders and dizziness and anxiety are present.

3.3　Rufinamide

Rufinamide is approved by the European Medicines Agency as an orphan antiepileptic drug for the adjunctive treatment of Lennox-Gastaut syndrome in patients aged 4 years and older. The mechanism of action of rufinamide is to exert antiepileptic activity by prolonging the inactivation of sodium channels. Rufinamide has the same side effects as traditional sodium channel blockers, including dizziness, vomiting, and ataxia.

3.4　Stilbestrol

Stilbestrol is used for the treatment of refractory tonic clonic seizures in patients with severe myoclonic epilepsy of infancy (Dravet syndrome). The mechanism of action of stilbestrol is twofold: it enhances the action of GABA receptors and inhibits lactate dehydrogenase (LDH), leading to a decrease in ATP concentration, which activates ATP-sensitive potassium channels and causes neuronal hyperpolarization. Stilbestrol has good oral bioavailability, but has side effects such as drowsiness and ataxia.

框 6-11　第三代抗癫痫药物的英语介绍(续)

3. 选择抗癫痫药物时总的原则

对癫痫发作及癫痫综合征进行正确分类是合理选药的基础。此外,还要考虑患者的年龄(儿童、成人、老年人)、性别、伴随疾病以及抗癫痫药物潜在的不良反应可能对患者未来生活质量的影响等因素。如婴幼儿癫痫患者不会吞服药片,应用糖浆制剂既有利于患儿服用又方便控制剂量。儿童癫痫患者选药时应注意尽量选择对认知功能、记忆力、注意力无影响的药物。老年癫痫患者共患病多、合并用药多、易造成药物间相互作用,而且老年人对抗癫痫药物更敏感,不良反应更突出。因此,老年癫痫患者在选用抗癫痫药物时，必须考虑药物不良反应和药物间相互作用。对于育龄期女性癫痫患者应注意抗癫痫药对激素、性欲、女性特征、怀孕、生育以及致畸性等的影响。传统抗癫痫药物（如苯妥英钠、苯巴比妥）虽有一定临床疗效，但是不良反应较多如齿龈增生、毛发增多、致畸率高、多动、注意力不集中等，患者不易耐受。抗癫痫新药（如拉莫三嗪、左乙拉西坦、托吡酯、奥卡西平等）不仅临床疗效肯定，而且不良反应小，患者容易耐受。

4. 单药及联合用药治疗

抗癫痫药物治疗应该尽可能采用单药治疗，直到达到有效或最大耐受量。单药治疗失败后，可联合用药。尽量将作用机制不同、很少或没有药物间相互作用的药物配伍使用。合理配伍用药应当以临床效果最好、患者经济负担最轻为最终目标。

5. 血药浓度监测

在抗癫痫药物治疗过程中，并不推荐常规监测抗癫痫药物的血药浓度。只有当怀疑患者未按医嘱服药或出现药物毒性反应、合并使用影响药物代谢的其他药物以及存在特殊的临床情况（如癫痫持续状体、肝肾疾病、妊娠）等情况时，考虑进行血药浓度监测。

6. 持续用药

抗癫痫治疗需持续用药，不应轻易停药。目前认为，至少持续 3 年无癫痫发作时，才可考虑是否可以逐渐停药。停药过程中，每次只能减停一种药物，并且需要 1 年左右时间逐渐停用。

癫痫的药物治疗是一个长期的实践过程，医生和患者以及家属均要有充分的耐心和心理准备，患者应定期复诊，医生应根据每个患者的具体情况进行个体化治疗，并辅以科学的生活指导，双方充分配合，才能取得满意的疗效。

需要注意的是，有些患者和家属在癫痫治疗方面存在一些误区，如有病乱投医，轻信谣传，担心抗癫痫西药对大脑有害，长期服用会影响智力，而盲目寻找所谓的纯中药、祖传秘方。轻信包治、根治的各种虚假广告，不仅花费了大量时间和金钱，癫痫仍然得不到有效的控制，还延误了治疗的最佳有效时机，人为使患者变成了难治性癫痫。

三、手术治疗

经过正规抗癫痫药物治疗，仍有 20%～40% 患者为药物难治性癫痫。癫痫的外科手术治疗为这一部分患者提供了一种新的治疗手段，估计约有 50% 的药物难治性癫痫患者可通过手术使发作得到控制或治愈，从一定程度上改善了难治性癫痫的预后。

1. 手术适应证

癫痫手术是指利用外科手术对致痫区进行切除以控制癫痫发作,主要适用于致痫区明确且药物难治性癫痫患者。其手术适应证包括:① 药物难治性癫痫,2 种及以上抗癫痫药物联合治疗失败,影响日常工作和生活者。② 对于部分性癫痫,癫痫源区定位明确,病灶单一而局限。③ 手术治疗不会引起重要功能缺失。

近年来,癫痫外科实践表明,一些疾病或综合征手术治疗效果肯定,可积极争取手术。如颞叶癫痫伴海马硬化,若定位准确其有效率可达 60%～90%。婴幼儿或儿童的灾难性癫痫如 Rasmussen 综合征,其严重影响了大脑的发育,应积极手术,越早越好。其他如皮质发育畸形、良性低级别肿瘤、海绵状血管瘤、动静脉畸形、半身惊厥-偏瘫-癫痫综合征等均是手术治疗较好的适应证。

严格掌握手术适应证是手术取得良好疗效的前提。首先,患者必须是真正的药物难治性癫痫。如果由于诊断错误、选药不当或者服用所谓的"中药"导致病情迁延不愈,而误认为是难治性癫痫,进而手术,那是完全错误的。其次,有些癫痫患者误以为癫痫是终身疾病,对抗癫痫药的不良反应过度恐惧和夸大,误认为手术可以根治癫痫,而积极要求手术,对这部分患者一定要慎重。第三,应该强调手术不是万能的,并不是每一位患者手术治疗后都能够达到根除发作的目的。虽然药物难治性癫痫的大部分通过手术可以使发作得到控制或治愈,尚有一部分难治性癫痫即使手术,效果也不理想,甚至还可能带来一些新的问题。

2. 术前定位

致痫区的划定是癫痫手术的重点和难点,精确定位致痫灶和脑功能区是手术治疗成功的关键。目前国内外学者一致认为,有关致痫灶和脑功能区的术前定位应采用综合性诊断程序为宜,最常用和较好的方法是分期综合评估,即初期(Ⅰ期)的非侵袭性检查和Ⅱ期的侵袭性检查。非侵袭性检查,包括病史收集及神经系统检查、视频头皮 EEG、头颅 MRI、CT、SPECT、PET、MRS、fMRI、脑磁图和特定的神经心理学检查等。如果通过各种非侵袭性检查仍不能精确定位,尚需侵袭性检查,包括颅内硬膜下条状或网状电极和深部电极监测及诱发电位,Wada 试验等,以进一步定位致痫灶和脑功能区。目前认为皮质下结节及周围皮质均具有致痫能力。根据结节的数量及位置分为单结节、相同脑叶的多结节、不同脑叶的多结节。根据手术切除术的范围分为结节切除术、结节及其周围皮质切除术、多结节同一脑叶部分或全部切除术、多结节不同脑叶联合切除术等。根据皮质下结节切除程度分为完全切除和部分切除。神经刺激术是当前临床治疗难控制性癫痫发作的有效方法。研究发现,刺激迷走神经、脑深部丘脑前、三叉神经以及敏感性神经等,均可治疗难治性癫痫。

3. 脑消融术

难治性癫痫发作应考虑手术,其中大脑的特定区域负责引起癫痫发作。手术涉及去除或分离导致癫痫发作的大脑特定区域。

四、神经调控治疗

神经调控治疗是一项新的神经电生理技术,在国外神经调控治疗癫痫已经成为最有发展前景的治疗方法。目前包括:重复经颅磁刺激术;中枢神经系统电刺激(脑深部电刺激术、癫痫灶皮质刺激术等);周围神经刺激术(迷走神经刺激术)。

1. 重复经颅磁刺激

重复经颅磁刺激(Repeated Transcranial Magnetic Stimulation,rTMS)是应用脉冲磁场作用于大脑皮层,从而对大脑的生物电活动、脑血流及代谢进行调谐,从而调节脑功能状态。低频磁刺激治疗通过降低大脑皮质的兴奋状态,降低癫痫发作的频率,改善脑电图异常放电,对癫痫所致的脑部损伤有修复作用,从而达到治疗癫痫的目的。

适合重复经颅磁刺激治疗的癫痫患者包括皮层发育不良或致痫灶位于皮层的癫痫患者其疗效更好,可显著减少患者癫痫发作次数(治疗期间可减少71%发作),甚至部分患者(66%)可达到完全无发作。

重复经颅磁刺激的优势在于调控作用具有可逆性根据;患者的需求不同,作用参数可调节;刺激单一作用靶点,也可能影响多个致痫灶;功能区致痫灶也可以进行神经调控治疗。重复经颅磁刺激对癫痫等多种慢性脑功能疾病均有较好疗效,不存在药物或手术治疗对人体造成的损害,对认知功能无影响,无痛、无创、安全高、不良反应很小、治疗费用低廉、患者容易接受,大多数患者都能够很好地耐受。所报道的不良反应通常比较轻微短暂,如头痛、头晕、非特异性的不适感等。未发现关于rTMS激发癫痫持续状态或危及生命的癫痫发作的报道。多疗程重复经颅磁刺激可以明显减少癫痫发作频率和发作严重程度。因此,rTMS有望成为一种潜力巨大的、独特的治疗癫痫的新手段。

2. 迷走神经刺激

1997年7月,美国FDA批准迷走神经刺激(Vagus Nerve Stimulation,VNS)用于难治性癫痫的治疗。迄今为止,全世界已有超过75个国家的6万多例患者接受迷走神经刺激术治疗。迷走神经刺激器被埋藏在胸部皮肤下并通过金属丝延伸与颈部的迷走神经相连。VNS植入后,它就会按一定的强度和频度对迷走神经进行刺激,从而阻止癫痫的发生,有助于平息大脑中不规则的电活动,减少癫痫发作的频率、严重程度和持续时间,抗癫痫作用时间可长达两年。对于无法用抗癫痫药物AED控制,且不适合手术的患者,或多种抗癫痫药物治疗无效,其他形式的手术无效者,均可以使用 VNS 治疗,无痛、无创、安全高、不良反应很小。如果 VNS 治疗有效,则可以缓慢减少抗癫痫药物用量。

五、生酮饮食

被誉为"医学之父"、西方医学奠基人的古希腊医师希波克拉底(Hippocrates)最早采用饥饿疗法来治疗癫痫,圣经中提到饥饿疗法作为癫痫治疗的一种方法。19 世纪美国医生 Hugh Conklin 采用禁食而不禁水的办法治疗癫痫患儿。1921 年美国 Mayo Clinic 的 Wilder 医生将生酮饮食首次应用于儿童难治性癫痫治疗。1939 年新的抗癫痫药物苯妥因(大仑丁)问世,癫痫新的药物治疗时代开始了。与药物比较,生酮饮食相对复杂、昂贵。当苯巴比妥以及苯妥英钠治疗癫痫有效时,人们对饮食治疗的兴趣就减退了。20 世纪 90 年代早期由患者家属参与的专著和电影等宣传,才使生酮饮食对顽固性癫痫治疗的有效性重回人们的视线。

生酮饮食(ketogenic-diet,简称 KD)是指高脂肪、低碳水化合物和受控蛋白质的饮食,旨在诱导酮病或酮体的产生。酮体作为神经元和其他不能直接代谢脂肪酸的细胞的替代能源,有抑制中枢神经同步放电的抗惊厥作用。在进食过程中,葡萄糖通过促进葡萄糖转运载体(facilitated glucose transporter,GLUT1)进入脑部。在禁食过程中,脂肪酸为肌肉和其他组织提供能量,但它不能进入脑部。由脂肪酸产生的酮体和肝脏中的生酮氨基酸(ketogenic amino acids,ketogenesis)通过转运载体(MCT1 transporter)进入大脑为其提供另一种能量。酮体包含了 3 种成分:乙酰乙酸、β 羟丁酸、丙酮。新生儿、幼童较成人更易产生和利用脑部酮体 3～4 倍。其具体的抗惊厥机制还不清楚,可能是通过改变脑的能量代谢方式;改变细胞特性、降低兴奋性和缓冲癫痫样放电;改变神经递质、突触传递、神经调质的功能;改变脑的细胞外环境、降低兴奋性和同步性等作用。尿酮水平经常被用作饮食依从性的指标。

至少 2 种抗癫痫药物无效的顽固性癫痫发作的儿童,或某些特殊癫痫发作的患者如肌阵挛、失张力发作癫痫,生酮饮食可以作为首选疗法。生酮饮食对 30%～80% 的难治性癫痫儿童对有效,30% 的儿童可减少 90% 的发作,30%～40% 的难治性癫痫儿童发作减少 50% 以上,10%～20% 的患者可完全控制发作。通常接受饮食治疗的年龄是 1～10 岁,许多患者能减少抗癫痫药的应用,减少药物不良反应,并能改善认知和行为障碍。

但有些观点认为生酮饮食是一个高脂饮食,可能会引起高脂血症、心脏病和卒中,需权衡生酮饮食与慢性病的利弊关系。共患代谢疾病、重度营养不良者是使用生酮饮食的禁忌证,需谨慎对待。同时需检测低血糖、酸中毒、肾结石、高脂血症等不良反应发生。也有报道生酮饮食对其他神经精神疾病如肌萎缩侧索硬化、帕金森疾病、阿尔茨海默病、偏头痛、孤独症、发作性睡病、结节性硬化、脑肿瘤和脑外伤有一定疗效。

六、精准化治疗

近年来，大量癫痫相关基因的发现和相关机制的研究使人们认识到癫痫的遗传学基础，并对癫痫的个性化特征达成共识。随着基因测序技术、生物信息学以及大数据分析技术的发展，精准化基因诊断技术在临床中的应用提上日程，使得基于癫痫个性化特征的精准治疗成为可能。精准治疗也称为个性化治疗，指在疾病治疗中量体裁衣、因人而异，但并非针对单个患者研制药物或开发医疗设备，而是根据患者的各类组学背景、疾病易感性和治疗反应性进行分类，然后针对不同类型群体采取不同的预防和治疗措施，这样更有益于提升治疗疗效、降低治疗费用并减小治疗副作用。

当前阶段，肿瘤治疗在个性化方面已日臻成熟，通过对不同信号通路的突变基因进行检测，可以进行针对性的药物治疗，大幅提升疗效。部分学者认为，癫痫可能是继肿瘤之后下一个迈向精准治疗的疾病，做出这一判断的根据主要包括两个方面：首先是癫痫相关基因的不断发现，促进了癫痫发病机制的研究和基于基因组学的分型、分类，癫痫群体中单基因致病的情况不在少数，在初期简化了精准诊断和精准治疗过程；其次是基因编辑技术推动的遗传性癫痫动物模型的发展，极大地推动了癫痫发病机制的研究和疗法验证。

基于癫痫致病基因的特点，已有报道提出了一些潜在的精准治疗方案。比如，以反义寡核苷酸靶向 SCN1A 突变导致的 Dravet 综合征进行精准治疗；以 KCNQ 通道激动剂药物瑞替加滨对 KCNQ2 缺陷导致的癫痫性脑病进行精准治疗；2 种钾通道阻滞剂苄普地尔和奎尼丁也具备对 KCNT1 突变的癫痫患者进行精准治疗的潜力；mTOR 抑制剂可能对 DEPDC5 基因突变导致的家族局灶性癫痫有效；NMDA 受体拮抗剂美金刚可显著缓解 GRIN2A 突变导致的癫痫症状。以上这些潜在的精准治疗方案仍需进一步的体内、体外模型佐证以及大规模临床数据的支持。

第九节　癫痫的预防和预后

一、癫痫的危害

癫痫病作为一种慢性疾病，虽然短期内对患者没有致命的影响，但是长期频繁的发作可对患者的身心和智力产生严重影响。

1. 大脑创伤

脑部发育异常、感染、脑疾病、脑外伤等引起的长时间癫痫发作活动,即癫痫持续状态。反复短暂癫痫发作会导致神经元网络发生长期或永久性变化,通常导致网络高度兴奋,造成大脑进一步创伤。这些变化分子和细胞的机制复杂,涉及细胞死亡、炎症、基因表达变化、受体结构变化、突触功能改变、星形胶质细胞增生、神经增生、轴突过度生长。例如,海马区由神经元放电引起的苔状纤维反复增生(kindling-induced formation of recurrent mossy fibers)、突触增生等。对这一复杂过程的分子和细胞机制研究将为预防癫痫、大脑创伤和卒中的发作提供理论基础(图 6-7)。

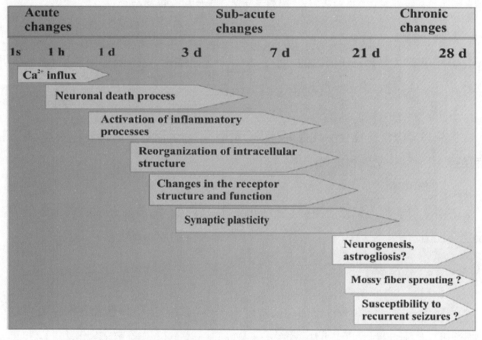

图 6-7 以发育中大鼠海马为动物模型显示的癫痫发生的细胞生物学机制(Holopain IR,2007)
Ca²⁺ influx:钙离子流;Synaptic plasticity:突触可塑性;Astrogliosis:星形胶质细胞增生;Mossy fibers sprouting:苔状纤维出芽;Suceptibility to recurrent seizure:对反复癫痫发作敏感。

Prolonged seizure activity(status epilepticus)and repeated brief seizures that are instigated by trauma in the brain can produce long-lasting or permanent changes in neuronal networks,often leading to networks that are hyper-excitable. The mechanisms underlying these changes are complex,involving cell death,inflammation,changes in gene expression and

框 6-12 癫痫与脑损伤的英语介绍

the properties of synapses, astogliosis and neurogenesis, axonal sprouting and synaptogenesis. For example, in hippocampal circuitry, "kindling"-induced formation of recurrent mossy fibers contribute to brain injury. Understanding the molecular and cellular details of this complex process should provide new opportunities to prevent the development of epilepsy traumatic injury and stroke.

框 6 - 12　癫痫与脑损伤的英语介绍(续)

2. 生命危害

癫痫患者经常会在任何时间、地点、环境下且不能自我控制地突然发作,容易出现摔伤、烫伤、溺水、交通事故等。

3. 精神危害

癫痫患者经常被社会所歧视,在就业、婚姻、家庭生活等方面均遇到困难,患者精神压抑,身心健康受到很大影响。

4. 认知障碍

患者主要表现为记忆力障碍、智力下降、性格改变等,最后逐渐丧失工作能力甚至生活能力。

二、癫痫的预后

癫痫患者经过正规的抗癫痫药物治疗或手术治疗,约 70% 患者其发作是可以得到控制的,其中 50%~60% 的患者经 2~5 年的治疗是可以痊愈的,患者可以和正常人一样地工作和生活。手术治疗和神经调控治疗可使部分药物难治性癫痫患者的发作得到控制或治愈,从一定程度上改善了难治性癫痫的预后。

三、癫痫的预防

1. 优生优育

禁止近亲结婚。孕期头 3 个月,一定要远离辐射,避免病毒和细菌感染。规律孕检,分娩时避免胎儿缺氧、窒息、产伤等。

2. 避免高热惊厥和脑外伤

小儿发热时应及时就诊,避免孩子发生高热惊厥,损伤脑组织。还应看护好老年人和孩子,避免其发生头外伤。

3.健康生活方式

青年人、中年人、老年人应注意保证健康的生活方式，以减少患脑炎、脑膜炎、脑血管病等疾病发生。

四、癫痫的护理

1.生活规律

为预防癫痫发作复发，防止因长期疲劳、睡眠不足或睡眠剥夺诱发癫痫，应按时休息，保证充足睡眠，避免熬夜、疲劳等。

2.饮食清淡

多食新鲜蔬菜、水果，避免咖啡、可乐、浓茶、辛辣等含有咖啡因的兴奋性饮料及食物，戒烟、戒酒。

3.按时服药

定期门诊随诊，监测血药浓度，遵医嘱调整药物种类或剂量。开始用药时应遵医嘱缓慢增加剂量，控制发作3～5年后，没有明显临床发作症状和异常痫样脑电，才可以遵医嘱缓慢减少药量直至停药。避免漏服或突然停药，会诱发癫痫发作。癫痫患者应避免服用含有咖啡因、麻黄碱、青霉素类或沙星类药物，以免诱发癫痫发作。

4.避免有危险性的行为

癫痫发作未得到有效控制的患者禁止驾驶汽车；禁止在海边或江河里游泳；不宜在高空作业、不操作机器等。

5.避免闪光、过度换气等刺激发作的行为

应避免长时间看电视、看手机、打游戏机，凝视闪动的光源，避免剧烈运动、有氧运动如长跑、游泳等导致过度换气，诱发癫痫。

6.先兆阶段的预防

部分癫痫发病前会有先兆阶段，虽然这些早期症状与癫痫发病没有必然联系，但可以有助于做好提前防范和准备，例如，提前服药、避免位于危险环境和避免高危行为，提前做好防止受伤的准备等。

第十节 本 章 小 结

癫痫是最常见的神经系统性疾病之一，因其发病率和患病率高、治疗时间长，严重影响患者和家属的工作、日常活动及身心健康，给社会带来了沉重的经济负担。癫痫是一种由大脑神经元异常高度同步放电所导致的脑功能短暂异常的结果，临床表现主要以反复发作的抽搐及意识改变为主,具有反复性和突发性的特点。由于大脑异常电活动的起始位置和传播方式存在差异,癫痫临床表现呈现多样化、复杂化的特点,患者发病时的特点往往表现为突然发作、持续时间短暂、症状相对单一且反复发作。根据发病机制不同,可将癫痫发作分为局灶性发作、全面性发作、局灶性与全身性联合发作以及不明原因的发作。癫痫是由多种病因引起的慢性脑部疾病,致病机制复杂,可能与离子通道、神经递质失衡和免疫有密切的关系,尚未完全阐明。目前临床上仍以药物和手术治疗为主。随着药物的研究发展,新型药物不仅不良反应少,且药物间影响小,取得一定的疗效。除了传统药物和手术治疗外,目前基因治疗和生酮饮食疗法也是研究热点。癫痫的病因、病理和治疗方面均取得了较大研究进展,随着分子生物学、基因遗传学、细胞移植及人工神经控制技术的发展,有望促进新的抗癫痫治疗手段的发展,开发潜在的治疗靶点。

(以下是癫痫的英语小结)

Epilepsy is one of the most common neurological disorders of recurrent and sudden onset, with high rate of disability and heavy ideological, economic and social burden. It is a chronic non-infectious disease caused by paroxysmal abnormal hypersynchronous electrical activity of brain neurons, and is characterized by recurrent epileptic seizures, sudden onset episodic, and transient central nervous system malfunctions due to excessive neuronal firing and abnormal highly synchronous discharge of neurons in the brain. According to the different pathogenesis, epileptic seizures can be divided into: focal seizure, generalized seizure, focal, systemic combined seizure and seizure of unknown cause. At present, the treatment of epilepsy is mainly drug based, although according to the characteristics of different types of epilepsy, various types of antiepileptic drugs are widely used in clinical practice, but due to the unknown pathogenesis, there are still nearly thirty percent of patients with ineffective treatment of existing antiepileptic drugs, which is called refractory epilepsy. Brain stimulation and surgery, as well as ketogenic-diet provide options for those with drug resistance. It is of profound significance to further study the pathogenesis of epilepsy and provide new targets and theoretical basis for clinical diagnosis and treatment of epilepsy. Technological advances have facilitated the typological classification of epilepsy by combining multiple biomarkers. More molecular and cellular mechanisms of epilepsy have been revealed，and new hypotheses have been proposed to develop new treatments. New antiepileptic drugs and potential therapeutic targets should be developed fully utilized the existing antiepileptic drugs. Brain development and co-mobidities of epilepsy such as mental retardation，developmental delays and autism also provide insight for exploration of epilepsy pathogenesis. It is important to explore new antiepileptic mechanisms and develop new antiepileptic drugs，in the hope of informing the future direction of epilepsy research.

（陈　莉）

第7章 智力障碍
(Intellectual Disability)

  智力障碍（Intellectual Disability）是一类神经发育性疾病，一般表现为患儿智力显著低于同龄人的正常水平，还包括伴随智力障碍的一些综合征、代谢障碍或遗传病，如唐氏综合征（Down Syndrome）、Rett 综合征（Rett Syndrome）、脆性 X 染色体综合征（Fragile X Syndrome）、天使综合征（Angleman Syndrome）、小胖威廉综合征（Prader-Willi Syndrome）、苯丙酮尿症、半乳糖血症、自毁容貌症等。主要由① 遗传因素，如染色体畸变或基因突变造成的中枢神经系统发育异常或颅脑畸形，② 环境因素，如胚胎或胎儿发育时期受到的有害的物理、化学或生物因素，包括：发育期头部受伤，胎儿缺氧，辐射造成的胚胎 DNA 损伤，中毒如母亲吸烟、吸毒、酗酒，母体或胎儿受病毒病菌等致病微生物感染或内分泌异常等造成胎儿或婴幼儿的大脑不能正常发育或发育不完全，从而造成认识活动的持续障碍以及整个心理活动的障碍。智力障碍一旦发生难以逆转，重在预防，治疗以教育和康复训练为主，以心理治疗为辅。

（以下是智力障碍的英语介绍）

  Intellectual Disability or Mental Retardation is a type of neurodevelopmental disorder that typically manifests as a significant decrease in the intelligence of children below the normal level of their peers. It also includes some syndromic ID, metabolic disorders, or genetic disorders associated with intellectual impairment, such as Down Syndrome, Rett Syndrome, Fragile X Syndrome, Angelman Syndrome, Prader-Willi Syndrome, phenylketonuria, galactosamia, self-destructive physiognomy, etc. Intellectual Disability is mainly caused by a combination of genetic and environmental factors, and is difficult to reverse once they occur. Treatment focuses on education and rehabilitation training, supplemented by psychotherapy. Genetic counseling to prevent birth of ID children is crucial.

第一节　智力障碍的概念

智力障碍,也称精神迟滞(Mental Retardation,MR)或智力缺陷,是一组发育期发病的精神发育不全或受阻的综合征,一般由于胚胎或胎儿发育时期,有害的物理、化学或生物因素,如头部受伤、辐射造成的 DNA 损伤、中毒、病毒病菌等致病微生物感染、遗传变异、颅脑畸形或内分泌异常等造成胎儿或婴幼儿的大脑不能正常发育或发育不完全,从而造成认识活动的持续障碍以及整个心理活动的障碍。2011 年美国智力与发育障碍协会(The American Association on Intellectual and Development Disability,AAIDD)将智力障碍 ID 定义为 18 岁之前发生的由于脑结构或功能异常而表现出认知和适应行为的明显损伤。如果成年后大脑受到物理、化学或生物有害因素的损伤使原来正常的智力受到损害,则称痴呆(Dementia)。

第二节　智力障碍的症状

一、临床特征

一般起病于 18 岁以下,智商低于 70,或低于同人群均值 2 个标准差。临床表现为认知、语言、记忆、理解、想象力、运动、执行力等能力不同程度显著低于同龄人正常平均水平。且伴有社会适应能力低下,无法生活自理和履行社会职责。部分患者伴有运动发育迟缓;语言障碍;先天畸形,如多指、并指等躯干畸形,眼距宽、唇腭裂等颜面畸形;运动障碍、癫痫瘫痪等神经系统畸形,以及注意力缺陷、情绪易激惹、冲动暴力、强迫症行为、刻板重复行为、自残、幻觉、被害妄想等精神异常。

轻度智力障碍患者智力和运动发育均比同龄人缓慢。可以勉强读完小学,阅读无太大障碍,日常生活交谈能力尚可,但对语言理解和使用能力较差,说话内容单调幼稚。计算推理、归纳总结、理解能力差。患者日常生活基本可以自理,能从事简单劳动,但复杂任务和需要熟练掌握的技能时需要帮助。中度智力障碍患者智力和运动发育明显比同龄人缓慢。一般能学会说话,但发音含糊不清,词汇贫乏,不能表达复杂内容。计算能力限于个位数加减法,有的患者不能学会简单计算,可以勉强读完小学低年级。经过长期训练可以学会吃饭、穿衣、上厕所等简单生活能力,在监护帮助下,可以从事简单非技术性劳动。重度智力障碍患者常伴有先天畸形和神经系统异常,出生即出现发育明显迟缓。语言水平发育低,发音含糊不清,甚至不会说话,经过训练,可以学会简单词汇和手势交流患者。不能理解计数、时间等概念,不能上学。生活不能自理,吃饭、穿衣、上厕所等均需要监护帮助,不能从事生产劳动。极重度智力障碍患者伴有先天畸形和神经系统较严重异常。一般不会走路,完全没有语言能力,只能简单发声或理解简单指令和手势。生活不能自理,不能躲避危险,完全依靠别人照顾来生存。

二、发病率

世界范围智力障碍患病率为 2%～3%,发展中国家根据人口估计的发病率为 1%～1.5%,西方国家报道的患病率为 1%～3%。总体上男性患病率高于女性,尤其是 X 染色体伴性遗传的综合征。轻度智力障碍占全部智力障碍患者的 85%,中度智力障碍占 10%,重度智力障碍占 3%～4%,极重度智力障碍占 1%～2%。60% 的智力障碍患者为散发无特定病因患者。

> Worldwide prevalence of Intellectual disability (ID) is 2% to 3%. There is about 30% higher occurrence of mild ID in areas of lower socioeconomic status and developing countries suggests a role for environmental factors. And there is about 30% higher prevalence of mild ID among males compared to females, no gender difference for severe ID.

框 7-1 智力障碍发病率的英语介绍

第三节 智力障碍的分类

一、根据智商分类

根据智商测试分值(Intelligence Quotient,IQ),智力障碍分为 4 类:轻度智力障碍,智商测试分值在 50～69;中度智力障碍,智商测试分值在 35～49;重度智力障碍,智商测试分值在 20～34;极重度智力障碍,智商测试分值在 20 以下。

二、根据综合征分类

根据综合征分类,可分为唐氏综合征、Rett 综合征、脆性 X 染色体综合征等。

1. 唐氏综合征

21 三体综合征也称为唐氏综合征(Down syndrome,DS),是发现最早、发病率最高、最常见的常染色体数目异常引起的智力障碍,也叫先天愚型。

1866 年由英国医生 J. Down 首先描述报道,故命名为唐氏综合征(OMIM: 190685)。在建立了人类染色体分析技术后,1959 年法国细胞遗传学家 Lejeune 首先证实本病的病因是多了一条 21 号染色体。每年的 3 月 21 日是世界唐氏综合征日。

唐氏综合征的新生儿发生率为 0.1%～0.2%,发生率随母亲生育年龄的增高而升高,尤其当母亲年龄大于 35 岁时,发生率明显增高,怀孕年龄大于 40 岁生育唐氏综合征患儿的发生率高达 1%左右。这是由于产妇年龄越大,人体包括卵巢所承受的各种有害物质的影响也就越多。这些因素都会导致卵细胞异常,导致染色体在细胞分裂过程中出现不分离现象。

唐氏综合征患者的主要表现为智力低下,患者的 IQ 为 20～60,平均为 40～50,发育迟缓和唐氏特殊面容。其主要症状包括:眼距宽、鼻根低平、眼裂小、斜眼裂(眼外侧上斜)、内眦赘皮、多数患者有 Brushfield 斑、外耳小、耳廓畸形、舌胖有沟、张口、舌常伸出口外、流涎多、腭窄、齿畸形、出牙延迟且常错位。头围小于正常,头前、后径短,枕部平呈扁头。颈短、皮肤松弛。头发细软而较少。骨龄常落后于年龄,前囟闭合晚,顶枕中线可有第三囟门。身材矮小,四肢短,由于韧带松弛,关节可过度弯曲,手短而宽,指骨短,小指短,且中节骨发育不良使小指向内弯曲,手掌三叉点向远端移位,常见通贯掌纹,第一、二趾间距宽的草鞋足,拇趾球部约半数患儿呈弓形皮纹。多动,有行为问题。善于模仿。寿命短,常伴有先天性心脏病等其他畸形,易患急性白血病,发病率比正常人群增高 10～30 倍,死亡率增加 20 倍,30 岁以后出现阿尔茨海默病,大脑呈现淀粉样斑,伴痴呆症状,因免疫功能缺陷而易感染。男性患者没有生育力,极少数女性患者可生育。

唐氏综合征多数情况下都是新发生的、散在的病例,家庭中很少有一个以上的患者。同卵双生具有一致性,但偶尔也会有例外,这可能是由于在形成其中一个胚胎时,发生了染色体丢失。

唐氏综合征的遗传分型包括游离型、易位型和嵌合型。据统计,游离型约占全部患者的 92.5%,易位型约占 5%,增加的一条 21 号染色体并不独立存在,而是与 D 组或 G 组的一条染色体发生罗伯逊易位。易位携带者虽外表正常,但其常有自然流产或死胎史,所生子女中,约 1/3 正常,1/3 为易位型先天愚型患儿,1/3 为平衡易位携带者。但如果父母之一是 21/21 平衡易位携带者时,1/2 胎儿将因核型为 21 单体而流产,1/2 核型为 21/21 易位型 Down 综合征患儿。嵌合型较少见,约占 2%。因本型患者的体细胞中含有正常细胞系,故临床症状多数不如 21 三体型严重、典型。

唐氏综合征的诊断一般先是临床筛查,90%的病例可凭该病典型的唐氏综合征特殊面容、智能低下和肢端畸形,如身材矮小、通贯手、小指短而内弯、草鞋足等作为临床诊断的重要线索。唐氏综合征在新生儿中容貌不够典型，又难以观察智力反应，故易被忽视而漏诊。可通过肌张力低、第三囟门、通贯手、小指短而内弯、小指一条褶纹、足跖沟、足第一、二趾间距宽（草鞋足）等易被观察的临床指征来辅助诊断。此外，还需通过血生化检测、染色体核型分析进行确诊。血液学改变一般为中性粒细胞核象分叶少，核左移，反映了中性粒细胞的未成熟程度。感染时有类白血病，能自发恢复，但 1～2 年后会出现真正白血病。生化酶活检测一般通过过氧化物歧化酶（Superoxide Dismutase 1，SOD‑1）和中性粒细胞碱性磷酸酶（Neutrophil Alkaline Phosphatase，NAP）活性，因为编码这 2 个酶的基因都在 21 号染色体上，所以唐氏综合征患者的这两个酶活性比正常人高 50%。

对唐氏综合征的治疗，现阶段还没有根治的办法，先天性心脏病可用抗生素和外科手术延长生命。急性白血病、早发阿尔茨海默病也可以采用相应手段进行对症治疗。

所以对唐氏综合征的产前诊断筛查尤为重要，可以用唐氏筛查的无创产前诊断，也称"唐三联筛查"进行普查。唐氏筛查是一种通过抽取孕妇血清，检测母体血清中甲胎蛋白（Alpha Fetal Protein，AFP）、人绒毛膜促性腺激素（Human Chorionic Gonadotropin，hCG）和游离雌三醇（Uneonjugated Estriol，UE3）的浓度，并结合孕妇的预产期、体重、年龄和采血时的孕周等，是否吸烟用药，患有 I 型糖尿病等临床信息，通过风险评估软件计算的风险值计算生育先天缺陷胎儿的危险系数的检测方法。主要以中值倍数（multiples of median，MoM），即被检测孕妇产前筛查的 3 种血清标志物的检测结果是正常孕妇群在该孕周时血清标志物浓度中位数的多少倍，来评估怀有唐氏综合征胎儿的危险系数。所以 MoM 是一个风险修正值。唐氏孕妇的甲胎蛋白值一般为 0.7～0.8 MoM，人绒毛膜促性腺激素值为 2.3～2.4 MoM，雌三醇值一般为 0.7 MoM。三联筛查比起单纯以孕妇高龄为标准的唐氏筛查，检出率 48%～83%，假阳性大大降低，为 5%。但唐氏筛查值也会受到孕妇年龄、体重、孕周、胎儿分泌的胎甲蛋白及人绒激素、药物因素、遗传因素等影响。1996 年首先报道怀有唐氏综合征患儿的妊娠母体血清抑制素 A 明显升高，受到孕周不准确的影响小。所以，可以增加血清二聚体抑制素 A（Inhibin A）的检测，检出率 65%，假阳性进一步降低，为 4%。唐氏孕妇的血清二聚体抑制素 A 值一般为 2.0 MoM 以上。

唐氏综合征产前诊断的金标准是有创产前诊断。对唐三联筛查风险值高的高龄孕妇，可以采取绒毛膜取样术及羊膜穿刺检查，属于侵入性检查。绒毛膜取样术是指从发育中的胎盘取得一些细胞样本，富集胎儿细胞，体外培养后进行染色体核型检测。第一孕期筛检后，若胎儿的颈部透明带超过 3 mm，可考虑做绒毛膜取样来检测染色体核型，但有胎儿流产的风险（2%）。羊膜穿刺检查，风险比绒毛膜取样术小。

透过抽取孕妇子宫内羊膜腔的羊水,培养胎儿脱落在羊水中的细胞,进行胎儿细胞染色体核型分析以及酶学检测,其风险是有感染和羊水泄漏的风险,流产概率0.1%。

对唐氏综合征的遗传咨询,需要重视查出唐氏易位型携带者,追查家系检出平衡易位携带者,可预防唐氏患儿的再出生。对 35 岁以上的孕妇、30 岁以下但生育过唐氏综合征患儿的孕妇、或其双亲之一是平衡易位携带者或嵌合体者应做产前检查,如取孕 16～20 周的羊水细胞或 9～12 周的绒毛膜细胞做胎儿染色体核型检查,如胎儿为 21 三体,则建议终止妊娠。如孕妇或配偶为 D/G 组染色体易位携带者(即 13/21、14/21 染色体易位携带者),生育唐氏综合征患儿的概率为 33.3%,所以需要做胎儿染色体核型检查,如胎儿核型正常,或胎儿核型为 D/G 组染色体易位携带者,可以继续妊娠,如果胎儿核型为 21 三体,则建议终止妊娠。如果孕妇或配偶的核型检查显示其为 G/G 组,染色体易位携带者(即 21/21 染色体易位携带者),生育唐氏综合征患儿的概率为 100%,应劝阻怀孕或生育。此外,育龄妇女妊娠前后应避免接受较大剂量射线照射,不随便服用化学药物,按医嘱服用叶酸,预防病毒感染及高热等。

> There are three causes of Down's syndrome：1）Trisomy of chromosome 21, resulting from non-disjunction during the meiosis stage of oogenesis, take place in 92% cases；2）Partial Ch21 trisomy, resulting from translocations of part of Ch21 to another chromosome, take place in 3%～4% cases；3）Mosaic trisomy Ch21（somatic mosaicism）, take place in 2%～4% cases.

框 7-2　唐氏综合征的英语介绍

2. Rett 综合征

Rett 综合征是一种严重影响儿童精神运动发育的疾病,仅在女孩中发病,发病率为 1/15 000～1/10 000。

临床特征为进行性智力下降,发育迟滞及倒退,语言丧失,获得性小头,孤独症、刻板行为,易激惹,手的失用,共济失调,肌张力低下,反射增强,癫痫,肢体僵硬,进行性脊柱侧弯,双足萎缩,失去独立行走的能力,醒觉时呼吸暂停。6～18 个月起病,一般可活到中年。

Rett 综合征的病理学特征包括大脑和小脑普遍萎缩,全脑神经元细胞的体积减小,无明显神经元数目减少。大脑皮层锥形细胞树突数目减少,树突、突触形成不良。前脑胆碱能神经元数目减少,新皮层、海马、丘脑和基底节,胆碱乙酰基转移酶

（Choline acetyltransferase，ChAT）的活性显著降低。脑脊液神经生长因子的水平下降。基底节神经元细胞内黑色素减少。丘脑中，β内啡肽水平升高，脑脊液中谷氨酸水平升高。锥体外系功能障碍。

Rett 综合征绝大多数是由位于 X 染色体长臂上 *MeCP2* 基因突变所致。所以 Rett 综合征属于 X 染色体连锁的智力障碍。因 Rett 综合征主要累及女性，过去较为普遍的观点为 X 连锁显性遗传，男性胚胎致死，女性患者由于 X 染色体随机失活，因而症状比男性轻，可存活。也有假设认为，Rett 综合征是一个常染色体上的位点与一个 X 染色体上的位点共同作用的结果。

Rett 综合征的机制可能与胆碱能神经元功能缺陷有关。Rett 综合征患者前脑胆碱能神经元数目减少，前脑区域是大脑皮层胆碱能神经元的主要区域。前脑胆碱能神经元的易损性有显著的性别差异，这与这些神经元上的雌激素受体的不同分布有关，Rett 综合征患者的性别比例差异可能是由于这个原因。神经生长因子是前脑胆碱能神经元发育所必须的，因此患者脑脊液神经生长因子的水平下降影响了前脑胆碱能神经元发育。由于 Rett 综合征的症状在出生后最初几年影响最严重，而此时正是树突增殖高峰和突触形成时期，所以该病也可能与婴儿早期细胞程序化死亡（Apoptosis）的异常或其他神经营养因子的缺乏有关。此外，Rett 综合征母系遗传的特点提示其线粒体 DNA 可能存在异常，研究发现，在 Rett 综合征患者肌活检中发现肌纤维线粒体结构和多个呼吸链酶功能的异常。也有报道在 Rett 综合征患者的大脑黑质区，神经元的线粒体内基质被圆形包涵体所填充，在皮质和小脑神经元的线粒体基质内有电子致密颗粒状包涵体。与其他线粒体病一样，Rett 综合征患者也有乳酸酸中毒和脑脊液乳酸、丙酮酸水平升高，提示线粒体氧化还原功能损伤。并且对 Rett 综合征患儿线粒体 DNA 上编码 22 个 tRNA 的基因进行检测，发现少量线粒体 DNA 突变。

Rett 综合征的治疗，目前没有根治的办法。对有惊厥发作的患儿，可以用抗癫痫药物治疗。对脊柱弯曲的症状用手术治疗，阻止脊柱的继续变形，使患者躯体重新获得平衡。

Rett syndrome is a neurodevelopmental disorder affects girls almost exclusively. Normal early growth and development, followed by slowing of development, loss of purposeful use of hands and characteristic hand movements, slowed brain and head growth, problems with walking, loss of

框 7-3　Rett 综合征的英语介绍

ability to speak, seizures and intellectual disability. Rett syndrome is one of the most common causes of intellectual disability in girls, and the incidence is 1/10,000 ~1/15,000 in live female births.

Rett syndrome is caused by mutations of the methyl CpG binding protein 2 (MECP2) gene located on the X-chromosome. MECP2 mutation is dominant by haploinsufficiency, and lethal in most boys, although not necessarily so in boys with Klinefelter's syndrome (YXX karyotype). Some MECP2 mutations cause congenital encephalopathy or MR in boys. MECP2 is mosaic expression in female, the severity of the disease depends upon the relative expression of the mutated gene. Some women are asymptomatic carriers, who can pass the defective gene to their children. Most Rett cases (99%) are sporadic, *de novo* mutations in the affected individual.

框 7 - 3　Rett 综合征的英语介绍(续)

3. 脆性 X 染色体综合征

脆性 X 染色体综合征是一种 X 连锁不完全外显性遗传病,因细胞中 X 染色体末端显示如同断裂的脆性部位而得名。

男性患者表现为智力低下、长脸、皮肤松弛、关节过度伸展、巨睾、语言行为障碍等,男性患者多见且症状较重,女性携带者约 1/3 表现出智力低下或其他症状,但大多数较轻。特殊教育、行为疗法、药物治疗等有助于改善预后。

其致病基因为 FMR1,位于染色体 Xq27.3。FMR1 基因的 5′非编码区第 1 外显子内含有 CGG 三核苷酸重复序列,正常人群 CGG 拷贝数为 6~60 个,脆性 X 染色体综合征患者为 60~200 个拷贝数。CGG 的异常扩增导致 FMR1 过度甲基化而表达下降,占 95%。脆性 X 染色体综合征为三核苷酸重复扩增病(Trinucleotide Repeat Expansion Diseases,TRED) Ⅱ 型(TRED2),即三核苷酸重复序列位于基因的非编码区。遗传特征表现为遗传早现(Anticipation),即 CGG 拷贝数越高,发病年龄越低,症状越严重。基因内的点突变或 1~2 个碱基的缺失也可导致本征发生,占不到 5%。

脆性 X 染色体综合征的临床表现为智力低下。大多数男性患者的智商低于 50,包括抽象思维、推理能力和概念形成方面低能。部分女性 FMR1 基因全突变者有轻度智力低下,表现为学习成绩差,特别是数学方面,语言障碍,学话年龄延迟,表达能力差。大部分患者有病理性模仿,重复言语,词汇缺乏。颅面发育异常,窄脸,面中部发育差,前额突出,下颌前突。还有耳部特殊改变,如大耳、耳外翻、招风耳、单耳轮等。行为障碍,有些患儿表现为注意缺陷多动障碍、手摆动、咬手、反应过度、攻击性行为或孤独症。第二性征发育异常,男性患者青春期发育后多数有睾丸增大,少数在青春期前可表现巨睾。女性患者卵巢早衰。伴有其他疾病,有 20% 患儿可有癫痫发作,少数患者可有二尖瓣脱垂、升主动脉扩张。

对 X 染色体连锁的智力障碍(X-chromosome-linked ID,XLID,或 X-chromosome-linked Mental Retardation,XLMR)患者的诊断一般采用 10 分评分法,包括 5 项指标,即智力低下伴言语障碍、家族史、行为障碍、大耳朵、面容改变。免疫细胞化学检测 FMR 蛋白(FMRP)是否表达缺失,染色体核型分析,采用低叶酸、低胸苷的培养基加氟尿嘧啶脱氧核苷、甲氨蝶呤等药物可诱导 X 脆性部位表达,一般有 3%~5% 以上的细胞表达脆性 X 染色体为阳性。CGG 三联体重复序列 DNA 分析,应用聚合酶链式反应(Polymerase Chain Reaction,PCR)扩增 DNA 片段,选择限制性内切酶,经凝胶电泳分析,确定重复序列长度进行诊断,可用于产前诊断和携带者的检测。

脆性 X 染色体综合征的治疗包括:① 药物治疗,主要是针对注意缺陷和多动行为,对 4 岁以上的儿童,常选用大脑兴奋剂如哌甲酯。其他药物如选择性 5-羟色胺再摄取抑制剂等有助于改善多动、情绪不稳定、攻击性行为和暴怒等。本病男童均需进行语音和语言的康复治疗。② 特殊教育、行为治疗等有助于改善患者行为,提高生活质量。

脆性 X 染色体综合征的预防,确诊后应对患者的一级亲属进行检查,检出前突变或全突变携带者,通过遗传咨询或产前诊断避免子代患病。

Fragile X syndrome is the most common cause of inherited mental disability and most common known cause of autism. Severity of symptoms varies greatly among individuals, ranging from mild learning problems and normal IQ to severe intellectual disability and autism. Prevalence of Fragile X syndrome is about 1/4000 males and about 1/8000 females; males are generally more severely affected compared to females. The name "fragile X" derives from a microscopically visible "break" in the long arm of the metaphase X chromosome located just above the tip of the chromosome. This region is designated,Xq27.3.

框 7-4　脆性 X 染色体综合征的英语介绍

"Fragile" region of the X-chromosome contain two genes related to FXS: FMR1 and FMR2 (Fragile X mental retardation 1 and 2). The premutation of CGG expansion in FMR1 is associated with fragile X tremor ataxia syndrome (FXTAS) and the full mutation with fragile X syndrome (FXS). FMRP mediates inhibition of translation of synaptic proteins. Pyramidal cells in the temporal and visual cortices of fragile X brain contain a large percentage of dendritic spines with immature morphologies.

框 7 - 4 脆性 X 染色体综合征的英语介绍(续)

4. 其他智力障碍相关综合征

染色体上片段改变还会引起智力障碍相关的其他综合征,如 Wolf - Hirshhorn 综合征(4p -综合征)、猫叫综合征(Cri-du-Chat Syndrome,5p -综合征)、Smith - Magenis 综合征、Potocki - Lupski 综合征、Williams - Beuren 综合征、Prader - Willi 综合征、Angelman 综合征、Di George/Velocardiofacial 综合征、Rubinstein - Taybi 综合征、微缺失综合征(3q29 microdeletion Syndromes)、Miller - Dieker 综合征 (lissencephaly)、先天性睾丸发育不全(Klinefelter 综合征)、先天性卵巢发育不全综合征(Turner 综合征)等。

三、根据代谢障碍分类

先天性代谢疾病也会并发智力障碍,包括苯丙酮尿症、嘌呤代谢障碍自毁容貌症、半乳糖血症、黑矇性痴呆、先天性甲状腺功能减退症等。

1. 苯丙酮尿症

苯丙酮尿症(Phenylketonuria,PKU)是一种常见的氨基酸代谢病。主要临床特征为由于代谢产物在中枢神经系统堆积,引起智力低下、神经精神症状、癫痫;由于酪氨酸色素脱失造成的皮肤白化、头发变黄;由于代谢产物在尿中排出造成鼠臭气味尿液等。如果能得到早期诊断和治疗,如饮食中严格限制含苯丙氨酸的食物摄入,则可逆转临床症状,智力可以恢复到正常水平,脑电图异常也可得到恢复。

其致病基因是位于 12 号染色体长臂(12q22 - 24)的苯丙氨酸羟化酶 (Phenylalanine Hydroxylase,PAH)基因突变。该病的遗传方式为常染色体隐性遗传。发病率随地区和种族而异,美国约为 1/14 000,日本约为 1/60 000,中国约为 1/16 500。

苯丙氨酸羟化酶 PAH 基因突变造成患者肝脏中缺乏苯丙氨酸羟化酶，苯丙氨酸（Phenylalanine，PA）代谢途径中的苯丙氨酸羟化酶缺陷，使得苯丙氨酸不能转变成为酪氨酸，导致苯丙氨酸及代谢旁路副产物苯丙酮酸蓄积，并从尿中大量排出。

苯丙酮尿症的诊断主要通过尿三氯化铁试验、血浆氨基酸分析和尿液有机酸分析、尿蝶呤分析、苯丙氨酸羟化酶活检测。本病的预防主要通过新生儿期足跟末梢血筛查，DNA 分析产前诊断。

2. 自毁容貌症

自毁容貌综合征是一种伴 X 染色体隐性遗传病。临床表现为全部发生于男孩，女性作为突变基因携带者而无症状。患儿在出生时完全正常，大多从 3～4 个月时发现发育停滞、反复呕吐、全身肌张力低下。在 7～8 个月时逐渐出现细微的手足徐动或舞蹈样不自主运动。已经学会的运动能力又开始退化或丧失，肌张力也从低下转为增高，并出现腱反射亢进、踝阵挛或肢体挛缩。智能发育逐渐停顿，经常躁动不安、啼哭、言语含糊不清等，并有大约半数的儿童出现惊厥。还伴发各种不同类型的先天性畸形。2～3 岁时出现自伤行为，先是咬破唇、舌，以后可发展到不可克制地咬伤手指、咬人、毁坏衣物等行为。痛风性关节痛是本病常见的症状之一，较大的儿童可出现痛风结节。

病理表现为肾脏萎缩，肾小管中见有多量尿酸盐结晶。各种体液中的尿酸含量都有明显增高，尿酸/肌酐（UA/Cr）的比值也上升。尿中常可发现橘红色的尿酸结晶或尿路结石。血液中嗜酸粒细胞常增多，并常有大细胞贫血。脑皮质萎缩和脑室增大。大脑和小脑白质有多处脱髓鞘改变。大脑皮质有棕色色素沉着，小脑皮质萎缩，颗粒细胞减少，浦肯野细胞颗粒变性，并常伴有多发的微小梗死灶。用酒精固定的脑组织中，有时可见双折光性的尿酸结晶体。

自毁容貌综合征的致病基因次黄嘌呤-鸟嘌呤磷酸核糖转移酶（Hypoxanthine Guanine Phosphoribosyl Transferase，HGPRT）定位在染色体 Xq26 - q27.2 上。HGPRT 基因突变造成体内嘌呤核苷酸代谢中的次黄嘌呤-鸟嘌呤磷酸核糖转移酶 HGPRT 活力缺乏，以致嘌呤核苷酸类的更新代谢过度合成，激活了次黄嘌呤和鸟嘌呤转变为相应的核苷酸，并导致患儿体液中嘌呤代谢的最终产物尿酸大量累积，产生种种脑和肾脏的损害。

本病诊断可通过白细胞或皮肤成纤维细胞培养并检测 HGPRT 的活力。也可应用分子探针法直接检测 X 染色体长臂上的点突变来确诊。CT 或 MRI 影像学检查。目前对于本病的神经症状尚无有效的疗法。应用别嘌醇等抗痛风治疗仅可减轻关节疼痛。应用基因重组技术的基因治疗是一个有希望的前景。

3. 半乳糖血症

半乳糖血症为先天性乳糖代谢性疾病，是一种血半乳糖增高的中毒性临床代谢综合征。临床表现为杂合子的个体半乳糖代谢的 3 种相关酶活性约为正常人的 1/2，而纯合子者酶活性则显著降低。本病临床表现视病型及病程有较大差异，轻者可无临床症状，最严重者呈暴发型。多数患儿在出生后数天，因哺乳或人工喂养牛乳中含有半乳糖，出现拒乳、呕吐、恶心、腹泻、体重不增加、肝大、黄疸、腹胀、低血糖、蛋白尿等，有上述表现的患儿应考虑有半乳糖血症可能，需立即进行有关实验室检查，若能及时检出及可以采取相应措施逆转症状，否则可迅速出现白内障及精神发育障碍。轻型病症多无急性症状，但随年龄增长逐渐出现发音障碍、白内障、智力障碍及肝硬化等。少数患者出线脑肿瘤，因半乳糖在脑内积蓄转变为半乳糖醇遂致脑水肿及颅压增高。

本病呈常染色体隐性遗传，半乳糖代谢中涉及的 3 种酶的基因突变位点分别在：尿苷酰转移酶在第 9 号染色体短臂，半乳糖激酶在第 17 号染色体长臂，半乳糖-表异构酶在第 1 号染色体。

本病的病因是由于半乳糖代谢中有 3 种相关酶中的任何一种酶先天性缺陷，均可致半乳糖血症。经典型半乳糖血症发生于半乳糖代谢的第 2 步，即 1-磷酸-半乳糖尿苷转移酶缺乏，导致其前体 1-磷酸-半乳糖堆积而引起的一种常染色体隐性遗传疾病。肝、肾、晶状体及脑组织是主要受累器官。

本病的诊断可以通过尿液、血半乳糖检查、B 超、半乳糖呼吸试验等。本病的预防可以通过新生儿筛查半乳糖血症、产前诊断如通过胎儿镜采取胎血进行酶活性测定。患儿的预后取决于能否得到早期诊断和治疗。未经正确治疗者大都在新生儿期死亡，平均寿命约为 6 周，即便幸免，日后亦遗留智能发育障碍。获得早期确诊的患儿生长发育大多正常，但多数在成年后可有学习障碍、语言困难或行为异常等问题。女性患儿在年长后几乎都发生性腺功能不足。本病的治疗可以通过葡萄糖静脉输液，对合并败血病的患儿应采用适当的抗生素。

4. 黑朦性痴呆

黑朦性痴呆（Amaurotic Idiocy）是一种神经鞘脂代谢病。首先由 Tay 于 1881 年描述报道，故又称 Taysachs 症，在 Ashkenazi 犹太人发病率最高。

其临床特征是出生后 6 个月内出现智力缺陷及运动发育紊乱。眼底病变，视网膜神经纤维变性使黄斑区血管脉络暴露，眼底镜检查可见视网膜黄斑部有诊断意义的桃红色斑点、眼球震颤、进行性视力减退甚至失明。强直性痉挛或弛缓性瘫痪、惊厥、易激惹，最终出现去大脑强直，并在 3 岁左右死亡。

本病呈隐性常染色体遗传。致病基因是位于染色体 15q23 - q24 的脂粒酶己糖脱氨酶 A(HEXA)突变。

本病的病因是因为脂粒酶已糖脱氨酶 HEXA 突变,不能在神经元溶酶体中正常裂解用于组成神经元胞膜的神经节苷脂 GM2(GM2ganglioside),导致大脑皮质和小脑的神经元及轴索中神经节苷脂 GM2 在溶酶体内积聚、沉淀,使神经元肿胀并产生毒性作用,或脑黄斑变性,最终产生进行性神经退化死亡。

5. 先天性甲状腺功能减退症

先天性甲状腺功能减退症(congenital hypothyroidism)又称为呆小病、克汀病(cretinism),为甲状腺素合成不足所致智力低下,男女比例 1:3。本病分地方性和散发性 2 类,由甲状腺先天缺陷引起者称为散发性克汀病,因母孕期的饮食中缺碘而引起者则称为地方性克汀病。患者生长反应迟钝、语言障碍、口齿不清、发育缓慢、身材矮小、躯干长而四肢短、头大、颈短、手掌方形、指粗短、皮肤干燥、毛发稀疏、面部黏液性水肿、眼距宽、鼻梁扁平、唇厚、舌宽厚且常伸出口外、喜怒无常、暴躁。

四、根据染色体核型分类

染色体核型(Karyotype)是指一个体细胞中的全部染色体,按其大小、形态特征顺序排列所构成的图像。可由 Gimsa 对染色体制片进行染色以区分每条染色体特异的带型,也可以采用荧光原位杂交技术(fluorescence in situ hybridization,FISH)进行更为精细的染色体特征标记。正常人类的染色体核型为 46 条,其中常染色体 22 对,性染色体女性为 XX,男性为 XY。

染色体核型异常造成的染色体病,由于涉及染色体大片段上很多基因的改变,通常会造成流产、早产、死产、胎停,如果胎儿存活,则通常会造成智力障碍、多发畸形和第二性征发育异常。可以分为染色体数目异常引起的智力障碍异常如唐氏综合征,染色体结构异常引起的智力障碍异常如脆性 X 染色体综合征等。也可以分为常染色体相关的智力障碍,及性染色体相关的智力障碍如先天性睾丸发育不全,又称 Klinefelter 综合征,染色体核型为男性多了一条或多条 X 染色体,临床特征为乳房肥大,睾丸阴茎小,无精子、胡子喉结不明显。约 25% 的患者表现智力低下;又如先天性卵巢发育不全综合征,又称 Turner 综合征,女性少了一条 X 染色体,占女性智力缺陷的 6.4/1 000,其特征为身材较矮、第二性征发育不良、卵巢缺如、无生育力。

五、根据基因组片段缺失重复分类

根据基因组重排的缺失或重复,以及拷贝数变异(Copy number variant,CNV),可分为天使综合征(Angleman Syndrome)、小胖威廉综合征(Prad-Willie Syndrome)、亚端粒缺失等。

1. 天使综合征

天使综合征又称快乐木偶综合征，是一种染色体微缺失（microdeletion）造成的神经发育障碍性疾病。发病率 1/40 000～1/10 000。

该病特征性表现为严重智力低下、语言中枢损害、全面的发育延迟、大笑拍手行为、严重语言障碍、巨脑回、小头畸形、伸舌、共济失调、睡眠障碍、癫痫发作，多动焦虑等。

本病的病因是由于 15q11～q13 的母系染色体片段缺失；或母系单亲二体性（Uniparental disomy，UPD）遗传缺陷所致，即母亲的染色体 15q 部分缺陷，但同时拥有两条来自父亲的 15q 染色体部分；或由于母亲的染色体 15q 基因印迹部分缺陷；或母系染色体表达的 UBE3A 基因表达异常或功能缺陷。一般 UBE3A 基因的突变所致的病变程度最轻，而 15 号染色体较大区域的缺失所致的病变程度最重。如图 7-1 所示，黑色是父系同源染色体及表达的基因，灰色是母系同源染色体及表达的基因。

本病临床诊断可以通过磁共振成像（Magnetic resonance imaging，MRI）或计算机断层扫描（Computed Tomography，CT）检测是否有皮质萎缩或髓鞘发育不良，用脑电图（Electroencephalogram，EEG）检测癫痫发生，用基因检测包括甲基化多重连接依赖式探针扩增技术（Methylation-Specific Multiplex ligation-dependent probe amplification，MS-MLPA）、甲基化聚合酶链反应（Methylation-Specific PCR，MS-PCR）及基因序列分析等方法检测染色体及甲基化的缺失重复。

本病无法治愈，但症状可随年龄增长而减轻。在治疗方面，康复训练有助于改善运动、语言等功能，用抗癫痫药物可以治疗本病相关的癫痫发作。

2. 小胖威廉综合征

小胖威廉综合征和天使综合征涉及的染色体缺失重复的区域相同。发生率为 1/15 000～1/12 000。

本病临床症状复杂，进行性加重。新生儿时期肌张力低、喂食困难、吸吮力量不足、生长激素的缺乏、脑发育迟缓有轻度或中度智障。6 岁前后，因脑部下视丘功能失调，对食物欲望大增，无法控制，造成体重急速增加、病态肥胖、糖尿病、身材矮小。促性腺激素分泌不足、性腺发育不良、男孩隐睾、女孩性征发育差。并伴有行为异常及特殊外貌。

本病的病因是由于 15q11-q13 的父系染色体片段缺失；或父母系单亲二体（Uniparental Disomy，UPD）遗传缺陷所致，即父亲的染色体 15q 部分缺陷，但同时拥有两条来自母亲的 15q 染色体部分；或由于父亲的染色体 15q 遗传印迹部分缺陷；或由于父系表达的基因表达异常或功能缺陷。

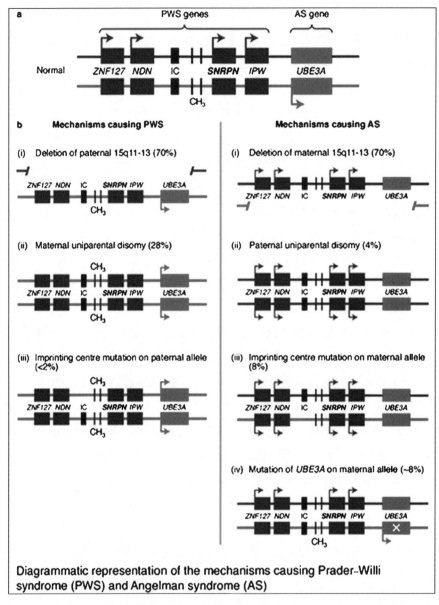

图 7-1　天使综合征和小胖威廉综合征的机制（Expert Reviews Molecular Medicine, 2002）
IC：Imprinting Center，遗传印记中心；AS：Angleman Syndrome，天使综合征；PWS：Prad-Willie Syndrome，小胖威廉综合征；Paternal：父系；Maternal：母系；Uniparental disomy：单亲二体。

　　基因检测是诊断小胖威利综合征的首选策略，以辅助临床确诊。可使用甲基化特异性多重连接探针扩增技术（MS-MLPA），同时检测缺失、UPD 和遗传印记中心（Imprinting Center，IC）缺陷，对小胖威利综合征的检出率达 99％以上。

　　通过早期的诊断和干预可以避免致命性肥胖，提高患儿的生活质量。虽然此疾病无法根治，但使用生长激素，及早期发现和治疗，可以大大改善患儿的病情和生活。

3. 其他染色体片段缺失重复相关的智力障碍

染色体上片段缺失重复会引起 Williams - Beuren 综合征,也叫 Williams syndrome(WS),由染色体 7q11.23 缺失造成,患儿典型"小精灵样"特殊面容、额宽突出、小下巴、长人中、大耳垂,并随年龄增加更加明显,个性外向喜欢社交,喜欢模仿成年人语言,80%患儿有心血管畸形,75%患儿智力障碍;Di George/Velocardiofacial 综合征,也叫 22q11.2 缺失综合征、腭心面综合征,患者智力低下、耳畸形、心脏缺陷、免疫系统功能低下、腭裂、低血钙、行为问题、发育迟缓;Rubinstein - Taybi 综合征(RSTS),呈常染色体显性遗传,包括约 10%的患者出现染色体 16p13.3 缺失,50%患者由于 CREBBP 基因突变导致 RSTS1(OMIM♯180849)及 EP300 基因突变导致的 RSTS2(OMIM♯613684),患者智力低下、典型容貌、发育迟缓;3q29 微缺失综合征(3q29 microdeletion Syndromes),患者智力低下、发育迟缓、行为或精神异常,包括自闭症谱系障碍、焦虑症、双相障碍(躁郁症)和精神分裂症;Smith - Magenis 综合征(SMS)和 Potocki - Lupski 综合征(PTLS),这 2 个综合征与 Angelman 综合征和 Prader - Willi 综合征类似,分别由 17 号染色体上相同区域的缺失或重复引起,Smith - Magenis 综合征是由于 17p11.2 区域片段缺失,Potocki - Lupski 综合征是由于 17p11.2 区域片段重复引起智力障碍,SMS 患者特殊容貌、智力低下、睡眠障碍、肥胖、痛觉不敏感、自残行为、孤独症行为,PTLS 患者智力低下、发育迟缓、孤独症行为。

4. 亚端粒缺失相关智力障碍

del(1p36)是最常见的末端缺失综合征,表现为智力低下、发育迟缓、癫痫发作、肌张力低下、口面裂、先天性心脏病等。del(1p44) 表现为严重腭裂和唇裂、胚胎中轴发育异常、生长发育延迟、智力发育障碍、小头畸形、尿道下裂、异常胼胝体、巨脑回。del(2p)表现为智力发育障碍、小头畸形、唇裂和腭裂。del(2q)表现为短指、趾畸形、智力发育障碍。del(3p)表现为小头畸形、智力发育障碍、生长发育迟缓、睑裂向上倾斜、内眦赘皮、先天性心脏病。del(4p)也叫 Wolf - Hirshhorn 综合征、4p -综合征、del4p16.3,男女比例 1∶2,宽鼻梁延伸至额头,印堂突出,呈现"希腊武士头盔"特殊容貌,眼距宽、眼睛大而突出、下眼睑外翻、虹膜缺损、短鼻、人中短、产后发育停滞、小头畸形、发育迟缓、肌张力低下、进行性智力低下、71%胼胝体发育异常、癫痫。del(5p) 也叫猫叫综合征、Cri-du-Chat Syndrome、5p -综合征、5p minus,患儿哭声像猫叫,由于喉部发育不良或未分化,随着年龄增长变得不明显,2 岁后临床诊断困难,缺失涉及端粒酶逆转录酶(Telomerase Reverse Transcriptase,TERT),与细胞分裂、维持染色体端粒完整性相关,缺失越大临床畸形和发育迟缓/智力发育障碍也越严重。del(5q)表现为复杂性心脏缺陷、短指和(或)趾畸形、小头畸形、发育迟缓。del(6p)表现为发育迟缓、严重语言损害、先天性心脏畸形、眼睛异常、失聪和特征性面部表现、巨口畸形、长而向下倾斜的睑裂。缺失涉及叉头型转录因子基因 FOXC1，与眼前房疾病谱相关。del(6q) 表现为智力发育障碍、小头畸形、癫痫发作和面部异常的患者。del(7q) 表现为智力发育障碍、骶骨发育不全、肛门直肠畸形，缺失涉及 sonic hedgehog 基因 SHH，导致前脑无裂畸形。del(8p) 表现为行为和学习障碍。del(9p) 是一种研究较多和相对多见的端粒缺失，特征为三角头畸形、睑裂向上倾斜、人中长、智力发育障碍、连眉、面部粗糙、癫痫。缺失涉及性腺发育不全和男女性别逆转相关基因。del(9q) 特征为小头畸形、智力发育障碍、肌张力低下、癫痫、盘状脸、弓形眉、连眉、眼距过宽、短鼻、鼻孔前倾、帽状口、舌突出、小颌畸形、心脏畸形、隐睾、尿道下裂。在新生儿和婴儿中，有些表型会与 Down 综合征重叠。del(10q) 表现为面部不对称、耳突出、上唇薄、智力生长迟缓、指和(或)趾畸形。del(11p) 表现为婴儿痉挛、癫痫、智力发育障碍、代谢性酸中毒。del(11q) 也叫 11q24 - q25 缺失综合征、11q 亚端粒缺失、Jacobsen 综合征，表现为智力障碍、生长运动迟缓、三角头、斜视、内眦距过宽、内眦赘皮、宽鼻梁、短鼻、鼻孔前倾、上唇鲤鱼状、缩颌畸形、低耳位、免疫性血小板减少、心脏缺陷。del(12p) 表现为学习和行为问题。del(13p) 表现为智力发育障碍、小头畸形、眼距过宽、短指畸形。del(14q) 表现为睑裂狭小、小头畸形、不同程度的智力障碍。del(15q) 表现与 Russel - Silver 综合征相似，生长问题、智力发育障碍。del(16p) 也叫 ATR - 16 综合征，表现为血红蛋白 H 病、智力发育障碍。del(17p)，也叫 Miller - Dieker 综合征、17p13.3 缺失综合征、"无脑回畸形综合征" (lissencephaly)，患者大脑有较少的褶皱和凹槽(无脑回症)、严重的智力残疾、发育迟缓、癫痫发作、肌张力异常、喂养困难、缺失包含 LIS1 基因。仅有 1 例完全性 17qter 缺失的报道，由于 Russel - Silver 综合征有一个候选位点在 17q25.1，因此表型可能包括生长问题、智力发育障碍等。del(18p) 与前脑无裂畸形相关，也叫 de Grouchy 综合征，表现为生长缓慢、耳道狭窄、耳聋、近中央拇指、癫痫、智力发育障碍。del(19q) 表现为智力发育障碍、Blackfan - Diamond 贫血(红细胞发育不全)。del(20p) 表现为智力发育障碍、癫痫、睑裂向上倾斜。del(21q) 与前脑无裂畸形相关。del(22q13.3) 表现为严重表达性语言延迟、多动、攻击性行为、肌张力低下、智力发育障碍。

亚端粒缺失相关智力障碍可由通过临床诊断和基因检测确诊，可由端粒相关的微卫星 DNA 分子标记技术、多重连接依赖式探针扩增技术（Multiplex ligation-dependent probe amplification，MLPA）技术来检测。

六、根据遗传方式分类

根据致病基因是单基因病还是多基因病，可分为伴智力障碍的单基因病，如神经纤维瘤，主要特征为皮肤牛奶咖啡斑和周围神经多发性神经纤维瘤，位于染色体

17q11.2 的 *NF1* 基因突变导致神经纤维瘤病Ⅰ型，位于染色体 22q12 的 NF2 基因突变导致神经纤维瘤病Ⅱ型；又如戈谢病（Gaucher disease，GD），也叫葡糖脑苷脂病，是一种溶酶体贮积病，致病基因是位于 1q21 的 *GBA* 基因突变，呈常染色体隐性遗传，由于葡糖脑苷脂酶的缺乏而引起葡糖脑苷脂在肝、脾、骨骼和中枢神经系统的单核巨噬细胞内蓄积而发病，产生智力障碍、语言障碍、生长迟缓、鱼鳞样皮肤改变、癫痫等。多基因病伴智力障碍如孤独症、先天性脑积水、神经管闭合不全、家族性小脑畸形等。

　　根据致病基因或染色体片段重复缺失区域是在性染色体上还是常染色体上，可以分为 X 染色体连锁的智力障碍（X-chromosome-linked ID，XLID，或 X-chromosome-linked Mental Retardation，XLMR）及常染色体智力障碍，常染色体智力障碍可以分为常染色体显性遗传智力障碍和常染色体隐性遗传智力障碍。

　　X-chromosome-linked ID (XLID)，formerly called XLMR，is one big family of intellectual disability. The X-chromosome is 155 Mb in length and encodes approximately 5% of the genes in the haploid genome. X chromosome-linked mutations are a common cause of ID in males. Recent research has lined approximately 80 X-chromosome genes to ID，including：*FMR1*：fragile X mental retardation 1 gene（Fragile X syndrome）；*MECP2*：methyl CpG binding protein 2（Rett syndrome）；*ATRX*：regulates gene expression by interacting with GC-rich tandem repeats；*ARX*：a homeobox transcription factor；*PQBP1*：polyglutamine binding protein；mutations cause Renpenning syndrome；*JARID1C*：a histone demethylase；*Rab39B*：small GTPase that functions in vesicular trafficking；*SCL6A8*：transporter for creatine；mutations cause creatine deficiency. A recent large-scale X-chromosome sequencing study identified 9 additional XLMR genes；together，the 89 XLMR genes are estimated to account for only ～25% of genetically caused ID cases. There's still much work remains to be done to elucidate the mechanism of X-chromosome-linked ID.

　　Autosomal genes also linked to ID. For example，autosomal dominant genes，due to haploinsufficiency or toxic gain of function，including：SYNGAP1，STXBP，SHANK3，EHMT1，DYNC1H1，YY1，DEAF1，CIC，

框 7-5　不同遗传方式的智力障碍的英语介绍

linked to ID. Autosomal recessive genes，detected by "homozygosity mapping" in highly consanguineous families，including：CC2D1A，PRSS12，CRBN，TRAPPC9，also linked to ID.

框 7‑5 不同遗传方式的智力障碍的英语介绍(续)

第四节　智力障碍的病因

　　智力障碍的病因复杂多样，包括遗传因素、脑部疾病、全身或系统性疾病，以及环境因素等，对神经元发育的各时期造成影响，进而造成智力障碍(图 7‑2)。

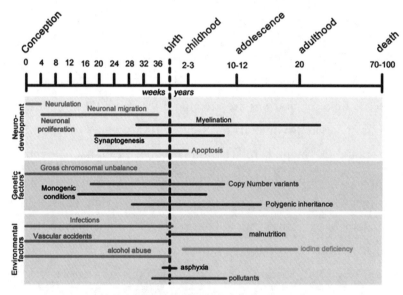

图 7‑2　遗传或环境因素引起神经元发育异常的时段(Chiurazzi P and Pirozzi F，F1000Research，2016)

Conception：孕期；Adolescence：青春期；Neurulation：神经形成；Neuronal proliferation：神经增殖；Neuronal migration：神经迁移；Synaptogenesis：突触形成；Myelination：髓鞘形成；Apoptosis：凋亡；Gross chromosomal unbalance：染色体严重失衡；Monogenic：单基因；Polygenic：多基因；Copy Number Variants：拷贝数变异；Alcohol abuse：酗酒；Asphyxia：窒息；Pollutants：污染物；Malnutrition：营养不良；Iodine deficiency：碘缺乏。

一、遗传因素

智力障碍的遗传因素复杂，包括

1) 染色体畸变，染色体畸变分为数目异常和结构异常，染色体数目异常引起智力障碍如唐氏综合征,染色体结构异常引起智力障碍如脆性 X 染色体综合征等。

2）染色体片段改变,包括基因组重排、微小缺失或重复、拷贝数变异等,引起智力障碍如天使综合征（angleman syndrome）、小胖威廉综合征（Prad-Willie syndrome）、亚端粒重组（Sub-telomeric rearrangements）等。

3）基因突变,包括单基因或多基因突变,两者都可包含遗传性突变和新生突变（Denovo mutation）,单基因突变可引起伴智力障碍的单基因病,如神经纤维瘤、戈谢病等,多基因突变可引起伴智力障碍的多基因病如孤独症、先天性脑积水、神经管闭合不全、家族性小脑畸形等（图 7 - 3）。

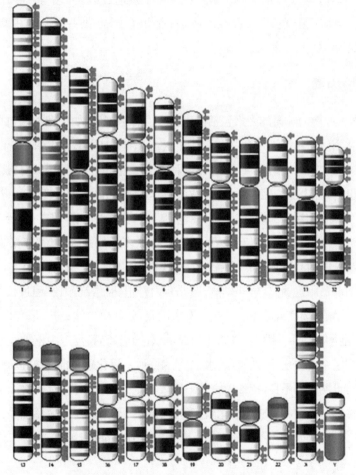

图 7 - 3　已发现的与智力低下、认知障碍、发育迟缓有关的基因的染色体定位（Chiurazzi P and Pirozzi F, F1000Research, 2016）

二、脑部疾病

脑部疾病引起智力障碍的因素包括先天性脑发育异常,如大脑灰质异位症、脑穿通畸形、结节性硬化、脑面血管瘤病等；颅脑肿瘤，如原发性或转移性肿瘤；颅内感染，如各种脑炎、脑膜炎、脑脓肿、脑囊虫病、脑弓形虫病等；颅脑外伤，如产伤、颅内血肿、脑挫裂伤及各种颅脑复合伤等；脑血管病，如脑出血、蛛网膜下隙出血、脑梗死和脑动脉瘤、脑动静脉畸形等，变性疾病，如阿尔茨海默病、多发性硬化、皮克病等。

三、全身或系统性疾病

全身或系统性疾病引起智力障碍的因素包括缺氧，如窒息、一氧化碳中毒、心肺复苏后等后遗症；代谢性疾病，如苯丙酮尿症、嘌呤代谢障碍自毁容貌症、半乳糖血症、黑矇性痴呆等；内分泌疾病，如甲状旁腺功能减退、胰岛素瘤等；心血管疾病，如阿-斯综合征、高血压脑病等；中毒性疾病，如有机磷中毒、某些重金属中毒等；其他如血液系统疾病、风湿性疾病、子痫等。

四、环境因素

环境因素引起智力障碍的因素包括出生前环境有害因素，如物理诱因包括电离辐射、电磁辐射等；化学诱因包括滥用药物包括中枢神经系统、内分泌和代谢系统的药物，以及抗肿瘤和水杨酸类药物、抽烟吸毒、酗酒、铅、汞、铊等重金属中毒、甲醛等有机毒物；生物因素如妊娠早期母体感染巨细胞病毒、风疹病毒、流感病毒、肝炎病毒、HIV病毒、弓形虫、梅毒螺旋体等，孕妇基础疾病和妊娠期并发症包括糖尿病、高血压、严重贫血、肾脏病、甲状腺疾病、先兆流产、妊娠高血压、妊娠糖尿病、先兆子痫、多胎妊娠等，母亲年龄偏大、营养不良、遭受强烈或长期的心理应激产生持续的情绪抑郁、焦虑等。出生时有害因素，如分娩期并发症，包括前置胎盘、胎盘早期剥离、胎儿宫内窘迫、脐带绕颈、产程过长、产伤、早产、难产等导致胎儿颅脑损伤或缺氧。出生后有害因素，如低出生体重儿、母婴血型不合所致核黄疸、新生儿肝炎、新生儿败血症、胎儿颅缝早闭、脑炎、脑膜炎等中枢神经系统感染，颅内出血，颅脑神经系统损伤，脑缺氧（溺水、窒息、癫痫、一氧化碳中毒、长时间呼吸困难），甲状腺功能低下，重度营养不良，特殊感官缺陷所致听觉或视觉障碍、有机物或重金属中毒、感染、外伤等；社会心理因素，缺乏文化教育、社会隔离、不良家庭生活环境等；疾病未有效治疗如百日咳、风疹、脑膜炎等，营养不良及碘缺乏等引起的呆小症等。

Intellectual disability（ID）is a common neurodevelopmental disorder，with significant genetic contributions. It is usually caused by 1）aneuploidies and translocations or large chromosomal segments，detected in "karyotype"

框 7-6　智力障碍遗传或环境病因的英语介绍

analyses of metaphase chromosomes. Trisomy of chromosome 21, or Down's syndrome is the most frequently observed form in Intellectual Disability. 2) Large deletions or duplications, detected as alterations in chromosome bands in stained metaphase chromosomes; resolution roughly $5 \sim 10$ Mb. 3) Recurrent microdeletions, detected by fluorescence in situ hybridization (FISH) analysis, including: Wolf-Hirshhorn, Cri-du-Chat, Smith-Magenis, Alagille, Williams-Beuren, Prader-Willi, Angelman, Di George/Velocardiofacial, Rubinstein-Taybi, 3q29 microdeletion syndromes, Miller-Dieker lissencephaly and sub-telomeric deletions (also detected by alterations in telomeric microsatellite markers). 4) Copy number variants (CNVs), detected using comparative genomic hybridization (CGH) arrays or genotyping arrays, including MECP2 and L1CAM (L1 Cell Adhesion Molecule) duplications.

More than 800 genes were identified to be linked to intellectual disability, cognitive impairment, mental retardation, and/or developmental delay. Many genes implicated in ID have functions related to gene expression and synaptic activity, including: i) Chromatin remodeling factors; ii) Transcription factors; iii) Synapse components; iv) Signaling molecules.

ID is also caused by environmental insults, including: maternal infections, vascular accidents, exposure to environmental chemicals, use of drugs, alcohol abuse, malnutrition during and after pregnancy, lack of oxygen, severe head trauma. About 60% of ID cases are idiopathic ID.

框 7 - 6 智力障碍遗传或环境病因的英语介绍(续)

第五节 智力障碍的诊断

1. 智力测评和社会适应性评估

智力测评通常采用量表来评估。比奈-西蒙智力量表由法国心理学家比奈(Binet. Alfred)和其助手西蒙(Theodore Simon)于 1905 年编制的第一个智力量表。

韦氏智力量表(Wechsler intelligence scale,WISC)由美国心理学家韦克斯勒所编制的继比奈西蒙智力量表之后为国际通用的另一套智力量表,也是国内常用的标准化智力测试方法,包括 6 个言语分测试,即常识、类同、算术、词汇、理解、背数(备用),6 个操作分测试,即图画补缺、图片排列、积木图案、物体拼配、密码、迷津(备用),适用于 6~16 岁儿童。此外,还包括中国韦氏儿童智能量表 CWYCSI,适用于 4~6.5 岁儿童。Gessel 发育诊断量表(Gesell developmental diagnosis scale,GDDS),是美国儿科医生和心理学家格赛尔于 1940 年编制了婴幼儿发育行为量表,适用于 4 周到 3 岁儿童。瑞文渐进模型测验(Raven's progressive matrices,RPM),简称瑞文测验,是由英国心理学家瑞文(J. C. Raven)于 1938 年设计的一种非文字智力测验,用于评估儿童的非语言智力能力,其中彩色渐进模型适合 5~11 岁儿童。

社会适应能力评估常用的有儿童适应行为量表,包括 8 个分量表,即感觉运动、生活自理、语言发展、个人取向、社会责任、时空定向、劳动技能、经济活动,适合 3~12 岁儿童,以量表得分的适应能力商数(ADQ)划分为极强(>130)、强(115~129)、平常(85~114)、边界(70~84)、轻度缺损(55~69)、中度缺损(40~54)、重度缺损(25~39)、极度缺损(<25)。此外,还包括婴儿-初中生社会生活能力量表、美国智力缺陷协会(American Association on Mental Deficiency,AAMD)主持编制的适应行为量表(adaptive behavior scale,ABS)等。

2. 智力障碍的临床诊断

包括查体检查是否发育迟缓,有无多躯干颜面、脏器等发畸形,是否有神经系统和精神行为异常。是否有唐氏综合征特殊面容,如眼距宽、眼裂小、眼外侧上斜,面中部塌陷、鼻根低平、外耳小舌胖,以及 brushfield 斑、通贯手、草鞋脚,肢端短小等躯体异常。

3. 智力障碍的实验室检查

包括血生化检查,包括过氧化物歧化酶(SOD-1)和中性粒细胞碱性磷酸酶活性是否升高等唐氏综合征特征血生化指标;代谢物异常,包括尿苯丙氨酸含量等苯丙氨酸尿症特征指标;染色体核型检查,染色体是否存在数目异常,如 21 号染色体三体导致的唐氏综合征,染色体是否存在结构异常,如脆性 X 染色体综合征等。

4. 鉴别诊断

智力障碍与暂时性发育迟缓、特定性发育障碍有相似重合的症状,需要鉴别诊断。暂时性发育迟缓是由于营养不良、慢性疾病、学习条件不良、心理压力等影响患儿智力和心理发育,去掉或纠正这些负面因素后,患儿能赶上同龄人智力和心理发育平均水平。特定性发育障碍是特定性语言社交障碍、学习困难或运动技能发育障碍、社会适应力下降。除特定障碍外其他发育正常,在不涉及这些特定技能的时候,通过其他学习或表达方式,可以完成学习任务。

第六节　智力障碍的治疗

1. 教育和康复训练

智力障碍早期发现、诊断病因、干预治疗对患者预后很重要,虽无法完全治愈,但有助于患者生活自理能力、社会能力的提高。教育和康复训练由学校、老师、家长、康复训练师和临床心理治疗师共同参与和配合进行,根据患者年龄和病情严重程度,进行有计划、循序渐进的教育和康复训练。在教育训练过程中,尽量使用直观生动的方法,对同一内容进行反复强化和肯定奖励。

轻度智力发育障碍患者一般能够接受初等文化教育,可以在普通小学或特殊教育学校或普通小学特殊教育班级就读。加强日常生活能力和社会适应能力的培养和训练,和成年后的职业训练,使其具有独立生活、自食其力的能力。对中度智力发育障碍患者着重训练生活自理能力、社会适应能力和人际交往行为。对重度智力发育障碍患者主要训练患者与照料者之间的协调配合能力、简单生活能力和自卫能力。对极重度智力发育障碍患者难以实施教育和康复训练。

2. 药物治疗

如对苯丙酮尿症患者限制饮食重苯丙氨酸的摄入,以缓解由于苯丙氨酸羟化酶缺陷代谢旁路产生的苯丙酮酸在脑中堆积对神经发育的毒性影响。对半乳糖血症患者控制饮食重乳糖的摄入,以缓解由于半乳糖转移酶等乳糖代谢酶缺陷引起的脑部半乳糖堆积对神经发育的毒性影响。对先天性甲状腺功能低下者给予甲状腺激素替代治疗。对有攻击或自残行为以及精神分裂症患者,应使用精神疾病药物如利培酮、氟哌啶醇等药物治疗。对合并注意力缺陷多动症患者的教育训练受影响时,应使用托莫西汀、哌甲酯等药物治疗。对共患重性抑郁症、双相障碍、焦虑障碍、强迫症患者,可以使用抗抑郁药、心境稳定药、抗焦虑药物如 5 羟色胺再摄取抑制剂(selective serotonin reuptake inhibitor, SSRI)氟西汀、帕罗西汀等药物治疗。若患者有刻板行为、强迫行为可选用抗强迫药物治疗。对于碘缺乏引起的呆小症,可以在碘缺乏地区推广碘化食盐。对先天性甲状腺功能低下给予甲状腺激素替代治疗。

3. 手术治疗

对先天性脑积水、神经管畸形等颅脑畸形可考虑相应的手术治疗,对痉挛性瘫痪的患儿可考虑行脊神经根切断术手术治疗。对先天性心脏病可用抗生素和外科手术延长生命。

4. 心理治疗

常用的心理治疗方法包括支持疗法、认知疗法、精神分析治疗、小组治疗、行为治疗等。其中,常用有效方法是行为治疗。临床心理治疗师可针对患者的异常情绪和行为采用相应治疗,通过行为治疗能够使患者建立和巩固正常的行为模式,减少攻击行为或自伤行为。心理治疗可以辅助患者建立自信和独立性,缓解内心冲突,减轻患者焦虑情绪。对家长的心理教育和家庭治疗能使患者的父母了解疾病的相关知识,减轻焦虑情绪,更有效地配合专业人员对患者实施教育和康复训练。

第七节 智力障碍的预防和遗传咨询

预防智力障碍发生,应注意以下高危人群的预防和遗传咨询,如高龄产妇,有智力障碍家族史,或已经孕育唐氏综合征患儿的妇女,禁止近亲结婚,重视备孕期、围产期防护和监测,备孕期和孕早期,避免暴露于药物、辐射、有毒有害物质,避免病毒和细菌感染,禁止烟酒。规律孕检和筛查,监测遗传性疾病,分娩时避免胎儿缺氧、窒息、产伤等,优生优育。重视幼儿保健筛查,做好新生儿遗传代谢疾病筛查,小儿发热时应及时就诊,避免高热惊厥,损伤脑组织。还应看护好儿童,避免其发生头外伤。减少患脑炎、脑膜炎、脑血管病等疾病发生。

第八节 本 章 小 结

智力障碍是由于大脑受到器质性的损害或是由于脑发育不完全而造成认识能力、执行功能、神经精神等持续障碍。智力障碍由遗传因素和环境因素共同影响,包括染色体数目结构畸变、片段缺失重复、基因突变、病原微生物感染、中毒、头部受伤、胎儿颅脑畸形或内分泌异常等有害因素造成胎儿或婴幼儿的大脑不能正常发育或发育不完全,是一类临床分类复杂、致病机制复杂的疾病总称。智力障碍作为一种发育遗传性神经疾病,尚无有效根除的药物和方法,及时诊断病因并进行有针对性的康复训练可以提高患者的社会适应能力,对于患者所伴发的精神症状可使用药物和心理治疗等对症治疗方法予以减轻或缓解。智力发育障碍重在预防,加强优生优育,做好婚前检查、监测遗传性疾病,做好围产期保健,避免妊娠期并发症,做好新生儿遗传代谢疾病筛查,早期诊断尽早治疗中枢神经系统疾病是预防和减少智力障碍发病率的重要措施。

（以下是智力障碍的英语小结）

Intellectual disability is a set of complex neurodevelopmental disorders that diverse in clinical symptoms, classification and pathologies. IQ scores lower than 70 indicate ID, with different severity range from mild to profound. Genetics and environmental factors plays different roles in ID with highly heterogeneity. As a developmental genetic neurological disease, there are no drugs or effective intervention for symptomatic treatment of intellectual disability. However, emphasize on prenatal care, screening for genetic and metabolic diseases in newborns, and early diagnosis help reduce the birth rate of children with intellectual disabilities.

（陈　莉）